医药文献检索

主　编　张稚鲲　李文林
副主编　郝桂荣　周　黎

扫码加入读者圈
轻松解决重难点

 南京大学出版社

图书在版编目(CIP)数据

医药文献检索 / 张稚鲲,李文林主编. -- 南京：
南京大学出版社,2024.1
ISBN 978 - 7 - 305 - 27527 - 2

Ⅰ. ①医… Ⅱ. ①张… ②李… Ⅲ. ①医学文献—信
息检索 Ⅳ. ①R - 058

中国国家版本馆 CIP 数据核字(2024)第 001630 号

出版发行　南京大学出版社
社　　址　南京市汉口路 22 号　　　邮　编　210093
书　　名　**医药文献检索**
　　　　　YIYAO WENXIAN JIANSUO
主　　编　张稚鲲　李文林
责任编辑　吴　华　　　　　　　　编辑热线　025 - 83596997
照　　排　南京南琳图文制作有限公司
印　　刷　南京人文印务有限公司
开　　本　787 mm×1092 mm　1/16　印张 14.25　字数 365 千
版　　次　2024 年 1 月第 1 版　2024 年 1 月第 1 次印刷
ISBN　978 - 7 - 305 - 27527 - 2
定　　价　36.00 元

网址：http://www.njupco.com
官方微博：http://weibo.com/njupco
微信公众号：njupress
销售咨询热线：(025) 83594756

扫码教师可免费
申请教学资源

前　言

在中医药学产生与发展的数千年间,不断出现大量凝结着前代人类智慧的医药文献,尤其是近现代以来,现代医学的融入,新兴学科、交叉学科的不断涌现,使得医药文献不仅数量庞大,而且存放分散,但同时这些文献又是人们知识学习与知识创新的基础与泉源。因此,如何获取、筛选、合理利用这些资源,就成为当代医学生的一种时代素质。

本书是在2019年8月出版的《信息检索与利用(第三版)》基础上修订而成,本版教材对多数资源及实例进行了更新,并将引文检索专列一章,主要考虑到引用与被引信息对学术评价的作用及所受到的重视,帮助学生较早关注已发表文献的被利用问题。

本书在考虑中医药资源特色的基础上,结合当代资源特点,充分体现知识体系的系统性与完整性,将全书分为三个部分:基础篇(1~2章)、资源篇(3~9章)及应用篇(10~11章)。基础部分重点阐述对检索实践具有较多或直接指导意义的内容,对于纯理论性的探讨从略。考虑到中医药文献的特点,资源篇在侧重当代信息资源的同时,兼顾古代中医文献。应用篇包括常用文献管理软件、信息分析的基本方法、文献引用格式等方面。对文献管理软件的介绍涉及从安装到使用的全过程,主要考虑这部分内容以用为主,所占课内学时可以不多,但一旦需要,可根据教材内容自行安装使用。另外,对文献的查找最终需要落实到对文献的利用上,因此,应用篇还介绍了信息分析的基本方法以及引用他人文献时的格式及要求。

本次教材的修订与改版,绪论、第1章、第2章、第3章由南京中医药大学张稚鲲负责;第4章由南京中医药大学张稚鲲、山东中医药大学周黎负责;第5章由南京中医药大学郝桂荣负责;第6章由南京中医药大学张稚鲲、郝桂荣以及山东中医药大学周黎负责;第7章由山东中医药大学周黎和南京中医药大学郝桂荣负责;第8章由山东中医药大学周黎负责;第9章、第10章由南京中医药大学郝桂荣负责;第11章由南京中医药大学李文林、郝桂荣负责。

南京中医药大学伍晓光老师参加了本次教材修订与改版的部分工作,在此表示感谢!

本教材在修订过程中得到南京大学出版社吴华编辑的支持与帮助,在此表示感谢!

本教材适用于中医院校各专业的本科生以及本科阶段未修过文献检索课或检索基础较弱的研究生。

张稚鲲

2023 年 9 月

目　录

应用篇

二维码导航

绪 论

扫码可见绪论补充资料

一、信息素养及起源

　　"信息素养"一词最早可追溯至 1974 年,是伴随着信息产业的形成、从图书检索技能演变而来的概念。1974 年,美国信息产业协会主席保罗·泽考斯基(Paul Zurkowski)在提交给全美图书馆学和信息学委员会(NCLIS)的一份报告中首次提到信息素养(information literacy)的概念,并将之解释为"利用大量信息工具及原始信息源使问题得到解决的技术和技能"。1987 年,美国召开了旨在探讨大学图书馆在教育改革中所起作用的全国研讨会。会议认为,为了更好地完成终身学习任务,大学生必须具有很强的信息素养,了解信息的获取过程,能够正确地评估各种信息源对不同信息需求的有效性,掌握获取与存取信息的基本技能。随着认识的不断深入,信息素养这一概念的内涵得到不断拓展。1989 年,美国图书馆协会信息素养主席委员会对信息素养的阐述是:"认识到何时需要信息,并拥有确定、评价和有效利用信息的能力……从根本意义上来说,具有信息素养的人是那些知道如何学习的人,因为他们知道知识是如何组织的,知道如何去寻找信息、利用信息。他们为终身学习做好了准备,因为他们总能找到做决策所需要的信息"。1992 年,"信息素养"一词被 ERIC 数据库索引词典收录,标志着其作为一个专有名词得以确认。

　　信息素养与个人的专业素养和人文素养密切相关,但又相对独立,是一种综合的、具有时代特征的素养。早在 1996 年,美国教育部就将信息素养看作是与读、写、算一样的人的最基本素养,并通过相应的教育计划强化信息理论、信息技术、信息检索、信息分析与利用等方面技能。20 世纪 90 年代初,在哈瓦那召开的世界教育改革研讨会上,与会代表,特别是发达国家的代表一致认为,现代科技的发展要求人们的教育观念彻底转变和更新。而日本学者增田米二则指出:教育要迎接信息化社会的挑战,唯有实施信息素养教育。

　　信息素养的高低对个人、集体乃至一个民族、国家的发展至关重要。2003 年 9 月,美国国家图书馆和信息科学委员会认为,信息素养是终身学习这一基本人权的一部分,是减少国家、个人之间不平等的重要途径。也就是说,在信息时代,信息素养已成为人们赢得优势的必备素质,占有信息、利用信息来处理问题是个体或群体在信息社会得以发展的必备条件。

　　我国的信息素养教育最早可追溯到 20 世纪 30 年代,当时国内少数高校为学生开设文献检索课程,教授学生如何利用图书馆资源从事学习及研究活动。1984 年,当时的国家教委要求国内各类高校为学生开设文献检索课程,以帮助学生获取、利用文献。2002 年,国内召开了信息素质(养)教育全国研讨会。同年,教育部颁发《普通高等学校图书馆规程(修订)》,将通过开设检索与利用课程以及其他多种手段,将信息素养教育列为高校图书馆的一项重要任务。2004 年,"北京地区高校文献检索课研究会"改名为"北京高校信息素养教育研究会"。信息素养逐步走入人们的视野,更加强调利用信息的综合素养。我国高等教育中的信息素养教育采用课程学分教育与图书馆用户培训相结合的形式多角度、多维度地帮助学生提升信息素养,以此提升学生利用信息解决学习或科研中遇到的实际问题的能力。

近年来,随着现代科技的发展,信息素养的内涵进一步丰富,针对新型信息源衍生出数字素养、数据素养等概念。总体来说,2015 年美国大学与研究性图书馆协会(ACRL)提供的《高等教育信息素养框架》对信息素养的解释具有一定代表性。该框架主要包括六个主体框架:

(1) 权威的构建性与情境性(Authority is Constructed and Contextual)

(2) 信息创建的过程性(Information Creation as a Process)

(3) 信息的价值属性(Information has Value)

(4) 探究式研究(Research as Inquiry)

(5) 对话式研究(Scholarship as Conversation)

(6) 战略探索式检索(Searching as Strategic Exploration)

以上六个框架,涉及对信息获取方法的掌握、对可靠信息的筛选、对探究式学习活动的把握,对处理、利用、生成新信息能力的要求,框架也体现在此过程中的开放性思维及批判性检索思路。用一句话概括,当代信息素养的核心在探究式学习过程、开放性思想及批判性思维[①],这些特点不仅对提升大学生的自主学习能力有帮助,对培养大学生的创新意识及基本的科学研究素养也起到良好的支撑作用。

信息素养教育是致力于提升教育对象素质的教育活动,在信息时代显得尤其重要。它具有自我教育、自我培养的教育特征,它可以引导人们利用信息获取新的知识与技能,从而不断更新自己的知识结构,以满足自身发展需求。信息素养教育也是一种基本信息获取与信息利用的创新教育,我们可以从信息思维、信息知识、信息能力、信息道德几个方面来理解及把握信息素养。

(一) 信息思维

信息思维起步于一种涉及信息的意识,这种意识是人们对信息的感悟力、洞察力,以及对有价值信息的内在需求和持久的注意力,也可以称之为信息敏感度。信息敏感度越高,越能够在遇到问题时,主动意识到可以通过信息来查找或获取问题答案。

信息思维的第二层含义是在获取与利用信息过程中的开放性思想与创造性思维能力。这种能力有利于发现前人没有发现的问题、采用前人没有采用过的手段及方法解决科研过程中的问题。开放性思想的前提是能够全面地接触、持有不同来源的信息,这有利于通过吸取、综合各类信息不断开阔眼界,促使思维的拓展与开放,为创造性思维能力的提升提供可能。这说明,人类思维模式的形成与所接触到的信息源及信息量有关。通常,个体处在一个相对固定的生活、学习或工作环境下时,其思维也具有这一环境所施加的相对固定的模式,带有一定的定式。比如,在应试教育模式下,学习者被要求按标准答案的思路或模式给出答案,与标准答案不相符的将受到扣分、考试不通过、降级等惩罚。在不断的分数惩罚下,学习者不断修正自己的答案,以使其更符合标准答案的要求,以此来规避分数惩罚,思维上就渐渐形成一种固定模式,这对于人类已经掌握的非此即彼的知识内容的习得是有帮助的,但科学研究的复杂性决定了,如果只会循规蹈矩,则无法发现他人尚未发现的问题,无法形成现有问题解决思路以外的创新型思维,而当代的大学教育尤其需要重视发现新问题、形成新思路的能力。这种能力对个体来说有先天的强弱差异,一部分人总是比另一部分人的思维更开放、更活跃,但也可以通过主动的学习与训练来减弱习惯性思维及思维固化对创新思维的影响,而关注及有意识地尝试

---

① 徐文静,彭立伟.美国《高等教育信息素养框架》对信息素养教育的影响研究[J].图书馆杂志,2022,14(2):103-111,127.

提升自己的信息素养则是途径之一。

(二) 信息知识

信息知识是指与信息相关的概念、术语，以及在获取及利用信息过程中所涉及的原理、技术等，是信息素养的理论基础。

概念及术语：在院校教育环境下，概念是认识事物的起始，它可以使目标实现的过程（比如满足特定的信息需求）更为顺利。这是因为，掌握概念可以帮助我们根据事物的不同特点对不同事物加以区别，从而在遇到不同的信息需求时有针对性地选择利用。比如，当我们了解了图书与期刊的内涵界定后，我们就可以根据两者各自的特点快速形成检索思路，区别对待，当希望全面、系统、详细了解某一主题知识内容时，可以首先查找图书资料，而当我们想了解某一专题的研究进展时，我们可以考虑期刊论文这种相对于图书更加能够反映学科进展的文献类型。但若我们不了解图书、期刊及各自的特点，在特定信息需求环境下，我们就无法快速形成清晰的检索思路，在获取资料时就会带有一定的盲目性，从而使获取与利用信息的效率降低。

原理与技术：本教材并非信息检索专业的专业教材，而是面向医药院校所有专业的公共教材。对于非本专业的知识，课程的原理与技术是否需要花些时间去了解、去学习？答案是肯定的。我们都明白理论对实践的指导意义，有理论基础的实践在效率及效果等方面均优于没有理论基础的实践，故对基本原理与常用技术的学习是必要且重要的。

(三) 信息能力

信息能力是指人们利用信息工具有效获取、处理和利用信息，以及创造信息、进行信息交流及信息共享的能力。信息能力是信息素养的核心部分，受工具素养、检索素养和专业素养等的影响。

1. 工具素养

工具素养是指操作、利用各类知识载体或工具提高学习或科研效率的能力，比如对计算机、移动读取设备（包括手机）、各类文献阅读及科研工具等的应用能力。在信息技术飞速发展的当代，这种素养已成为人们学习与科研过程中需要具备的最基本技能。

2. 检索素养

检索素养主要指有效获取与利用信息的能力。目前，人类的信息源呈多维立体发展趋势。就载体形式而言，传统的纸质出版物与计算机、网络、移动端设备等电子文献载体并存；就呈现形式而言，文本、图像、声音、动画、视频等多种形式并存；就可以使用的权限而言，有付费资源与免费资源之分；就内容及范围而言，有国内资源与国外资源、专业性资源与综合性资源等；就可以利用的平台而言，有综合性检索平台、专题检索系统、检索分析平台、专业及特色数据库等。如此多样的信息源，所使用的检索界面、后台所支持的检索技术各有特色，从不同信息源中高效获取自己所需要的信息体现了"求而能得"的水平与能力。由于在获取文献过程中，检索的过程涉及知识与能力、技术与操作、思路与方法等的综合运用，所以，这种能力也是个体综合素养的一种体现。

3. 专业素养

无论是工具素养，还是检索素养，最终的目的均是服务于专业，利用现代信息手段获取何种信息、如何选择利用、如何对所获信息进行深层次的加工与处理，形成新的内容、产生新的技术与新的思想，均与专业素养有关。牢固而扎实的专业素养有利于信息素养在专业领域发挥更大的作用,成为个人学习、科研的有力支撑,是个体在信息时代赢得发展优势的重要保障。

4. 信息交流与信息协作能力

信息能力还包括信息交流能力、信息协作能力、信息评价能力等多种能力。人们在借鉴、利用他人成果时,也担负着向他人传播信息的任务;另一方面,相比于人们的信息需求,人类成果的有限性决定了可利用的信息资源永远是有限的,而信息的交流与协作可以促进全社会信息的共用共享,使信息资源在合法合理的条件下得以最大限度地发挥作用。

（四）信息道德

信息道德主要是指在获取与利用信息的过程中需要遵循的道德规范及行为准则。主要包括对信息进行正确的判断与选择、自觉抵制与现行法律法规相违背的行为,如在利用信息时,不进行危害国家或他人的活动,不传播非法信息、他人隐私,不侵犯他人知识产权,合理合法地引用及借鉴他人成果。随着现代信息技术的发展,网络资源的获取与利用中涉及的信息道德更为突出。有鉴于此,2006年,温家宝总理签发中华人民共和国国务院令第468号《信息网络传播权保护条例》,2013年,该条例又进行了修订(具体扫描本章二维码),对网络资源的共用共享及传播利用等行为涉及信息道德的方面进行了规范。在医学领域,2021年,国家卫生健康委员会、科技部、国家中医药管理局发布了《关于印发医学科研诚信和相关行为规范的通知》[①],对生物医药领域在科学研究过程中需要遵循的学术道德进行了阐述,其中包括在医药科研领域对信息的采集、记录、合理利用、成果公开与发表等方面的学术规范及道德准则。

二、文献检索课与信息素养教育

（一）信息检索课的产生

早在20世纪30年代初,浙江大学为了培养学生利用图书馆收集整理资料进行学习及科研的能力,为本校学生开设了文献利用课程。20世纪50年代到70年代,国内也有少数高校针对不同专业为本校学生开设了相关课程。20世纪70年代末,恢复高考以来,我国的高等教育经历了一系列改革。1984年,国家教育主管部门下发"国家教委(84)教高一司字004号文《关于在高校开设〈文献检索与利用〉课的意见》"。文中指出:"高等学校在给学生传授基本知识的同时,必须注意培养学生的自学能力和独立研究能力,让学生具有掌握知识情报的意识,具有获取和利用文献的技能,是培养学生能力的一个重要环节……在高校开设《文献检索与利用》课程很有必要,各高等学校(包括社会科学和理工农医各专业院校)应当积极创造条件,开设《文献检索与利用》课程。"至90年代,我国医药类高校文献检索课的开课率达96%。从1985年到2002年,国家教委五次下文要求加强文献检索课的课程建设。1998年,教育部颁布《普通高等学校本科专业目录和专业介绍》,249种专业中有218种专业在其"业务培养要求"中明确规定学生应"掌握文献检索、资料查询的基本方法"或"掌握资料查询、文献检索及运用现代信息技术获取相关信息的基本方法",再次明确获取与利用文献的能力培养在高等教育人才培养中的重要性。

1999年,中共中央、国务院做出《关于深化教育改革全面推进素质教育的决定》,决定指出

---

① 国家卫生健康委,科技部,国家中医药管理局. 关于印发医学科研诚信和相关行为规范的通知[EB/OL]. http://www.gov.cn/zhengce/zhengceku/2021－02/21/content_5588061.htm

了新时期终身教育的重要性,信息素养成为现代高等教育的一个重要培养目标。2002 年教育部颁发《普通高等学校图书馆规程(修订)》,指出高校图书馆应"通过开设文献信息检索与利用课程以及其他多种手段,进行信息素养(质)教育"。明确了文献检索课的主要承担单位,同时也明确了课程的教学目标是提升学生的信息素养。

(二) 文献检索课与高校信息素养教育

文献检索课是目前我国各类高校实施信息素养教育的主干课程。培养及增强学生的信息素养是课程的终极目标。具体来说,文献检索课的作用主要体现在:① 使学生适应信息环境下基于资源的自我知识更新模式,增强学生的自学能力。② 开拓视野,使学生能够在掌握重要检索方法及熟悉本专业主要资源的情况下,以信息资源为支撑,了解学科前沿,了解国内外最新研究进展。③ 帮助选题、定题,使学生在信息资源的支撑下发现学习上的薄弱点,为有针对性的学习提供支撑,帮助科学研究前期的选题与定题选定具体的研究方向或研究主题。④ 辅助数据处理、论文写作、投稿等,使学生熟悉借助工具或软件进行数据处理、开展论文写作及论文投稿的基本方法。⑤ 培养在学习或研究过程中基于文献的问题分析及问题解决思路。⑥ 使学生了解利用他人文献时需要遵循的行为准则及学术规范,成为良好科研环境的建设者。

高等教育的根本任务是培养具有创新意识的创新型人才,学生除需要具有本学科坚实的理论基础外,还需要具有一定的知识拓展能力、创新能力、问题解决能力。在信息飞速发展的当代,通过文献调研、文献分析来拓展知识、发现问题、解决问题是高等教育中重要的一环,而这些又与文献检索课的教学目标及教学内容高度一致,故文献检索课是培养大学生信息素养、增强科研功底的一门重要课程。

(三) 文献检索课对医学人才培养的影响

医学研究的是复杂的人体与多变的疾病,当医学生走上临床后,会发现患者往往不按教科书的证型生病,面对多变的临证情境,利用检索手段从多种信息源中检索、搜集、分析资料,用以辅助临床决策是形成临床思路的重要途径,是临证能力的体现。从文献中获取信息并加以利用不仅是临床专业,亦是其他医药相关专业进行文献调研、开展科研工作的基础。而文献检索课的主要作用就是提升学生以文献调研为基础开展学习或研究活动的能力,使学生意识到从不同信息源获得信息进行科学思维的重要性和局限性,提升学生依据不同来源信息,运用科学思维去识别、分析、阐明,形成问题解决思路,解决实际问题的能力。

文献检索课对医学生的终身学习也有直接帮助。不断变化的病种及复杂的临床现象决定了医学生的终身学习模式,而文献检索课则可以通过提升信息素养来帮助增强自主学习能力,从而使学生在人生的不同阶段,结合自己的情况不断完善自己的知识结构。

就中医教育而言,中医学横跨自然科学、人文社会科学等多个领域,中医院校的学生不仅要很好地传承中医药的累积性知识,还需要不断获取与学习新知识,以应对新环境、发现新问题。当代中医教育的生态环境不断发生改变,人才成长模式自当不同。生态学有一个公式:

$$L(Learning) \geq C(Change)$$

即要想求得生存,学习的速度应大于环境变化的速度。这一公式在信息量呈几何式上升的当代得到了很好的阐释,科技文献的剧增使得高效获取、筛选自己所需资料变得越来越困难,而其中仅医药文献数量即占据全部科技文献量的 20% 左右,这使得有效获取与利用新信息的能力变得越来越重要,具有信息素养是当代创新型人才必备的基本素质。有人提出中医药创新型人才的培养应始于问题,应培养学生发现问题、解决问题的能力,而收集与掌握信息并在此基础上分析与发现问题、查找问题解决思路是文献调研的基本目标,也是文献检索课的教学目标。故学好文献检索课,培养基于文献调研的学习及科研思路,有利于学习者不断拓展知识面、更新知识结构,有效避免思路狭窄、思维固化等问题。从这个角度来说,文献检索课对提升信息获取与信息利用能力、提升科研素养、提升中医人才培养质量起到良好的支撑作用。

三、提高信息素养的途径与方法

(一) 重视工具型课程的学习

医学具有较强的人文属性,中医药尤其如此,人们普遍认同的是中医院校的学生除专业知识及技能的学习外,还应加强自己的人文修养,但一些工具类课程的学习却常被忽视。殊不知,工具类课程与专业课程、人文学科课程一样,是构成医学生完整知识结构的重要组成部分。这三方面知识的相互渗透,相互影响,是造就时代高素质人才的基础与条件。信息素养教育作为信息时代新型教育理念的代表,是学生自主拓展知识结构、了解学科前沿、提升科研基本功的重要途径,也是个体在竞争中赢得发展优势的关键。

目前,医学院校开设的工具型课程包括计算机类、文献检索、医学统计学等。就当代社会来说,计算机知识是基础,检索知识、统计学知识等是在此基础之上的领域应用,是知识学习与科研活动中常需要使用的工具型知识。比如,文献检索课程,是针对文献在科学研究中的价值与作用,侧重讲授以文献为基础开展学习及科研活动的思路与方法的一门工具型课程。而在学习检索知识时常需要有一定的计算机应用能力作为基础。因此,在学习检索知识之前需要先学好计算机课程,具有一定的计算机应用能力。

(二) 注重培养自己的多向性思维能力

多向性思维是指在考虑问题时从多个角度、多个方面入手,列举可能的解决途径,再从中选取最佳方案的一种思维方法。多向性思维能力是创新能力的一种体现,其对医学生的临床思维方式有重要影响。医生在占有疾病信息及患者信息的基础之上对患者进行的临床决策,往往有多种选择、多个方案,最终的取舍既体现医生能力,又决定患者命运,也是对医学教育质量的检测。在平时的学习及生活中,遇到问题时,可以尽可能列举多种可能的解决途径,然后权衡利弊,有针对性地取舍,有意识地培养自己的多向性思维习惯。

多向性思维能力的培养是以人们获取信息的能力为基础的,人只有在全面占有信息的基础上才可能通过多向性思维获取最佳的问题解决方案。因此,培养及增强自己的信息素养是提高多向性思维能力的基础。

(三) 培养自己基于资源的学习探究习惯

在学习过程中,不应局限于课堂内容,还应根据课程的教学目的,有意识地通过资料的查找与利用,根据自身的特点开展自主学习,拓展课堂知识。实现知识拓展的重要方式是充分利用图书馆、网络等提供大量文献的场所或资源集散地,积极主动地学习,同时需要学会判断性地接受知识,即遇到问题时,不应一味地接受,而是应该通过对信息的多方查找来证实或证伪一些观点或学说。不仅要敢于质疑,更要为自己的质疑查找足够的依据,通过对有价值信息的检索与分析来证明自己的质疑有理、有据。

（四）参加信息支撑类科研活动

信息支撑类实践活动是指以信息资源作为重要支撑的实践内容,如论文写作、科技创新比赛、各类调研及课题研究等。这些活动的第一步就涉及查阅相关文献,获取文献信息,了解研究现状,发现问题或现有研究的薄弱点,从而确定自己的具体研究主题、研究内容、研究重点等。目前,不少高校会提供针对不同层次学生的项目申报或征文等,常参加此类活动,可以增强自己的信息意识,在信息需求情景下增强自己的信息能力,在利用信息的过程中不断地发现问题、解决问题,不断提升自己的信息素养。

（五）做终身教育的受益者与建设者

信息素养的提升有助于自主学习能力的提升,有助于个体在信息资源的支撑下不断完善、更新自己的知识结构,从而实现终身教育。但在现实情境下,自主学习还是会遇到不少问题。问题出现后,可以依据自己的检索能力从各类信息源中查找答案,也可以向师长、同学讨教,还可以利用网络提出问题,等待他人共享答案。所以,基于信息资源的自主学习模式并非真正意义上的仅靠自己,在自主学习模式下为我们提供帮助的还包括一批活跃在线上、线下的信息提供者,他们的存在为自主学习提供了便利,使知识不断流向需要的地方。当我们受益于他人提供的信息时,也要依据自己的专业所长,为他人提供信息支持,促进知识的流动或交流,让知识发挥更大的作用。比如,论坛上寻求信息,同时也为他人提供信息,在信息共享与信息交流中增强自己的信息意识,懂得信息共享与信息传播的重要性,使自己在当下成为信息的使用者与受益者,在今后成为信息的提供者,在享用他人信息的同时,也为他人提供支持与帮助,做终身教育的建设者。

思考题

1. 翻译以下内容:

"Information literacy forms the basis for lifelong learning. It is common to all disciplines, to all learning environments, and to all levels of education. It enables learners to master content and extend their investigations, become more self-directed, and assume greater control over their own learning." (http://skil. stanford. edu/intro/research. html)

2. 讨论:什么是信息素养?结合自己的情况,谈谈信息素养对自己今后的学习及科研可能会有哪些影响?

3. 讨论:阅读《信息网络传播权保护条例》(扫描绪论标题二维码可见0-1相关资料),你对该条例中的哪些内容更为关注,谈谈这些内容可能会对今后的生活、学习、科研或工作有哪些方面的影响。

（张稚鲲）

第一章 概　述

　　了解概念是认识事物的起点。本章将首先从基本概念入手,带领大家开始本课程的学习。本章内容主要包括文献、信息、知识、情报等概念及其相互关系,按不同标准划分的不同类型文献,以及不同类型文献的特点、作用及使用范围。

第一节　基本概念

一、信息

(一) 什么是信息

　　"信息"作为一个术语,最早出现于哈特莱(R. V. Hartley)1928 年发表的《信息传输》一文中。1948 年,申农(Claude Elwood Shannon)从定性和定量两个方面对信息进行了描述,认为信息是人类社会和自然界中需要传递、交换、存储和提取的抽象内容。随着科技的发展,"信息"渐渐成为一个应用范围十分广泛的词语,跨自然科学与社会科学各领域。不同领域的学者对信息概念给出了不同的描述。据称,有关信息的概念目前已在百种以上,多是从不同视角来阐述这一应用范围极广的概念。

　　信息有广义和狭义之分,广义的概念主要是指我国学者钟义信在《信息科学原理》一书中描述的:信息是事物的运动状态与运动方式,是物质的一种属性。该定义强调信息不是事物本身,而是指由事物发出的,用于体现其存在的信号、消息、指令或数据等所包含的内容。狭义的信息则是指人类感知并加以利用的那一部分,这一含义也是人们日常使用最多的一种。

(二) 信息的分类

　　信息可根据不同的划分标准分为不同类别。比如,从内容上看可分为自然信息与社会信息,从信息的传递方向上看,可分为前馈信息和反馈信息。

　　自然信息与社会信息:自然界物质运动时会产生各种信息,并通过声音、电波或其他形式表现出来,即自然信息。人类社会活动所产生的信息被称为社会信息,如语言、文字、图像、各种符号、代码,以及非自然的声、乐、波等。

　　前馈信息与反馈信息:从信息的传递方向来看,信息可分为前馈信息和反馈信息。前者具有预测、计划等作用,是指具有纠错作用的前瞻性信息,它可以修正可能发生的偏差或错误。

后者是指已执行的决策或计划所产生的信息,可帮助调整或完善已经产生的行为,对未来计划或决策具有指导意义。

(三)信息的特点

1. 物质性

信息不能脱离物质而单独存在,没有物质的运动,就没有信息的产生。

2. 无限性

信息是无穷的,除包括人类的已知世界外,还包括人类尚未知晓的未知世界。而后者容量巨大,是人类探索与发现的主要对象。

3. 共享性

信息不同于物质,这是因为物质被移动后,原处物质将消失,如同将一件礼物送给他人,自己便不再拥有。而当信息被传递出去之后,原处信息不会因此而消失或减少。

4. 传递性

信息可通过一定的方式在物质间进行传递,信息的传递同样需要能量,但并不遵守能量守恒定律,也就是说,信息在存储或传递过程中可能会削减或丢失。

(四)信息的作用

申农认为,信息的作用是用来减少随机不确定性的。当人们产生疑惑或遇到问题时,可通过了解相关信息来获取答案,解除疑惑。但在信息呈指数增长的当代,人们常会发现,过多的信息会使人深陷其中,难以取舍,反而使不确定性增加,这种现象被称为信息垃圾效应。因此,在大量信息面前,选择与利用信息的能力显得十分重要。

二、知 识

《辞海》(1980年版)对"知识"的定义是:人们在社会实践中积累起来的经验。知识是人们在探索自然、从事社会活动过程中获取的信息,是人们关于自然及社会的认识及经验。知识可以显性地通过一定的物质载体表现出来,也可以隐性地存储于人的头脑中,指导人们的实践活动。

国外有学者将知识分为四类:

Know-what:指人们知道、认识的事实,是知识探索与知识发现的主要内容。

Know-why:关于内在规律方面的知识,是知识研究和知识传承的主要内容。

Know-how:技艺、技能、专有技巧,是知识传承的主要内容。

Know-who:知道掌握知识的人的知识。对该类知识的掌握被认为是人们赢得竞争优势的时代素养。

随着信息量的剧增,如何查找、发现知识成为一种当代人必备的新技能,有人将之称为"Know-where"。

三、文 献

文献一词古已有之,朱熹在《四书章句集注》中说:文,典籍也;献,贤也。"文"泛指古代书籍,"贤"指古代贤能、贤德之人,朱熹将记载下来的古代贤人的书籍或记录贤人言谈语录等的物质载体定义为文献。随着时代的发展,文献的概念内涵也在发生变化。国际标准化组织在

《文献信息术语国际标准》(ISO/DIS5217)中对文献的定义是:"在存储、检索、利用或传递记录信息的过程中,可作为一个单元处理的,在载体内、载体上或依附载体而存储有信息或数据的载体。"我国颁布的国家标准《文献著录总则》中对文献的定义是:"文献是记录有知识的一切载体。"文献涵盖所有记录知识内容的载体形式。

四、文献信息

近年来,有学者提出文献信息的概念。该概念是将文献的载体形式与载体上所记录的知识内容区别开来,强调载体上所记录的知识内容及其重要性。

五、情报

情报作为一个概念被提出是在 20 世纪 50 年代,是指一种"有用的知识",这种知识具有较强的指向性,通常以满足某一特定群体或个体的特定需求为特征。也就是说,情报是针对特定用户的信息需求而产生的,具有较强的目的性和指向性,由于情报专指针对特定对象的知识传递与知识利用,因此,情报又被称为传递中的知识、激活了的知识。

六、信息、知识、文献、文献信息与情报之间的关系

(一) 知识与信息

作为物质运动状态与运动方式的反映,信息广泛存在于自然界与人类社会,其所涵盖的范围最广,当人们感悟到某种信息并加以处理与利用时,信息就变成为存在人类头脑中的知识,因此,知识是经过用心领悟、加工处理后的信息,是经过人类大脑处理过了的信息。换句话说,源于众多复杂客体的大量信息,只有通过高智能的认知主体,才能真正转化成知识。

(二) 知识与文献

知识可仅存在于人的头脑中,也可以通过物质载体表达出来,当知识被记录在一定的物质载体上加以表达时,就形成了文献。因此,文献是记录知识的载体。

(三) 文献、文献信息与情报

文献与情报关系十分密切。文献是情报的载体之一,是情报的来源之一;情报是文献承载的知识内容之一,是文献发挥实际作用的重要形式。文献通过传递利用转化为情报,情报被记录于物质载体则成为文献。

情报与文献信息均是围绕有价值信息的传递与利用而产生的。只不过,情报并非仅来源于文献,也可以以非载体形式存在,情报是文献信息的一种形式。文献信息是指针对文献中的知识单元进行的加工、整理、传递与利用,是情报的组成部分。

(四) 信息、知识、文献、文献信息与情报

在这几个概念之中,信息的范围最广,既包括人类的已知世界,也包括未知世界。知识是人们感知并加以利用的信息,是信息的一部分。知识涵盖了文献、文献信息和情报。文献是知识传承的主要形式,也是学习和工作主要借鉴的对象。情报作为文献的传递形式,着眼于对文献的利用。文献信息强调文献所记载的知识内容,是情报传递的内容之一。

　　以往人们考察图书馆的社会价值常以所拥有的藏书量来衡量，在信息时代，图书馆更侧重将文献中所蕴含的文献信息整理、开发，使之转变成情报，传递给不同的使用者，产生更大的社会效益。这种工作在 20 世纪 40 年代至 50 年代被称作文献工作或情报工作，现在被称作信息服务。其实质是一致的，即均致力于知识的传播与利用，在人类文明的传承与发展过程中起重要作用。

图 1 - 1　信息、知识、文献、情报的相互转化

第二节　文献类型

　　文献是记录有知识的载体，因此，文献首先可以因载体的不同而划分为不同类型。在人类文明的早期，载体主要来自天然存在的、便于记载的物质，且具有表面平整、可以刻写等特点，如石壁、动物骨骼、泥板、竹、木等。受载体形式、数量及刻写方式等的限制，远古时期的文献数量相当有限。纸张的发明为文献载体注入了新的活力。之后，随着人类文明的发展，各种新型载体的问世，记载声音、图像、动态画面的文献丰富了人类文明的各个领域。

　　人们早期记录文献的方式一般是雕刻，之后有书写、印刷、刻录等。随着文献量的不断增多，从文献的利用与再利用的角度出发，根据用途的不同产生了不同加工深度的文献。因此，文献的类型可根据载体的不同、记录方式的不同、用途的不同等划分为多种。

一、文献按载体形式划分

（一）甲骨文献

　　以动物骨骼作为文献载体，用于记录文献的骨骼多为龟的腹甲或大型动物如牛的肩胛骨等。清光绪年间在河南安阳小屯村出土的甲骨文献是我国现存最早的文献。

（二）金石文献

　　以石或金属作为载体的文献称为金石文献。最早的文献被认为是距今一万～四万年前的旧石器时代的远古石壁画。之后出现了以青铜器等金属作为载体的文献，比如，记录近 500 字内容的西周末年的毛公鼎。我国现存最早的气功理论《行气玉佩铭》被认为是战国后期的作品，刻于青玉制成的十二面棱柱体上，每面自上而下阴文篆刻三字，有重文符号，共计四十五字，记述了"行气"要诀。公元 175 年，蔡邕将《诗》《书》《易》《春秋》等儒家经典刻于石碑上，立于首都太学门前，作为读本供学子学习传抄。

（三）泥板文献

指以黏土制成的泥板作为载体的文献，主要是两河流域的古代文献载体。比如，记录美索不达米亚最早的苏美尔文明的典籍，包括吉尔迦美什史诗、神话等均是以泥板作为文献载体。从公元前 4000 年至公元后的若干世纪，波斯、地中海等广大地区一直将泥板文献作为重要的文献类型。即使是在 21 世纪，仍有少数种族将泥板写作作为学生学习的一个科目。

（四）简策文献

指以竹、木为载体的文献。由于石、玉、骨等载体受自身品质、形状、获取途径及数量等的限制比较大，对日趋丰富的人类文明的记录能力有限。因此，竹、木越来越普遍地用作文献的载体，成为纸张出现之前应用最为广泛的一种载体形式。将竹或木制成单片，叫简，用绳编扎起来后叫册。蔡邕《独断》中有：策者，简也，众简相连之谓策。简的长短有不同规格，简越长，所记录的文献越重要，如郑玄注《论语》序中有："易、诗、书、礼、乐、春秋策，皆二尺四寸；孝经谦半之；论语八寸策。"

与中医药有关的简策文献有清光绪年间在新疆及敦煌发掘的两汉时期的《流沙坠简》，记有方技类医方 11 简；1930 年在内蒙古发掘的两汉时期的《居延汉简》，记有伤寒等疾病的治疗及上百名患者的病案；1972 年甘肃汉墓出土的木质医简以及 1973 年出土的马王堆汉墓医学简书等。

（五）绢帛文献

指以绢帛等织物作为载体的文献。竹、木等载体文献比较笨重，携带不便。古有"学富五车"的成语，其内容未见得多，但载体数量及重量却极其可观。绢帛不仅轻便易书，且长与宽均可根据需要裁剪，十分方便。战国到两晋时期，绢帛文献比较普遍。考古工作也发掘出不少珍贵的医药类文献，如 1973 年出土的马王堆 3 号汉墓的医药帛书《五十病方》，是我国现存最早的中医文献。

在纸张出现以前的较长一段时期内，简策文献和绢帛文献并存，两者可合称为简帛文献。

（六）纸质文献

指以纸张作为载体的文献。有记载表明，三国时期纸质文献就作为文献载体被使用。《蔡伦传》中有："自古书契，多编以竹简，其用谦帛者谓之纸。"谦帛即纸张。早期纸质文献存有不少手抄本。隋唐以降，印刷术的发明及普遍使用使文献的交流与传播更为便利，印刷技术历经油印、铅印、胶印，直至当代的计算机激光排印，刊印效率越来越高，为纸质文献的收藏与传播做出了很大贡献。

（七）缩微型文献

缩微型文献以胶片等感光材料作为载体，具有体积小、便于携带等优点，可用于中医古代珍本、善本资料的收藏，也可用于医学图谱类资料的载体。

（八）电子文献

电子文献是指通过编码和程序设计将文献转换成计算机可识别的数字化形式存储下来的文献类型。随着现代信息技术的发展，此种文献的存储密度及容量越来越大，智能化程度越来越高，并可以无损耗地被重复利用，其在表现形式及所传达的信息量等方面较其他类型文献有明显优势，且成本更低，因此，成为当代主流文献载体之一。

二、文献按出版形式划分

文献按出版形式可划分为图书、期刊、报纸、会议论文、学位论文、专利文献、政府出版物等。由于会议论文、学位论文、专利文献、政府出版物等的出版与获取途径相对特殊，故也被称为特种文献。

（一）图书

1. 什么是图书

图书是最早出现的一种文献形式，我国古代的中医学术成果也多以图书形式保存下来。根据《中国大百科全书》，图书是指：用文字、图画或其他符号手写或印刷于纸张等形式载体上并具有相当篇幅的文献。虽然当代的图书载体形式更为多样，但图书还是需要具有相当的篇幅，那么具有多少篇幅才能叫作图书呢？联合国教科文组织规定，除封面外不少于49页的非定期出版物可叫作图书。当然，这种标准仅供参考，图书到底需多少页应依不同时期而定，如我国古代文献，文字十分精练，常常寥寥数字就可表达十分丰富而完整的内容。儒家经典著作《论语》仅万字左右，而现今一篇论文就可能在万字以上，但却不被称为"图书"。故是否为图书应更多地结合出版形式、内容及用途等综合考虑。可以肯定的是，图书为不定期出版物，具有一定的篇幅，其所载的内容具有区别于其他出版物的特点。

2. ISBN

随着人类文明的发展，图书的数量大大增加，使得图书资源国际范围内的交流与共享变得越来越困难。1966年，在西柏林召开的第三届国际图书市场研究与图书贸易合理化会议上，与会者提出制订一种国际通用图书编号系统的想法，其目的是使每一种出版物都有一个唯一的识别号，便于计算机管理及各国间的图书交流。1967年，用于图书识别的 ISBN（International Standard Book Number，国际标准图书代码）由英国人福斯特设计并首先在英国试行，1972年被国际标准化组织确定为国际标准。目前，国际 ISBN 中心设在柏林，负责世界范围的 ISBN 编码系统的建设和管理。现已有超过150多个国家和地区出版的图书使用了 ISBN 编码系统。

我国是世界上最早使用图书统一编码的国家之一。1956年，文化部颁发《全国图书统一编号方案》，国内出版的图书一律使用全国统一书号进行编码。1982年，我国加入 ISBN 组织，并成立了中国 ISBN 中心。1986年，我国颁布中国标准书号，用于图书、画片、盲文、缩微、声像、电子类出版物及软件等。原中国国家标准局于1988年1月1日起规定全国所有正式出版物一律使用 ISBN 编码标识图书，国内统一书号同时停用。至此，ISBN 成为我国正式出版图书的唯一身份标识。

2006年12月31日以前，ISBN 采用十位编码系统，分四组出现，四组之间以短横连接，分别代表组号（表示国家、地区或语言区）、出版者号（表示特定出版社信息）、书号和检验码。

2007 年 1 月 1 日以后，ISBN 采用 13 位编码系统，在原组号前加上国际物品编码（EAN），如 978，代表图书。

例：

> ISBN 7 - 5432 - 0396 - 0
>
> ISBN 978 - 7 - 117 - 22973 - 9

3. 图书的特点

图书的内容详尽，知识体系完整，是人们系统学习、全面了解某一领域知识内容的主要文献类型。图书内容多严谨、成熟，出版周期较长，往往不能反映某一领域的最新研究进展。因此，在利用时还应注意使用其他类型的文献来弥补图书新颖性的不足。

（二）期刊

相对于图书，期刊的历史较短，它是伴随着人类文明成果的不断增加及知识更新频率的加快而出现的。世界上最早的期刊被认为是 1665 年创刊的法国《学者杂志》和英国《哲学汇刊》。最早的中文期刊是由英国传教士马礼逊于 1815 年在马六甲创办的《察世俗每月统计传》。最早的中医期刊是十八世纪末唐大烈创办并主编的《吴医汇讲》。《吴医汇讲》将当时多个著名医家的论文整理成册，公之于众，已具有期刊的实际意义，对当时中国医学的学术交流产生了积极的影响。

1. 期刊及特点

国家标准《情报与文献工作词汇传统文献》（GB 13143—91）中指出，期刊是指有刊名、刊期的相对稳定的连续出版物，每年至少出两期，每期有期号，内容涉及一个或多个专业或学科领域。与图书相比，期刊的出版周期短，信息量大，更新频率快，成为人们了解科研进展、进行学术交流的重要信息源。

2. 期刊标识码

为了有效识别期刊，每种正式出版的期刊均有连续出版物代码，我国期刊编号采用国内期刊编码与国际连续出版物编码并行的方案。国内期刊编码以 CN 开头，后加 6 位数字（由地区号和期刊序号组成），分成两组，后再加学科分类号，以斜杠隔开。国际标准连续出版物编码以 ISSN（International Standard Serial Number）开头，后加 8 位数字，分两组显示。

例：

> CN 32 - 1561/C
>
> ISSN 1009 - 3222

3. 期刊的分类

从创刊的目的来分，期刊可主要分为刊载一次文献的原始期刊和刊载二次文献的工具型刊物。从刊载的内容所涉及的学科来分，期刊可分为学术性期刊、非学术性期刊等。从学术影响力来分，期刊可分为核心期刊、优秀期刊等。从出版的周期来分，期刊可分为周刊、旬刊、半月刊、月刊、双月刊、季刊、半年刊等。

4. 现刊与过刊

一般来说，图书馆将馆藏期刊分两处存放，一处为当年期刊，被称为现刊，为单期散放。一处为非当年期刊,常被称为过刊。过刊按期刊的厚度及出版周期装订成大小、厚薄相当的合订本存放,合订本多附以较硬材质的外封,书脊处有刊名、出版年、卷、期号等信息,方便收藏及查找。

(三) 报纸

报纸是指具有固定名称的定期连续出版物,通常为活页式。其出版周期可长可短,有日报,也有周报、旬报、月报,但以日报、周报较为常见。报纸的雏形可追溯到两千多年前,是政府发布政令、文告的渠道。如我国唐宋时期有官报或称邸报,清代出现的京报等,可认为是我国报纸的最早雏形。世界上最早的报纸被认为是 1566 年意大利出版的《威尼斯公报》。最早的中文报纸被认为是 1858 年创刊的香港的《中外新闻报》。报纸刊载的内容以时事、新闻、评述为主,由于出版周期短,所涵盖的信息量相当巨大,是人们了解新政策、新动态,发现新问题、新思想的信息源。

报纸有专业性和非专业性之分,如《中国中医药报》,为专业性报纸,是了解中医药领域新政策、新动态、新思想的重要信息源。由于报纸的版式、大小不一,收藏不便,查阅报纸,尤其是回溯以往的报纸资料可主要考虑图书馆及相关数据库资源。

(四) 会议文献

广义的会议文献指与会议相关的所有文献形式,日常查找的会议文献常有两类,一是指围绕会议主题撰写的相关研究论文,可以在会议期间用于学术交流,也可以在会议结束后以文集形式出版。另一类以期刊形式出版,收集报道某一领域的会议论文研究进展。会议论文往往是会议代表的一些新思路、新进展、新见解,有些是学者科研工作中的阶段性成果,是了解新进展,启发与开阔思路的重要信息源。

(五) 学位论文

学位论文是高等院校或科研机构的毕业生在毕业前提交的学术性论文,是学生学习成果及学习能力的综合体现。目前我国毕业生毕业前需要提交的论文分为学士学位论文、硕士学位论文和博士学位论文三个层次。通常所说的学位论文检索主要指硕士论文与博士论文。学位论文具有学术性、专业性强的特点,常涵盖作者的原创知识内容,且参考文献丰富,具有较高的参考价值。

(六) 专利文献

专利文献有广义与狭义之分,广义的专利文献包括专利审批过程中所产生的一切文件及出版物,狭义的专利文献通常是指专利说明书。专利说明书是专利发明人或申请人提交给专利局,用以详细说明自己的发明内容及要求保护的技术范围的书面材料。专利文献具有内容新颖、涉及面广、实用性强、描述准确、重复报道等特点,是查找最新科技成果的重要信息源。新药研发、医疗技术、医疗器械等领域均可通过专利文献获取新颖性较高的文献信息。

(七) 政府出版物

指由政府机构发布出版的各类文件、出版物等,是查找政策、法规、统计数据等的重要信息源。如世界卫生组织出版的 *Bulletin of WHO*(《世界卫生组织通报》)、*Weekly Epidemiological*

Record(《疫情周报》)、*International Digest of Health Legislation*(《国际卫生法规文摘》)、*WHO Drug Information*(《WHO 药物信息》)等,所提供的数据翔实可靠,具有较高的权威性及利用价值。

(八) 标准文献

指各级部门制定的技术标准、技术规格、技术规范等的总称,是某一行业进行行为规范的重要文件,具有法律效应。如各种临床诊疗标准、疾病防控、药品生产与制备标准等。

标准文献古已有之,在公元前 1500 年的古埃及纸草文献中即有关于医药处方计量方法的标准,被认为是现存最早的标准。1901 年,英国成立了第一个全国性标准化机构,同年,世界上第一批国家标准(BS)问世。此后,各国相继建立了全国性标准化机构,出版各自的标准。

1. ISO 标准

由国际标准化组织制定的标准。国际标准化组织 (International Organization for Standardization,ISO)成立于 1947 年。ISO 来源于希腊语,意为"相等",引申为"标准"。由 ISO 认证的标准被称为国际标准,其制定或批准的标准具有广泛的国际影响。

2. GB 标准

1957 年我国成立国家标准局,次年颁布了第一批国家标准,即 GB 标准。"GB"是"国标"的拼音缩写,出现在国家标准号前。如 GB/T 21709.1—2008,是指"针灸技术操作规范.第一部分.艾灸"的国家推荐性标准。

目前,世界上有 100 多个国家拥有自己的国家标准,因此,有时可以看到针对同一内容的不同国家的标准文献。如针对"体外诊断试验系统糖尿病症管理中自测用血糖监测系统的要求",目前有 NF 标准(法国标准化协会制定的标准)、DIN 标准(德国标准化学会制定的标准)、BS 标准(英国标准学会制定的标准)、CSA 标准(加拿大标准协会制定的标准)等,如"NF S92 - 026 - 2004"即为法国对这一内容制定的国家标准。

(九) 科技报告

国家标准《科学技术报告、学位论文和学术论文的编写格式》(GB 7713—87)给科技报告的定义是:描述一项科学技术研究的结果或进展或一项技术研制试验和评价的结果;或是论述一项科学技术问题的现状和发展的文件。科技报告可以直接呈报给主管部门,也可以通过专门的学术报告会进行交流,许多科技报告并不公开出版。直接呈报的科技报告可按保密程度分为绝密、秘密、非密级限制发行、解密、非密公开等类型。有些保密报告在一定的历史时期之后解密,可通过一定的途径获取。学术报告会上产生的科技报告主要通过报告现场索取的方式获取,如果该报告可以网络公开,也可以尝试网上获取。科技报告是了解科研动态的重要途径,因此,积极听取学术报告,参与学术交流也是开阔思路、寻求合作、了解领域研究进展的重要途径。

(十) 病例资料

病例资料是医学研究的第一手资料,包括患者的基本信息、病史、治疗方案等。以往的病例资料多为纸质,医院根据本院的病例资料管理办法进行管理。随着计算机、网络技术的发展,医院多采用一体化医院信息管理体系,病例资料的收集与管理逐步数字化、网络化,为提取临床数据、开展科学研究提供了便利。

另外,中医文献中的常见文献类型——病案文献,常是医家对自己多年临证经验的总结,具有较高的利用价值,故平时注意收集、整理自己经手的临床病案,善于总结,对提高医术以及扩大医学学术交流都大有裨益。

三、文献按加工程度划分

文献按加工程度可划分为零次文献、一次文献、二次文献和三次文献。

(一) 零次文献

零次文献有两层含义:① 未公开、未正式报道、未正式出版的知识内容;如手稿、私人笔记、草稿等。② 通过聆听、观摩、交流、讨论等方式获取的知识。以言传耳授的方式进行知识传播古已有之,古代不少医家就是通过这种方式进行学术交流、学习提高的。如明代医家龚廷贤在世 97 年,云游数十载,携父学、己术遨游湖海,涉迹燕、赵、梁、豫之间,行医访贤,以医会友,抛弃门户之见,择善而从,不仅丰富了自己的医疗实践,提高了自己的医技,还广结同行贤才,共论医道,在理论与实践上同时提高。因此,零次文献也是获取知识、增强能力的知识源之一。虽然零次文献分布散乱,获取困难,收集整理的难度较大,但常常是十分珍贵而有价值的信息源。

(二) 一次文献

主要指作者的原创成果,包括著作、论文等各种类型的文献。一次文献强调文献的原创性,古代中医药一次文献以图书为主,当代文献中各种类型的一次文献数量均大大增加,在丰富文献资源的同时,也为人们查找及利用这些资源带来不便。

(三) 二次文献

二次文献是伴随着一次文献量的剧增而产生的一种文献类型,其目的是为有信息需求的人提供检索线索,方便对一次文献的查找与利用,因二次文献的主要作用是帮助检索,故又被称为检索工具。

(四) 三次文献

三次文献是在一次和二次文献基础之上产生的,具有较强的参考性、概括性。有的是按一定的知识门类加工整理或序化,以方便对知识内容的学习或查找,如工具书;有的是某一专题的综合、跟踪或评述,如综述。三次文献是查找数据及事实型资料的主要信息源。

四、其他

文献还有其他划分标准,如按传播范围可将文献形象地分为白色文献、灰色文献及黑色文献。颜色越深,透明度越低,意味着获取越来越困难。白色文献主要指采用公知技术公开出版发行的图书、期刊、报纸等,获取途径最为公开;灰色文献常指在一定范围内交流的文献,获取较为困难;黑色文献是指保密程度高的文献,一般除直接参与人员外,很难获取。文献按形成的历史时期可划分为古代文献与现代文献。从撰写时间来看,通常以 1911 年为划分标准,1911 年以前撰写的被称为古代文献,1911 年以后撰写的称为现代文献。

思考题

1. 学习信息的共享性与传递性对日常个人的信息行为有什么实际意义？

2. 了解信息、知识、文献、文献信息、情报之间的关系有什么实际意义？

3. 文献按出版类型可划分为哪些类别，各有什么特点？

4. 学习不同加工程度的文献对自己利用文献有什么实际的价值与意义？

（张稚鲲）

第二章　检索基础

扫码可见第二章补充资料

"检索"即查找。文献作为人类文明成果的知识载体,是人们在学习与研究中主要查找的对象。随着时代的发展,文献量的剧增给人们准确而全面地查找资料带来困难,而将文献进行加工整理,通过一定的方式将之序化,使之便于查找与利用就成为文献信息保障部门的一项重要任务。因此,广义地说,文献检索是指文献的存储与索取的全过程,狭义的概念主要指文献的索取过程。

图 2-1　文献存储及文献索取

文献的存储虽与检索者不直接发生关系,但了解存储过程对成功获取资料起事半功倍的作用。这是因为有效获取信息的前提是熟知知识的组织形式,即知识是通过何种方式被组织和序化的。比如,当我们使用某一数据库来检索资料时,如果了解该库如何标引检索用词,就可以选择与标引词一致性较高的检索语言进行检索,进而提高检索质量和检索效率。

文献检索可根据不同的分类标准分成不同的类型。从所检索的内容来看,检索可分为线索检索与事实检索,查找所需资料线索的过程被称为线索检索,通常借助的是各种检索工具。直接查找问题答案或通过工具书等获取事实、数据、图像、事件经过等的过程为事实检索。如通过字典查找生字、僻字,了解它们的音、义、形等方面信息即为事实检索。

第一节　参考工具与检索工具

参考工具与检索工具是两种不同的工具书,从文献的加工深度来看,参考工具属三次文献,主要用于查考事实型资料,而检索工具属二次文献,主要用于查找资料线索。从创新性的角度来看,参考工具具有累积性创新的特点,而检索工具则是指导人们查找原创性成果的重要工具,是帮助人们了解新进展、新成果的捷径。

一、参考工具

(一) 概念

参考工具是进行事实检索的重要工具,是查询某一事物的含义、属性、原理、事实或某一事件发生的时间、地点、过程等的工具书。由于参考工具一般是在全面收集相关资料基础之上的再组织、再综合,故原创特征并不明显,如词典是编者将大量词条进行组织、序化与综合,为需要者提供查询的一种参考工具,所收录词条多不是编者本人的原创,而是从其他信息源中收集整理而来,故参考工具属三次文献的范畴。

(二) 参考工具的特点

1. 阅读性不强

参考工具不具有通篇阅读的完整的故事情节,是相对独立的知识单元通过一定的方式组织、序化而成,因此,具有较强的查询性与参考性,阅读性不强。

2. 时效性长

参考工具知识内容相对稳定,常是人们规范使用字、词、术语或借鉴、引用相关条款、政策、内容等的重要参照标准。

(三) 参考工具的主要类型

1. 字典

字典的作用是解释文字的音、义、形及用法。东汉许慎的《说文解字》被认为是世界上最早的字典之一,以后历代均有编纂。古代字典可按字义、字的结构、字的音韵分为三种类型。现代字典常根据所收载的内容分为综合性字典和专业性字典。综合性字典所收内容广泛,供一般阅读时参考,常见的如《新华字典》《现代汉语字典》等。专业性字典收录专业领域使用的字,有些字仅在某个专业使用,有些字虽多学科使用,但在不同学科中的意义各不相同,对本专业来说常有特殊含义。因此,在阅读中医药文献时,如遇生字、难字、僻字,需首先考虑中医药类字典,以获取准确字义。

2. 词典

指解释词语含义、用法等的工具书。比如我国古代的《尔雅》,是公元二世纪出现的一部分类词典,也是世界上最早的词典之一。词典也有综合性与专业性之分,综合性词典如《汉语大词典》《辞海》等。专业性词典如《中国医学大辞典》《中医大辞典》等。

3. 百科全书

百科全书也是以词条方式提供词语含义及相关信息的工具书,只不过百科全书对词条的解释更为详尽,常常还记录有相关背景知识及研究进展等,是全面、详细了解某一词条资料的重要参考工具。百科全书按内容可分为以下几种:① 综合性百科全书,汇集各学科知识,如《中国大百科全书》;② 专业性百科全书,针对某一专业领域的术语汇集,如《中国医学百科全书》;③ 专题性百科全书,针对某一专题收编汇辑而成,如《集邮百科全书》;④ 区域性百科全书,针对某一地理区域的知识术语汇集,如《亚洲百科全书》。

4. 年鉴

年鉴是汇辑一年内某一领域或范围内的重要资料的连续出版物,内容涉及政策、时事、科研成果及研究进展、统计数据等。因按年度出版,故名年鉴。年鉴有综合性和专科性之分,前者如《中国百科年鉴》,后者如《中国中医药年鉴》。年鉴可根据年度及时反映所收录范围内的最新信息,具有较高的参考价值。

5. 图谱

图谱是指通过绘制、拍摄等手段,以图形、图像、形象等直观形式反映知识内容的工具书。图谱在医学领域的应用十分普遍。如疾病图谱、舌诊图谱、人体解剖图谱、疾病的地理分布图册等。随着计算机技术的发展,医学领域的图谱向高清晰、多维立体、虚拟仿真等方向发展,成为教学与科研的重要参考工具。

6. 表谱

表谱是指以表格或其他简捷明了的形式,按照一定的顺序记载史实或其他相关信息的参考工具。表谱有多种类型,如用于记载历史朝代、帝王庙号、年号以及古今计时对照等方面信息的纪年表,用于记载人物生平、字号、别号等的人物年谱,用于反映古代职官制度的职官表等。表谱有助于阅读和学习中医古代文献,比如,在阅读清代医家唐笠山所纂辑的《吴医汇讲》时,序中有"乾隆壬子仲秋",查阅纪年表可知,唐氏所指时间为公元 1792 年 8 月。

7. 类书

类书是我国古代分类编纂的一种工具书。类书辑录古代文献中的条文,并以类相聚,加以序化,供所需者查询使用。其优点是免去了查阅者东翻西阅之劳,方便高效。类书有综合性和专科性之分,综合性所辑内容涉及各个学科门类,如唐代的《艺文类聚》、宋代的《太平御览》、明代的《永乐大典》、清代的《古今图书集成》等均为综合性类书。专科性类书专门辑录某一学科门类的资料,如《圣济总录》为方剂类书,《幼幼新书》为儿科类书等,是查找专题资料的重要参考工具。

8. 药典

药典属标准类工具书,一般由政府主持编纂,是国家针对药品规格制定的法规文件。它对具有防治疾病作用的药品及制剂的标准规格和检验方法进行规范,是药品生产、经营、使用和管理的依据,也是临床用药的依据。如《中华人民共和国药典》,是对我国药品质量规格和检验方法所作的技术规定,是药品生产、供应、使用、检验和管理部门必须共同遵守的法定依据,同时也是临床用药、用量等的重要依据。

9. 手册

手册以简明扼要的形式记载了某一知识范围或行业内的实用知识,为各行业从事实践活动提供指导、参考与对照。如临证指南手册类工具书是临床常用的指南性工具书,可以为临床医生提供诊疗方面的参考信息,如某病的处理流程、用药指南等。

10. 教材

教材是具有较好参考价值的工具书。这是因为教材的编写者多为某一领域的专业人员或教师,专业描述准确,且教材的出版往往经过多道审核程序,其准确性、正确性有较大保障。一些医学类教材,如《希氏内科学》(*Cecil Textbook of Medicine*)、《克氏外科学》(*Textbook of Surgery*)等多年来一直是临床工作者的重要参考工具。

二、检索工具

检索工具是对大量一次文献进行加工、整理、序化后形成的,主要用于帮助检索者快速锁定所需资料的获取线索,属二次文献的范畴。

（一）检索工具的产生

在人类文明的早期，信息或资源的交流完全是自发的，并没有专门的检索刊物，也没有专门人员对文献进行整理、序化。国外最早具有检索性质的刊物被认为是 1665 年问世的《哲学汇刊》，为英国的一种科学杂志，主要向读者介绍欧洲出版的重要书刊，带有评述性质。1830年，《医药文摘》（又称《药学综览》）问世，它被认为是近现代以来最早的文摘型检索工具。它的出现标志着文献量的增加以及人们对检索工具的需求。

（二）检索工具的特点

检索工具的特点主要体现在所提供的信息量和检索功能上。检索工具将大量资料收集、整理，提供数倍于原始信息的资源，是密集型信息源。也正因为此，相比于参考工具，检索工具更侧重检索功能的提供，以为检索者提供方便便捷的检索功能、提供查找线索为要。

（三）检索工具的类型

1. 按载体的不同

检索工具可按不同的划分标准分为不同的类型，根据载体的不同可分为印刷型检索工具、电子型检索工具及网络检索工具。印刷型检索工具是检索工具编制早期的主要形式，随着现代信息技术的发展，印刷型检索工具逐步退出历史舞台。电子型检索工具常以数据库的形式提供服务。网络检索工具主要指以提供搜索为目的的搜索引擎。

2. 按出版形式的不同

检索工具有定期与非定期之分，前者具有连续报道的特点，后者常围绕某一主题。比如，医史文献学家王吉民先生的《中国医史外文文献索引》（1683～1965）就属于非定期检索工具，是对 1683 至 1965 三百年间国内外书刊上以英、法、德、西、俄等国文字发表的中国医学史方面的文献进行的报道。

3. 按所揭示的内容划分

检索工具按所揭示的内容可划分为目录型、题录或文摘型和索引等。

（1）目录型检索工具

"目录"一词最早出现于汉代刘向的《别录》中，其中的"目"指篇目，即书名，"录"有记录之义，指将书名一一记下，以供所需者查找、利用。故目录在我国古代也叫书目。古人认为，书目是指导读书门径的重要工具。读书者应通过书目的浏览选择内容好、学术价值高的图书来阅读，而不是不明就里的乱读。因此，我国古代不少书目带有内容提要，称提要式书目。有的提要式书目还附有作者小传或他人对该书的评价等内容，更加利于人们对图书的取舍。

现在，目录型检索工具是指以出版单元为著录内容的检索工具，其所记录的对象不再仅限于图书，也可以是期刊、报纸等其他出版类型的文献，但所记录的内容以提供出版信息（书刊名、主要责任者、主办单位、出版单位等）为主。

（2）题录或文摘型检索工具

题录型检索工具与文摘型检索工具以出版物所刊载的内容为著录对象。题录型与文摘型的区别在于后者的著录项更为详细，附有摘要，可帮助读者进一步了解文献概况，帮助取舍。

（3）索引

本段所述之索引是指为提高检索工具的易检性所编制的、用来辅助增强检索功能的工具，常以表达文献特征的检索语言作为编排对象,进行序化处理。在印刷本检索工具中,索引常附于工具书的最后,一些大型工具书的索引也常作为附编单独一册。常见的索引有作者索引、主题索引、分类索引。在医学专业检索工具中,还常常提供病名索引、药名索引等。

表 2 - 1　目录、题录、文摘与索引

检索工具类型	作用
目录型	揭示出版物自身信息,如图书、期刊的出版信息
题录或文摘型	揭示出版物所载文献的基本信息,如某刊上刊载的具体文献的基本信息
索引	辅助增强检索工具的检索功能,如《中药大辞典》附编中的索引

(扫描第二章标题处二维码可见 2 - 1 检索工具提供哪些信息)

第二节　检索语言

语言是思想的载体、交流的工具、传播的媒介。语言广泛存在于自然界。动物世界、人类社会等的信息交流均有赖于语言的传递功能。在不同的范围之内,针对不同的对象,语言的表现形式各不相同。人类社会的语言更为丰富,有学术语言、通俗语言、市井俚语,有书面语言、网络语言,有官方语言、民间语言等等。在检索体系中存在着的检索语言是文献信息存储与索取过程中的专用语言。它是检索者与检索系统之间沟通的桥梁。每一种检索系统都采用了特定的检索语言来编制、标记或序化知识,并据此提供检索途径,实施检索过程。可以说,对检索语言的掌握程度直接决定了检索结果的全面性和准确性。

一、检索语言的分类

(一)按人工干涉程度划分的检索语言

检索语言根据人工干涉的程度可分为人工语言与自然语言。人工语言是为达到特定检索目的而人为加以控制的语言,自然语言是指人们日常使用的语言。

(二)根据内容划分的检索语言

检索语言根据所表达的知识内容,可分为描述文献外部特征的检索语言和描述文献内容特征的检索语言。

(三)其他类型的检索语言

检索语言还有其他分类方式,如根据所属学科可将检索语言分为综合性检索语言和专业性检索语言;根据语言的组合使用方式,可将检索语言分为先组式检索语言和后组式检索语言等等。

二、分类检索语言

分类是对资料有序化整理的手段,纵向地看,有人类文明记录以来,不同历史阶段的人们对资料采取了不同的分类手段。横向地看,同一时期,不同学科领域的人们使用不同的分类体系,如专利文献有专利分类体系,图书馆学有图书资料分类体系。本段在纵观我国历代资料分类体系的同时,侧重当代图书资料分类体系的介绍。

图 2-2　检索语言的分类

(一) 古代分类语言

我国古代的医书或医学检索工具有着自己的分类体系,明确古人对资料的分类方法可以为查找中医古籍文献提供便利,以下为两种较具代表性的古代分类体系。

1. 七分法

东汉刘向父子著《别录》和《七略》,是我国第一个体系完整的提要式分类目录。它将图书分为六大类,三十八个小类,大类叫"略","略"下再分小类,名为"种"。中医方面的资料收集在方技略下。

辑略——为全书的叙录,用来解释"略"和"种"的内容和含义,相当于凡例。

六艺略——下分 9 种,即:易、书、诗、礼、乐、春秋、论语、孝经、小学。

诸子略——下分 10 种,即:儒、道、阴阳、法、名、墨、纵横、杂、农、小说。

诗赋略——下分 5 种,即:屈原赋之属、陆贾赋之属、孙卿赋之属、杂赋、歌诗。

兵书略——下分 4 种,即:兵权谋、兵形势、兵阴阳、兵技巧。

数术略——下分 6 种,即:天文、历谱、五行、蓍龟、杂占、形法。

方技略——下分 4 种,即:医经、经方、房中、神仙。

七分法是我国古代首次出现的以严谨而系统的方式序化图书资料的分类体系。后世西汉班固编撰《汉书·艺文志》,相当于当时的国家图书目录,其对图书资料的分类就是在七分法的基础之上进行的完善。后宋秘书丞王俭也依此编有《七志》,是对七分法的又一贡献。中医类资料集中在"术艺志"下。其所分七大类如下:

经典志:纪六艺、小学、史记、杂传。

诸子志:纪今古诸子。

文翰志:纪诗赋。

军书志:纪兵书。

阴阳志:纪阴阳图纬。

术艺志:纪方技。

图谱志:纪地域及图书。

附:道经、佛经。

2. 四部分类法

晋代以来,学术著述发生了变化,文学和史学典籍大量出现,而兵书、阴阳、数术等典籍相对减少,七分法已不再适用。故晋武帝时期对资料的分类采用了新的方法,晋代荀勖的《中经新簿》和李充的《四部书目》首次将资料分成甲、乙、丙、丁四部,中医类资料集中在"乙部"类下。之后,《隋书·经籍志》首次以经、史、子、集作为四大类的类目名称。

(1)甲、乙、丙、丁四部分类体系

甲部:六艺、小学。

乙部:古诸子家、近世子家、兵书、兵家、数术。

丙部:史书、旧事、皇览薄、杂事。

丁部:诗赋、图赞等。

李充之《四部书目》与上述分类大体相同,只是调换了"乙部"和"丙部"的顺序。

(2)经、史、子、集四部分类体系

《隋书·经籍志》是在甲、乙、丙、丁四部分类法的基础之上首次以经、史、子、集作为四大类的类目名称,大类下再分 42 个小类。这种分类体系一直沿用至清末民初。清代《四库全书总目提要》在经、史、子、集四大类①之下分有 44 小类,各小类又有若干子目,使分类体系进一步得到完善。

经部:收录儒家经典及其研究著作,下分易、书、诗、礼、春秋、孝经、五经总义、四书、乐、小学类。

史部:收录历史及地理,下分正史、编年史、纪年史、纪事本末、别史、杂史、诏令奏议、传记、史抄、载记、时令、地理、职官、政书、目录、史评诸类。

子部:收录诸子百家及释道方面资料,下分儒家、兵家、法家、农家、医家、天文算法、术数、艺术、谱录、杂家(包括墨家)、类书、小说家、释道家、道家诸类。

集部:收录历代作品集,下分楚辞、别集、总集、诗文、词曲诸类。

以上 44 个类目中,有 15 个类目下又分小类,称之为属,使分类体系更为细致、完整。比如,医家类下分有内经之属、难经之属、伤寒之属、金匮之属等 22 个属。由于四库分类法的突出贡献,使其成为我国古代文献的主要分类体系,是现代分类语言出现之前我国应用范围最广、最有影响的分类语言。

---

①　四库出版时以四色代表四类,"读经宜冬,其神专也;读史宜夏,其时久也;读诸子宜秋,其致别也;读诸集宜春,其机畅也"(徐铁猊. 名人与图书馆[M].北京:国家图书馆出版社,2008:119)。

（二）当代分类语言

当代分类语言是按现代学科体系来序化知识内容的一种检索语言。如果从检索语言的受控程度来分，分类语言属规范的人工语言。分类语言以学科的从属关系来表达概念或术语在学科体系中的位置及与其他概念之间的关系，其所具有的等级结构使其可以根据概念的上下位关系灵活调整检索范围，达到较好的检索效果。当代分类语言可有体系分类语言、组配分类语言、混合式分类语言等的不同。本节主要介绍在我国使用范围最广的《中国图书馆图书分类法》（CLC，中图法）。

《中国图书馆分类法》最早可追溯到 20 世纪初，随着当时西方文明的引入，西方的图书分类方法也被学者介绍给国内学界。1910 年，孙毓修在《教育杂志》上撰文介绍《杜威十进分类法》，之后，陆续出现了一批根据杜威分类法创作的中国图书分类法。其中比较有名的有沈祖荣、胡庆生、杜定友、刘国钧等人编写的图书分类法。其中，刘国钧的《中国图书分类法》成为当代《中国图书馆分类法》的蓝本。

《中国图书馆分类法》于 1971 年由北京图书馆及全国三十多个单位共同编制而成，1975、1980、1990、1999、2010 年分别出版第一、二、三、四、五版。该分类法由编制说明、基本大类表、基本类目表、主表、通用复分表以及单独出版的字顺索引和使用手册组成，设五大部类，22 个一级类目，可在线查询（http://www.ztflh.com/）。

部类	类号	类名
指导思想	A	马克思主义、列宁主义、毛泽东思想、邓小平理论
哲学	B	哲学、宗教
社会科学	C	社会科学总论
	D	政治、法律
	E	军事
	F	经济
	G	文化、科学、教育、体育
	H	语言、文字
	I	文学
	J	艺术
	K	历史、地理
自然科学	N	自然科学总论
	O	数理科学与化学
	P	天文学、地球科学
	Q	生物科学
	R	医药、卫生
	S	农业科学
	T	工业科技
	U	交通运输
	V	航空、航天
	X	环境科学、安全科学
	Z	综合性图书

通用复分表

注：复分表：复分表是辅助区分的手段。通用复分表通过规定主分类下的复分类提高类化程度。比如通用复分表中的"- 61"指代辞典，那么医学类的主分号"R"与辞典类的复分号"- 61"结合后的"R - 61"即为医学辞典的分类号。

A　马克思主义、列宁主义、毛泽东思想、邓小平理论
B　哲学、宗教
C　社会科学总论
D　政治、法律
E　军事
F　经济
G　文化、科学、教育、体育
H　语言、文字
I　文学
J　艺术
K　历史、地理
N　自然科学总论
O　数理科学与化学
P　天文学、地球科学
Q　生物科学
R　医药、卫生
S　农业科学
T　工业科技
U　交通运输
V　航空、航天
X　环境科学、安全科学
Z　综合性图书

R-0 一般理论
R-1 现状与发展
R-3 医学研究方法
R1 预防医学、卫生学
R2 中国医学
R3 基础医学
R4 临床医学
R5 内科学
……
R9 药学

R2-0 中国医学理论
R2-5 中医学丛书、文集、连续出版物
R21 中医预防、卫生学
R22 中医基础理论
R24 中医临床学
R25 中医内科
R26 中医外科
R271 中医妇产科
R272 中医儿科
R273 中医肿瘤科
R274 中医骨伤科
R275 中医皮科
R276 中医五官科
R277 中医其他学科
R278 中医急症学
R28 中药学
R289 方剂学
R29 中国少数民族医学

R241 中医诊断学
R242 中医治疗学
R245 针灸学、针灸疗法
R247 其他疗法
R247.9 中医康复医学
R248 中医护理学
R249 医案、医话（临床经验）

R241.1 脉学
R241.2 四诊
R241.3 八纲辨证
R241.4 病因辨证
R241.5 六经辨证
R241.6 脏腑辨证
R241.7 经络辨证
R241.8 营卫气血和三焦辨证
R241.9 其他诊法

图 2 - 3　中国图书馆分类法主分表举例

（三）分类语言的检索特点

① 分类语言根据学科对知识进行组织、序化，聚类性较好，便于族性检索。

② 由于概念之间有明确的等级结构，便于上下位概念之间的切换，有利于扩检或缩检。

③ 便于对资料的组织与管理，广泛地应用于图书馆排架、数据库标引等方面。

④ 该语言的使用前提是熟知学科的分类情况，否则，很可能得不到满意的检索结果。

⑤ 体系分类语言的分类体系及具体内容相对稳定，一般每几年或更长时间才更新一次，因此，一些新兴学科暂时无法在体系分类语言中找到自己的位置。

⑥ 体系分类语言根据学科进行分类排序，不利于交叉学科的检索。

（四）体系分类语言的应用

1. 查找图书

· 了解类号或类名，可快速在图书馆相应的位置找到原始文献。

· 通过检索系统查询某类书或刊等的基本信息（如作者、出版者、出版时间等）。

· 通过已知图书书脊上的分类号到该书的物理存放地浏览同类资料。

2. 查找期刊论文

· 了解期刊分类情况后到图书馆期刊室查找相关期刊。

· 通过数据库中的类名或类号字段的检索，查找此类别下的相关论文。

三、主题语言

主题语言是指用来表达文献内容主旨的语言,常以概念、术语等具有实际检索意义的词语为表现形式。主题语言按规范的程度可划分为规范语言和非规范语言,规范语言是一种人工语言,又称受控语言。非规范语言又叫自然语言,或称不受控语言。在主题语言中,规范的人工语言与非规范的自然语言的代表分别为主题词和关键词。

(一) 关键词

关键词是指出现在文章篇名、摘要、正文等处,能够表达文献主旨且具有检索实意的自然语言。目前,学术性论文的关键词多由作者本人提供,每篇文章约 3～8 个。作者对关键词的选择不外以下几种情况:

① 从文章篇名中选取。

② 从文章篇名、摘要中选取。

③ 从文章篇名、摘要、正文中选取。

④ 从文章篇名、摘要、正文中选取,并根据文章内容总结。

无论哪种形式,作者提供的关键词均是未经规范的自然语言,其特点主要体现在以下几个方面:

① 在内容上表达文章主旨。

② 在形式上与正常词形没有差别。

③ 检出结果准确性高。

④ 存在一词多义、多词一义等自然语言常见的现象。

⑤ 选择上带有作者的用词特点,随意性大。

⑥ 单独使用容易造成漏检。

(二) 主题词

主题词是指能够表达文献主旨的人工语言。主题词首先应具有以下特征:

1. 概念化

主题词多为有检索实意的概念或术语。一般来说,如果检索内容中出现疾病名称、药物名称、学科名称等均可确定为主题词。如检索课题"糖尿病的研究进展",其中"糖尿病"可确定为主题词。

2. 规范化

主题词的规范性体现在两个方面,一是同义规范,即对同义词或近义词等进行规范,使同一含义只能有一个词语指代;二是词义规范,即针对自然语言中存在的一词多义现象进行规范,让一个词仅可指代一种含义。比如,"糖尿病"被规范后,可以有多个相对应的主题词,如"糖尿病,1 型""糖尿病,2 型"等,这种就是主题词词义规范后产生的结果。

这种经规范后词与词之间的一一对应关系被称为单义性原则。以单义性原则为指导利用规范主题词进行检索准确性较高,检出文献的相关性大。

图 2 - 4　主题词的规范性

3. 组配性

主题词可通过与其他词汇相组配提高查准率,而与副主题词的组配是最常用的一种。副主题词是对主题词的限定与说明,常是指某一主题概念的某个方面。比如,"肿瘤"是一个主题词,那么所涉及的病因、诊断、治疗、并发症等均属于副主题词。副主题词常与特定的主题词组配使用。了解副主题词的具体信息可以查阅主题词表。

4. 依据词表选词

主题词的选取需要依据主题词表。目前我国医学领域使用的主题词表有美国国立医学图书馆编制的 *MeSH*、中国中医科学院编制的《中国中医药主题词表》,前者主要为现代医学词汇,后者还包括中医药专有词汇。

(三) MeSH 词表

MeSH(Medicial Subject Headings)由美国国立医学图书馆编制,起初是为其主编的检索工具 *Index Medicus*(IM)提供主题标引而编制的,目前已成为世界范围内使用广泛、具有代表性的医学主题词表。该词表每年更新,目前可通过网络在线查阅(http://www. nlm. nih. gov/mesh/MBrowser. html)。

1. 主题词(Subject/Descriptor)的分类编排

① ✚ Anatomy [A]

② ✚ Organisms [B]

③ ✚ Diseases [C]

④ ✚ Chemicals and Drugs [D]

⑤ ✚ Analytical,Diagnostic and Therapeutic Techniques and Equipment [E]

⑥ ✚ Psychiatry and Psychology [F]

⑦ ✚ Phenomena and Processes [G]

⑧ ✚ Disciplines and Occupations [H]

⑨ ✚ Anthropology,Education,Sociology and Social Phenomena [I]

⑩ ✚ Technology,Industry,Agriculture [J]

⑪ ✚ Humanities [K]

⑫ ⊞ Information Science [L]

⑬ ⊞ Named Groups [M]

⑭ ⊞ Health Care [N]

⑮ ⊞ Publication Characteristics [V]

⑯ ⊞ Geographicals [Z]

MeSH 将所收录的主题词按医学学科分成 16 大类,可通过 MeSH 主页的"navigate from top"从一级类目开始查看。每类下再本着从一般到具体的原则层层细分,末级主题词可分至第九级。检索者可在网上查看每一个检索到的主题词的树形结构,了解词汇的上下位关系,以便于选择最适宜的词汇进行检索。

All MeSH Categories

Analytical Diagnostic and Therapeutic Techniques and Equipment Category

Therapeutics

Complementary Therapies

Acupuncture Therapy

Acupuncture Analgesia

Acupuncture Ear

Electroacupuncture

Meridians

Acupuncture Points

Moxibustion

图 2-5　主题词的树状结构

2. 副主题词(Subheadings /Qualifiers)

副主题词也有上、下位关系,以表达更有专指性的下位概念。如果所检索的词汇是副主题词,可通过"NLM MeSH Browser"了解副主题词的详细信息。需要注意的是,MeSH 中没有中医药学相关副主题词。还有些词,比如"diet therapy",既是主题词又是副主题词,使用时应根据需要选择。

Please select a record type from list for term diet therapy:

◉ **Qualifier**

○ **Descriptor**

Submit

图 2-6　为"diet therapy"选择主题词或副主题词身份

3. 检索时如何使用

通常情况下,检索者不必单独花时间先查阅主题词表。可以在检索过程中,通过 PubMed 主页的 MeSH 入口或"MeSH Database",在主题词表的引导下选择适用的主题词和副主题词进行检索。参考本书第六章"医药类数据库检索"。

(四)《中国中医药学主题词表》

《中国中医药学主题词表》由中国中医研究院中医药信息研究所编制。《中国中医药学主

题词表》借鉴了美国国立医学图书馆编制的 MeSH 词表的传统结构与体例,由字顺表、树状结构表和副主题表三大部分组成:

① 字顺表为词表的主表,表中将主题词按汉语拼音排序,并加以注释。其注释内容与MeSH 基本相同,包括词条英文名、树状结构号、解释、历史注释等。

- ■ Gan huo shang yan
- ■ 肝火上炎
- ■ LIVER FIRE FLAMING-UP
- ■ TC23. 10. 10. 15. 25. 25. 15
- ■ 属实火;属里实;属肝系证候;肝经气火上逆所表现的证候;生理状态下的肝火用肝阳
- ■ 95;1987～1994 肝火亢盛……
- ■ 用肝火亢盛检索 1995 前文献
- ■ C 肝阳上亢
- ■ D 肝火亢盛

② 树状结构采用与 MeSH 词表相应的结构号,只是前冠以"T"以表示该词为中医(Traditional Chinese medicine,TCM)用词。

③ 副主题词表既包括 MeSH 中的副主题词,也有中医药专用的副主题词,如按摩疗法、生产与制备、穴位疗法、针灸疗法、针灸效应、中药疗法(曾用"中医药疗法")、中西医结合疗法、中医病机、中医疗法、气功效应、气功疗法。

表 2 - 2　主题词与关键词

特点	主题词	关键词
规范程度	规范语言、人工语言	非规范语言、自然语言
每篇文章的标注数量	3～8 个	3～8 个
词形变化	有	无
词意控制	有	无
对检索结果的影响	准确性高、兼顾全面性	准确性高
缺点	需要一定的检索基础	不需要检索基础,但漏检率较主题词高

四、其他类型的检索语言

(一) 代码或数字类检索语言

如馆藏代码、文献存取号、化学物质登录号、化学分子式、国际标准图书代码、国际标准连续出版物代码、出版或发表文献的时间、期刊的卷号、期号等均属于代码或数字类检索语言。

(二) 名称类检索语言

如文献的题名、篇名、书名、刊名、作者名、作者单位名称等均属名称类检索语言。

（三）特征词

特征词是为了提高检索结果的准确性而出现的一种特殊标注的检索词,主要指研究对象。在医学文献中,特征词分两大类,基础研究与临床研究的特征词分别为"动物"和"人类"。"人类"特征词可进行更具专指性的标注,如"男性""女性""儿童"等。"动物"类特征词也可进行更具专指性的标注,如"兔""大鼠""小鼠"等。

第三节　计算机检索技术

文献检索如果按照检索手段来分可分为手工检索和计算机检索。前者主要依赖纸本资源及手工处理进行文献的存储与检索;后者的实质没有发生改变,但文献的载体、存储方式及匹配模式发生了变化,所借助的手段发生了改变。计算机检索是在计算机技术和通信技术发展的基础上建立起来的,现代信息技术成为检索系统发展与完善的重要支撑。

一、概述

人类将计算机用于检索的历史并不漫长,在信息资源还不是很丰富的年代,人们在需要资料时可通过翻阅数量不多的出版物或手工检索工具来实现。但随着信息量的增加,人工手段的资源处理无法跟上呈指数增长的信息,资料的索取变得越来越困难。无限增大的海量信息与人们个性化检索需求之间的矛盾越来越突出,运用现代信息技术提高资源存储与索取的效率就成为必然。纵观计算机检索的发展过程,可将其分为三个阶段:

1. 起步阶段

产生于20世纪50年代的计算机检索系统最早应用于美国军事领域。1954年,世界上第一台计算机文献检索系统在美国海军武器实验站图书馆的一台 IBM-701 型电子管计算机上实现了。它的出现标志着文献检索领域开启了一个新的时代。

2. 区域发展阶段

自20世纪50年代起,以发达国家为先导的数据机读化进程不断展开。美国是世界上最早从事数据机读化研发的国家,经过近十年的发展,于20世纪60年代完成了多个大型机读化检索系统的建设。日本与西欧的数据机读化进程起步于20世纪60年代末,经过10年的发展,于20世纪70年代基本完成了本国检索系统的机读化建设。我国计算机检索系统的研发开始于20世纪70年代。1975年,我国首次引进国外数据库进行计算机检索的实验研究。1978年,中国科技信息研究所开始试建计算机处理的数据服务系统。1980年,中国建筑技术发展中心等单位通过香港大东电报局与美国 Dialog 检索系统进行联机,这是我国出现的第一台国际联机检索终端。1984年,北京文献服务处联机信息检索系统建成并开始对外提供服务。其后,化工部信息所、机电部信息所、中国医学科学院信息所等先后开发了自己的计算机检索系统。目前,中医药领域的计算机检索系统已涉及中医药各领域,为中医药研究提供资源保障。

3. 基于网络的全面发展阶段

20世纪80年代中期到90年代后期,随着国际互联网技术的发展,计算机检索系统进入了一个崭新的网上时期。尤其是20世纪90年代推出的 WWW(World Wide Web 的英文首字母缩写,也被称为 Web),由于界面友好,对信息的搜索简单、快捷、方便。一经推出,便受到广泛欢迎。1993 年，Web 技术解决了文字显示、图像传输等问题，开启了网络全球普及化进程，至此，信息的传播方式发生了巨大变化，互联网的在线传播模式成为主流。

二、计算机检索系统的服务类型

1. 回溯检索

回溯检索是一种逆时间顺序，追溯查找过去某个时间段文献的检索方法。通过回溯检索，可以全面了解某一主题在过去的某一时间段内的研究、发展概况。如检索"近年来中西医结合治疗糖尿病的研究进展"，可将回溯时间确定为 5 年，检索时即从检索当日向前回溯 5 年查检。回溯检索可一次性完成检索任务，是最为常用的一种检索类型。

2. 定题检索

定题检索是一种根据服务对象要求检索并传递信息资源的模式。检索行为可以是一次性的，更多情况下是多次完成的，指在某一时间段内跟踪某一专题资料，并不断将更新后的资料提供给使用者的一种检索类型。美国在 20 世纪 50 年代即出现定题情报检索 SDI（Selective Dissemination of Information）系统，其功能就是为用户定期检索和提供一定主题的新到文献。

为方便普通用户对某一专题资料的跟踪，已有不少数据库将定题检索功能嵌入检索系统。检索者先行注册后可将此前的检索策略保存下来，订制定题跟踪。定题检索属数据库的个性化设置，比如 SinoMed 中的"我的空间"、PubMed 中的"My NCBI"等。

三、计算机检索系统的构成

计算机检索系统具有存储和检索两大基本功能，主要由硬件、软件和数据库组成。

图 2-7　计算机检索系统的构成

（一）硬件

包括主计算机、外围设备、与数据处理和数据传送有关的一些设备。

（二）软件

1. 系统维护软件

如数据库管理程序、词表管理程序等，以保障检索系统高效运转。

2. 检索软件

检索软件为系统提供检索界面和检索功能。其功能强弱直接影响检索效果。可分为指令式、菜单式(Window)、智能接口式等,目前以菜单式最为常用。

(三)数据库

数据库是指与原始信息有关的机读数据的集合。《信息与文献术语》(GB/T 4894—2009)中对数据库的定义是:用于指定目的或指定数据处理系统的数据的集合。也就是说,数据库是为便于数据的存储与检索,通过一定的方式将大量数据有序地组织在一起,构成的一个完整的数据结构体系。

1. 数据库的数据组织形式

一个数据库中常拥有数以千万计的原始信息,其数据的组织形式为分层管理体系,由文档、记录、字段三个层次构成。

图 2-8　数据库中数据的组织

(1) 文档(file)

数据库常按学科属性或时间等首先将数据划分为若干文档。在数据库中,文档又分顺排文档(Squential File)和倒排文档(Inverted File)。

顺排文档又被称为主文档(Master File),是数据库的主体,组成文档的记录项按存取号从小到大排列,一个存取号对应一个文档,记录之间的逻辑顺序与物理顺序相一致,是一种线性排列的文档。

倒排文档是根据文献特征,将顺排文档中有检索意义的内容进行排序,倒排文档在手工检索工具中又叫索引文档,在计算机检索系统中又叫检索途径,如主题词倒排文档即主题检索途径,作者倒排文档即作者检索途径。

检索时,计算机按输入词的字顺先从指定的倒排文档中找到相匹配的检索词,再根据倒排文档中检索词的存取号到顺排文档中调取完整的数据记录,完成检索过程。

图 2‐9 顺排文档与倒排文档

（2）记录（record）与字段（field）

记录是对文献特征的描述，是构成数据库的信息单元。数据库根据数据类型的不同，其描述对象也不同。如在图书数据库中，一条记录描述的是一本图书的基本信息。在论文数据库中，一条记录描述的是一篇论文的基本信息；在专利数据库中，一条记录描述的是一项专利的基本信息。

字段是指记录所涵盖的信息项，主要包括两个方面：① 反映原始文献的基本信息，如篇目（或书名等）、作者、主题词、关键词等；② 反映原始文献的获取信息，即文献的出处。出处又叫来源，是原始文献的获取地址。对于一篇期刊论文来说，出处至少应包括刊名、刊载时间、卷号、期号、页码等方面信息。如在中国生物医学文献数据库中，其记录的基本格式如图 2‐10所示。

图 2‐10 记录及组成记录的字段

2. 数据库的类型

数据库可按不同的划分标准划分为不同的类型，如按数据库的开发者及收录内容来划分，可分为学科型、商业型、政府型等；根据学科来划分，数据库又可分为综合型数据库和专业数据库。如果根据数据库中记录所提供的内容划分,数据库可分为线索检索数据库、事实检索数据库和全文数据库。

（1）线索检索数据库

线索检索数据库是指数据库所提供的信息不是文献本身,而是指引用户查找到原始文献的线索,故其收录对象为二次文献。主要包括:① 题录型数据库,提供文献题名、作者、出版等基本信息;② 文摘型数据库,除提供题录外,还提供摘要及其他相关信息。

（2）事实检索数据库

事实检索数据库是指直接提供问题答案的数据库。事实检索数据库有广义与狭义之分,狭义的主要指查找事实型文献的数据库,如电子版的词典、药典等;广义的事实型数据库,还包括数值型数据库、图片型数据库等,如医学领域的诊疗信息、医学影像、疾病图谱、电子版参考工具等均属此类。

（3）全文数据库

全文数据库是将原始文献的全文作为收录对象,加以编排处理后形成的数据集合。实施检索时,全文数据库首先提供命中文献的线索,在每条线索题录或摘要下建有全文链接,点击后可直接链到原始文献。

四、计算机检索特点

与手工检索相比,计算机检索具有检索速度快、检索途径多、数据更新频率高等优势,但计算机检索也有不足。计算机经过比较与匹配,将与输入词相一致的结果输出,但这种比较与匹配具有机械性,并可因此造成误检与漏检。误检是针对检索结果的准确性而言,即检出结果中出现的错误偏差。漏检是针对检索结果的全面性而言,即部分相关文献没有被检出。

图 2 - 11　机械性对检出结果的影响

针对计算机检索的机械性对检索质量的影响,计算机检索技术可以有针对性地通过一定的检索策略控制检索结果的全面性和准确性,从而达到提高检索质量的目的。

五、计算机检索技术

计算机检索技术可以使检索者通过扩大或缩小检索范围来调整检索策略,修正及优化检索结果。

（一）布尔逻辑检索

布尔逻辑检索(Boolean Searching)主要是通过词与词之间关系的组配来控制检索结果的全面性和准确性。这种逻辑关系的冠名者布尔是英国的一位数学家,他认为,两两之间的关系主要体现为三类:逻辑与、逻辑或和逻辑非。

1. 逻辑与

"逻辑与"是检索词之间交叉和限定关系的一种组配。表示两个或以上的检索词需同时出

现在一篇文章中。如 A 与 B 两个检索词,当使用"逻辑与"将两者组配后,表示在一篇文章中
A 词与 B 词需同时出现。其作用是缩小检索范围,提高查准率。此种逻辑关系在计算机检索
系统中常以"AND""all of these words""并且""且""二次检索""在结果中查找"等按钮或选项
表达。

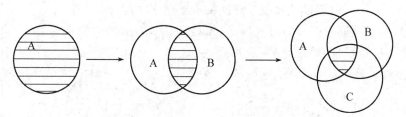

图 2 - 12　逻辑与

2. 逻辑或

"逻辑或"是表示概念之间并列关系的一种组配,常用在同义或相近检索词之间。当两个
或以上的词所表达的意义相同或相近时,使用"逻辑或"可以提高查检结果的全面性,避免有价
值文献的漏检。所满足的条件是两个或两个以上的词中的任意一个词出现在文献中即为检出
结果。其作用是扩大检索范围,提高检索的全面性。此种逻辑关系在计算机检索系统中常以
"OR""any of these words""或""或者"等按钮或选项表达。

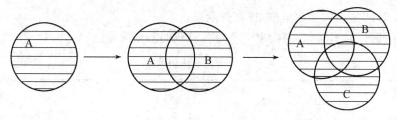

图 2 - 13　逻辑或

3. 逻辑非

"逻辑非"表示不包含关系,即将某些内容从检索范围中去除。其作用是缩小检索范围,提
高检出结果的准确率。此种逻辑关系在计算机检索系统中以"NOT""and not""none of these
words""非""不包含"等按钮或选项表达。

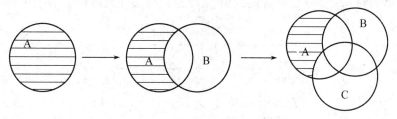

图 2 - 14　逻辑非

(二) 嵌套检索

嵌套检索是指通过运算优先权将含有多种逻辑关系的检索词按一定顺序相互嵌套,进行
组配检索的技术。在不同的数据库中,逻辑与、逻辑或、逻辑非三种逻辑关系的运算优先顺序

并不完全一致,有的按()＞NOT＞AND＞OR 的顺序运算,也有些数据库是按输入词的先后顺序从左向右或从上向下运算,因此,检索者应注意了解所使用数据库的帮助文件,了解其运算的优先顺序。但无论哪种方式,括号内均为优先运算的内容。例如,检索正清风痛宁治疗类风湿性关节炎方面的资料,则需要用到两种逻辑关系:

(痹证 OR 类风湿性关节炎)AND 正清风痛宁

检索系统会根据嵌套检索的运算顺序,先运算括号内的两个检索词,再将检出的结果与"正清风痛宁"进行"逻辑与"的运算。

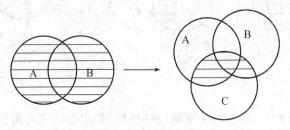

图 2-15　嵌套检索

(三) 截词检索

截词检索(truncation searching)是指利用截词符来代替部分检索词成分的检索技术。这种检索技术的作用是扩大检索范围,提高查全率。

① 根据截词符的不同,截词检索可分为有限截词和无限截词。

表 2-3　有限截词和无限截词

分类标准	类别	符号	含义
根据所使用符号的不同	有限截词	?	一个"?"可代替一个字符
	无限截词	*	一个"*"可代替若干个字符

例如,输入"medic??",可检出前方同为"medic"而后缀小于等于两个字符的单词。因此,检出结果中可出现 medical、medicus 等,但不会出现 medicine。如果输入"medic*",则可检出所有前方为"medic"的单词,如 medicine、medical、medicus 等。

② 根据截词符在检索词中所处的位置,可将截词检索分为前截断、中截断和后截断。

表 2-4　前截断、中截断和后截断

分类标准	类别	符号	含义
根据截词符所处的位置	前截断	? 或 *	截词符置于词的前方,保持词语后方一致
	中截断	? 或 *	截词符置于词的中间,保持词语中间一致
	后截断	? 或 *	截词符置于词的后方,保持词语前方一致

(四) 限定检索

限定检索(limit searching)是指将检索词限定在一定的字段之内,比如将检索词限定在作者、刊名、时间、特征词、文献类型等字段,以提高查准率。

在数据库的字段限定检索中,有精确和模糊两种匹配模式。前者是一种相等关系的检索,后者是一种包含关系的检索。精确匹配可以缩小检索范围,进一步提高准确性。模糊匹配则可扩大检索范围,保证特定字段检索时较好的全面性。在实际检索过程中,应根据需要选择相应的匹配模式。

(五)加权检索

加权检索(weight searching)是利用定量检索技术命中密切相关文献的一种检索技术。其作用是缩小检索范围,提高查准率。在数据库检索的默认状态下,为全面性考虑,加权检索选项为非勾选状态,用户需要时可自行勾选相关选项,以提高检索结果的准确性。

(六)扩展检索

扩展检索主要针对规范语言,是根据规范语言的上、下位关系来扩大检索范围的一种检索技术。比如,主题词的扩展检索是指将该词及其下位词一并检出,而分类检索的扩展检索是指将某类及其下位类一并检出。

(七)自动匹配技术

自动匹配技术是指计算机将用户的输入词按一定的顺序与系统的各种词表词汇进行自动比对、匹配,以达到规范检索用词的目的。这一技术实际上是将检索词的规范性管理由数据库前台转向后台,由客户端转向系统内部。这种技术一方面提高了用户输入检索词的自由度,另一方面规范了检索词汇,提高了检索效率。如美国国立医学图书馆的 PubMed 数据库的"Automatic Term Mapping"即是这种检索技术的体现。

(八)其他检索技术

在一些国外数据库的检索中,还涉及其他一些计算机检索技术,如 Position Operators Search(位置检索)、Case Sensitive(区分大小写)等。

① Position Operators Search:这是一种利用位置符对词与词之间的逻辑关系及相对位置进行规定的检索技术。常用的位置符有"WITH""NEAR""N""ADJ""PRE""SAME""field"等,用于表达词与词之间的位置。值得注意的是,这些位置符在不同的检索系统中的表达及使用方法并不完全相同。因此,在使用时,可先行了解相应数据库的帮助文件,了解其所支持的位置符及具体使用方法后再使用。

② Case Sensitive:区分大小写可以提高检索结果的准确性。常见于网络检索系统,如对于支持该技术的检索系统来说,输入"Web"和输入"web"检出的结果就存在差异,前者指网络或因特网,而后者指蜘蛛网。

第四节　网络检索基础知识

因特网是一个全球范围内的节点式网络系统,为促进各地区、各国间的信息交流提供了便利。本节主要介绍因特网的起源与发展、网络检索工具等方面的基础知识,具体的网络资源参见本书第八章"网络信息资源检索"部分。

一、因特网的起源与发展

因特网最早起源于美国。1969 年,美国国防部高级研究计划署(Advanced Research Project Agency,ARPA)建立了一个实验性网络(ARPANet),其目的是研制能够经得起故障考验的计算机网络,以支持国防建设。ARPANet 最初只有 4 个节点,分别连接美国西部的四所大学,即加利福尼亚大学洛杉矶分校、加利福尼亚大学圣巴巴拉分校、斯坦福研究所和犹他州立大学。1983 年,ARPANet 被分为军方网(MILNet)和非军方网(ARPANet),两个网络之间可以互联,实现资源共享,后者最终发展成为因特网。ARPA 的关键在于将不同的局域网(LAN)与广域网(WAN)互相连接,并开发了 TCP/IP 网络控制协议。

20 世纪 80 年代,计算机局域网与广域网发展迅速,美国国家科学基金会(National Science Foundation,NSF)意识到因特网对科学研究的重要性,决定出资发展因特网和 TCP/IP 技术,并于 1985 年建立了连接五大超级计算机中心的计算机网络 NSFNet,即美国科学技术网。所连接的五大超级计算机中心分别设在普林斯顿大学、卡内基·梅隆大学、加利福尼亚大学、伊利诺伊大学和康乃尔大学。由于 NSF 的资助,许多大学、政府科研机构及私营机构纷纷将自己的局域网接入 NSFNet,并向教学科研机构开放,成为主要用于教育和科研的网络,进入了以资源共享为中心的实用服务阶段。但随着用户数的剧增,NSFNet 的通信能力很快饱和,于是 NSF 决定建立基于自己的 IP 协议来适应网络发展的需要,从而使 NSFNet 最终取代 ARPNet,成为目前覆盖全球的因特网。

1992 年,WWW(World Wide Web)服务器的出现使因特网的发展更上一层楼,其友好的界面加上微软的视窗系统,使因特网迅速普及,走入千家万户。

目前,新技术支撑下的网络及人工智能服务正在远程医学、远程教育、数字图书馆、虚拟实验室等方面发挥更大的作用。

二、相关概念

(一)浏览器

浏览器为浏览 Web 页面的客户端应用程序。通过它,人们可以远程访问网络上的各个节点资源。浏览器由不同公司开发,IE、360、猎豹、火狐、Google Chrome 等均是目前较常见的浏览器。

(二)网络文本阅读器

目前,网络文本最常用的阅读器为 Acrobat Reader,其文件存储后为 PDF 格式文档。Acrobat Reader 为 Adobe 公司出品的 PDF(Portable Document Format)文件阅读工具,借助它可以方便地阅读、下载、打印 PDF 文档。

PDF 文档的优点是独立性强,不依赖于硬件、操作系统和创建文档的应用程序。这一特点使之成为网上电子文档发行和数字化信息传播的理想文档格式。目前,PDF 文档广泛应用于电子图书、全文数据库、产品说明、网络资料等的存储。

(三)网络检索工具——搜索引擎

人们常把传统意义上利用手工进行检索的工具称为检索工具,把利用数据库进行检索的工具称为题录数据库、文献数据库或书目数据库,而利用因特网检索的工具则被称为搜索引擎(Search Engine)。搜索引擎可按不同的标准划分为不同的类型。

1. 根据信息采集与内容组织方式

搜索引擎根据信息采集与内容组织方式的不同,可分为词语型搜索引擎、主题目录型搜索引擎。

词语型搜索引擎又叫全文搜索引擎。其工作原理为利用搜索软件定期对网络资源进行搜索,然后对搜索到的资源的全文进行词语扫描,按词频或其他方式进行自动排序,从而形成一个庞大的信息数据库,并不断更新。用户输入检索词后,数据库将与这些检索词相关的网页地址的超链接信息返回给用户。这种方式的特点是人工干涉少,所抓取的数据庞大。

主题目录型搜索引擎的工作原理是将网上抓取到的信息按内容划分为不同主题的大类,再将大类细分为更具专指性的小类,最终建成一个具有多级分层目录的树状结构体系。检索时,检索者通过点击顶层目录,即可逐层展开,直至查询到所需信息。

2. 根据搜索的范围

根据所搜索的范围,搜索引擎可分为独立搜索引擎和元搜索引擎。前者指利用某一特定搜索引擎进行搜索,后者也被称为搜索引擎的搜索引擎,其特点是将多个搜索引擎的搜索结果反馈给检索者,其自身并不建立查询数据库。

3. 根据搜索到的内容

搜索引擎可按检索内容分为综合性搜索引擎和专业性搜索引擎。前者如谷歌、百度等,搜索内容涉及面广;后者仅针对某一领域,如医学专业搜索引擎 MEDICAL MATRIX 等。

(四) 网络搜索技术

本段主要介绍互联网搜索时用于控制检索结果准确性和全面性的常用搜索技术。

1. 布尔逻辑检索

布尔逻辑检索是使用范围最为广泛的一种检索技术。通常,使用搜索引擎进行检索,逻辑"与"以空格表达,逻辑"或"以"|"表达,逻辑"非"以减号表达。如输入"xxx－xxx",即要求搜索结果中不含减号后面的检索词。注意:前一个检索词和减号之间必须有空格,否则,减号会失去语法功能,被当成连字符处理。有些搜索引擎可以根据需要同时排除任意多个字词,但需在每个需排除的字词前面都加上减号。

2. 截词检索

有些搜索引擎可在查询时使用截词符"＊"以指代任意字词。例如,搜索[Google＊]会获得关于若干 Google 产品的搜索结果,但"＊"只能代表某个完整的单词,不能指代单词的一部分。

3. intitle

指把搜索范围限定在网页标题中,如"intitle:xxx"指搜索标题中含有检索词"xxx"的网页。有些搜索引擎还可使用"all intitle",指将两个及以上的检索词限定在标题中。

4. site

把搜索范围限定在特定站点中,以提高准确性。使用的方式是在检索词后加上"site:站点域名"。注意:"site:"后面跟的站点域名不要带"http://";另外,"site:"和站点名之间不要有空格,如"site:www.njucm.edu.cn"。

5. inurl

把搜索范围限定在 URL 链接中。实现的方式是"inurl：xxx"，"xxx"是需要在 url 中出现的检索词。例如，查询有关运动营养方面的信息，输入"inurl：yundongyingyang"，则 yundongyingyang 必须出现在网页 url 中。注意："inurl："和后面所跟的检索词 xxx 之间不要有空格。

6. 双引号（""）

使用双引号可以对搜索的检索词做精确匹配。比如，当检索词较长时，搜索引擎可能会对其进行拆分。如果不希望拆分，可以加上双引号。例如，查询北京中医药大学，如果不加双引号，查询词可能会被拆分为几个部分；而输入"北京中医药大学"时，双引号内的词是一个整体，不会被拆分。

7. 书名号（《》）

使用书名号是百度独有的查询语法，在一般搜索引擎中，检索时书名号会被忽略。百度中，加上书名号的检索词有两层特殊功能，一是书名号会出现在搜索结果中，二是被书名号括起来的内容，不会被拆分。

8. 文档类型查找

很多有价值的资料，在互联网上并非是普通的网页，而是以不同的文件格式存在。要搜索某类文档，可在检索词后面输入"filetype：文件类型"，文件类型可以是：DOC、XLS、PPT、PDF、RTF 等。比如，想了解某一主题的文本资料，可输入"filetype：pdf"，这也是一种查找网络免费全文的方法。

第五节　检索策略与检索途径

检索策略是为达到某一检索目的而制订的检索方案。包括分析检索课题、明确检索目的、提炼检索语言、确定检索范围、选择检索工具/数据库、确定检索途径、实施检索过程、检索结果的调整与修正等。

一、分析检索课题、明确检索目的

在实施检索之前，第一步首先要对需检索课题进行全面而细致的分析。我国古代即有"开题""发题"之说，最早指佛家在讲经时，首先解释题目，以明确主题，了解内容实质。检索资料也是如此，在开始一项检索任务之初，对检索课题的分析有助于明确检索目的、锁定检索目标、圈划检索范围、提炼及优选检索词，对检索实践起事半功倍的作用。

二、选择信息源

信息源包括检索工具、数据库等各种载体的资源。根据待检索课题的内容、范围以及各种信息源的收录特点选择适合的信息源。检索新进展可主要选用论文、会议等检索系统。检索新技术、新材料、新药等可以首先考虑专利文献数据库。检索贯穿古今的详细资料首先考虑图书相关数据库。查找中药基源、功效、主治等可以考虑选用事实型数据库或词典类工具书。查找统计数据可以考虑政府出版物、年鉴等。总之，对信息源的选择一是要建立在明确的检索需求的基础上，二是要对不同类型文献的特点及作用有所了解（参见本教材概述文献类型部分），才可有针对性地选择利用。

三、提炼检索语言

根据待检索课题的特点提炼检索语言,将自己想查找的主题精炼成具体的检索词。一般是从自己已掌握或熟悉的内容入手,并根据不同检索语言的特点选择不同的检索途径。比如,想查找某一类资料又没有十分明确而具体的检索词的情况下,可提炼分类词或分类号,通过分类语言进行检索。如果待检索课题具有专指性特征,可提炼主题概念,通过主题语言进行检索。想查找并购买图书,可以考虑将与图书出版关系比较密切的代码类检索语言 ISBN 号作为检索词。

初步检索时应首先考虑全面性,因此,检索语言的提炼应本着全面、细致地反映课题内容的宗旨,对同一内容的多种表达方式尽量收集、整理。如中西医病名、一种药物的多个名称,在使用外文数据库检索中药或方剂时应将可以找到的拼音名称、英文名称、拉丁名称、日文名称等均列为检索词。

四、选择适合的检索途径

常用的检索途径有主题检索、分类检索、名称检索(包括作者、书名、篇名、期刊名、单位名称等)、代码检索等。主题途径适用于专指性较强的检索课题,分类检索途径的优势在于按类查找,在具体词语表达不全面、不清晰的情况下,按类查找是不错的选择。在检索实践中,应尽量使用多种检索途径及方法,以达到优势互补的目的。

(一)主题检索途径

广义的主题检索途径包括关键词、主题词等规范及非规范语言的检索。狭义的主题检索途径主要是指通过规范语言主题词进行资料的查找。有些数据库有专门的主题检索界面,比如 PubMed、SinoMed,可以通过检索导航选择主题词、副主题词进行检索。

(二)分类检索途径

分类检索途径是通过分类语言入口进行检索的一种方式。检索者可根据分类语言中不同学科的分类号或分类词的提示找到所需资料,具有分类检索功能的数据库多提供分类导航,帮助检索者了解学科分类的具体情况,以方便选择分类号或分类词,实施检索过程。

(三)名称检索途径

名称检索主要通过著者、单位、刊名、书名、篇名等检索入口进行资料的检索。

1. 著者检索

著者检索是了解个人或团体的研究领域、研究内容及研究特长的重要途径。通过著者检索,可以跟踪某位著者或某个研究团队的研究进展,为检索者提供了解、合作、共同开发等同行信息。

2. 单位检索

单位检索是对研究个人或研究团队所属机构的检索,是了解某一机构学术研究领域、学术价值、学术影响力等的重要途径。单位检索还常与著者检索相结合,来解决同名作者问题。

3. 期刊检索

期刊检索途径不仅可以查找某一特定期刊上发表的论文,还可以了解某刊的创刊、更名、收录特点、期刊价值、出版发行、国际或国内期刊代码以及影响因子等方面信息,辅助判断某刊的学术地位及学术影响力，为论文投稿提供帮助。

4. 书名、篇名检索

是指通过图书名称或论文篇名来检索资料的一种途径。书名检索最常见于各图书馆的书目查询系统，常支持截词检索技术，即通过书名的前方、中间、后方一致等匹配查找某一特定图书。篇名或题名在检索论文数据库时也比较常见，这种检索可通过精确匹配或模糊匹配等方式扩大或缩小检索范围，一般来说，通过篇名或题名检索出的资料，其检出结果的相关性较高，但使用不当易造成漏检，在检出结果较少时应结合其他检索途径。

（四）代码检索途径

代码检索途径是代码类语言提供的一种十分实用的检索途径，如国际标准书号、国际连续出版物代码、专利号、标准号、文摘号等。

五、构建检索表达式

检索表达式是对检索过程的记录，包括所选择的检索词、检索途径以及检索技术等。在不同的数据库中，检索表达式的表达方式有所不同。多数数据库在其检索历史中记录检索表达式。一般来说，表达式由检索词、检索入口、匹配模式、组配模式等部分组成。

（一）输入词与检索入口

输入词即检索词。检索入口即检索项，有些检索项就是检索途径，如著者途径的检索入口为"作者"，期刊检索的入口为"刊名"。检索词与检索入口一定要相匹配，否则，可能影响检索结果。例如，检索王平发表在《中医杂志》上的文献，则该检索课题的表达式可写成：

图 2 - 16　检索表达式

在一些数据库的默认界面，其检索入口常是多个字段的组合检索，此时，应了解其所包含的具体字段，以便有针对性地输入检索词。比如，在中国生物医学文献数据库中，默认字段为"篇名""摘要""主题词""关键词""刊名"的组合检索，并不包括"作者"字段，如果在这一检索入口下输入作者名，则无法检出结果。

（二）匹配模式

匹配模式有精确与模糊两种。前者是相等关系的检索，后者是包含关系的检索。一般来说，可以用"＝"来表达精确匹配模式，用"："或"in"表达模糊匹配模式。如，检索作者王平发表的文章，精确检索可以用"作者＝王平"来表达，而模糊检索可以用"作者：王平"或"王平 in 作者"或"王平 in AU"来表达。上例中的作者及刊名检索均使用的是精确匹配，故均以"＝"来表达。

需注意的是，不同数据库中，匹配模式的表达并不完全相同，在使用具体数据库时，应通过该库的检索历史了解其匹配模式的具体表达方式。

（三）组配模式

组配模式是指两个或以上的检索词通过一定的逻辑关系进行运算。比如上例中,检索作者的结果和检索期刊的结果通过"逻辑与"的关系进行了组配检索,以"AND"表示。

六、实施检索及检索结果的调整

在分析检索主题、提取检索词、确实逻辑关系后,选择相应的检索界面或检索频道即可以实施检索。在实施检索过程中,遇到检出结果过多或过少的情况时,可以通过一定的方式调整策略,将检出结果控制在相对满意的范围之内。在实际检索过程中,检索策略的调整也可能经历不止一次的尝试。

七、检索结果的调整与修正

一般来说,要想得到满意的检索结果,常常需要对检索策略进行多次的调整与修正,以减少检索偏差。

（一）检索偏差

检索偏差主要从全面性和准确性两个方面来考查。用于衡量准确性和全面性的指标分别为查准率(Precision Ratio)和查全率(Recall Ratio)。前者是对所需文献被检出的量度,后者是衡量检索系统拒绝非相关文献的能力。其相应的计算公式为:

$$查准率(P) = a/(a+b) \times 100\%$$
$$查全率(R) = a/(a+c) \times 100\%$$

a:被检出的相关文献;b:被检出的非相关文献;c:未被检出的所需文献

查准率与查全率存在逆相关关系,即当查准率与查全率处于某一比例关系时,查准率的提高需要牺牲一定的查全率,而查全率的提高也可能牺牲一定的查准率。从目前的检索技术来看,要求每次检索结果的查准率和查全率同时达到百分之百并不现实。

误检率与漏检率是另一组了解检索偏差的衡量标准,误检影响检索结果的准确性,而漏检影响检索结果的全面性,其相应的计算公式为:

$$误检率 = b/(a+b) \times 100\%$$
$$漏检率 = c/(a+c) \times 100\%$$

a:被检出的相关文献;b:被检出的非相关文献;c:未被检出的所需文献

查准率和查全率、误检率和漏检率是两组从不同角度揭示检索质量偏差的数据,可认为,误检率是查准率的补数,漏检率是查全率的补数。

（二）提高检索结果全面性的方法与途径

当检出结果过少时,可考虑通过以下方式扩大检索范围,提高查全率。

1. 对检索词的再提炼

① 考虑检索词的同义词、近义词、异形同义词、不同语种的表述以及有无缩写等。

② 考虑主题概念在学科中的上、下位关系,是否使用上位词来扩大检索范围。

③ 考虑检索词的体系分类情况,是否可使用上一级类目进行查检。

④ 注重使用扩大检索范围的检索技术。比如逻辑或、截词检索、扩展检索等。

2. 对检索的范围进行调整

① 扩大信息源的种类。比如,所选用的检索系统是否比较单一,是否遗漏了比较重要的数据库或资料来源。

② 扩大文献类型。比如,想详细了解某一主题的资料,却只考虑了论文而忽略了图书。

③ 扩大检索的年限跨度。如检索相关主题的进展,如果初次选择年限为两年,可在不影响检索需求的情况下适当扩大时间跨度,对于一些中医特色鲜明的检索课题,文献的时效性较长,资源相对稳定,年限的适当扩大有助于全面地获取相关资料。

(三) 提高检索结果准确性的方法与途径

当检出结果过多时,可考虑缩小检索范围来提高查准率。

1. 对检索词的再提炼

① 考虑有无比检索词更具专指性的词汇。

② 考虑主题概念在学科中的上、下位关系,是否使用下位词以缩小检索范围。

③ 考虑检索词的体系分类情况,是否使用下一级类目进行查检。

④ 注重限定检索等用来缩小检索范围,提高专指性的检索技术的使用。

2. 对检索的范围进行调整

① 调整检索课题,考虑是否所定的检索课题题目太大,范围太过宽泛。

② 根据课题需要,适当缩小检索的年限跨度。

③ 运用限定检索,对文献类型、作者、期刊类型、研究对象(特征词)、语种等进行限定。

④ 运用数据库的精练检索,对学科范围等进行限定。

思考题

1. 参考工具与检索工具的主要区别有哪些?

2. 简述分类语言与主题语言各自的优势与不足。

3. 请用自己的语言谈谈数据库中的顺排文档和倒排文档,它们与我们检索资料有什么关系?

4. 用来提高查全率的计算机检索技术有哪些?用来提高查准率的计算机检索技术有哪些?

（张稚鲲）

第三章 中医药事实型资料的检索

所谓事实就是事物的本来状态,从字词的角度来说,就是对字词的音、义、形等的反映,对于中药来说,就是对药物的基源、性味归经、功效主治等的反映;对于方剂来说,就是对方剂的组成、方源、功效主治等的反映。对这些资料的查找可以利用纸质出版物,也可以使用在线工具。

第一节 中医药术语检索

我们在学习、阅读中医著作时,尤其是涉及古典医籍时,常会遇到较为生僻的字、词,影响对文献内容的理解与掌握。此时,可利用字典、词典、词释、百科全书等工具书来帮助了解字词含义,辅助阅读。

查找中医字、词的音、义、形等的工具书主要有字释、词释、字典、词典、百科全书等。

一、字释、词释

字释是对字进行的解释,词释是对词的解释,比如对中医文献中涉及的难字、病名、术语等的解释,相当于字词典。

1.《古代疾病名候疏义》

该词释由余岩(云岫)编于 1947 年,编者将我国古代字书(古代字、词典可通称为字书)《尔雅》《方言》《说文解字》《释名》《广雅》和十三经中有关疾病的条文,一一摘出,给予注释,其释文广征博引,内容详尽,且注明出处。

该书前部为正文,后附索引,按笔画大小顺序排列。

2.《中医名词术语选释》

该词释由中医研究院、广东中医学院合作编写,1973 年人民卫生出版社出版。共收录中医常用名词术语 4 285 个,并根据中医学特点将词条分成十二大类,即阴阳五行;脏象;经络、腧穴;病因病机;诊法;治则;方药;针灸疗法;内儿科病症;妇产科病症;外科病症;五官病症及医学史,但不包括人名、药名、方名和穴位名。注释简明易懂,引用处标明出处,对于有争议的词条,则选录多家见解以供读者判断、取舍。

书后附有《词目笔画索引》《中医书简目》《体表部位名称图》《古今度量衡比较表》,另附《中医常用单字》,共收单字 80 个,每字均有详细注释。

3.《古典医籍千字释》

该字释由崔仲平编写,1981 年吉林人民出版社出版。共收录《内经》《难经》《神农本草经》《伤寒论》《金匮要略》《温病条辨》六部重要古典医籍中的单字 1 200 个,加以注音释义,所引例句注明出处。

该书可通过部首进行查检,也可根据书后所附汉语拼音音序检字表进行检索。

4.《中医词释》

该词释由徐元贞等编写,1983 年河南科学技术出版社出版。书中收有常用中医名词术语近万条,包括五运六气、子午流注、灵龟八法、气功和与医籍有关的天文、历法、乐律等方面的词条,但不包括中药、方剂、针灸等方面内容。书中收录常用而其他同类词书未收词条 3 000 多个。书后附有历代度量衡折算表。

该书不列索引,所收词条一律按笔画大小排列。释文简明扼要,通俗易懂。释文中涉及不同学术见解者,列举多家观点。如为单字词目,则仅对与中医学有关的字义进行解释。

二、中医字、词典及百科全书

字、词典我国古已有之。比如《说文解字》一书,成书于公元 121 年,收字 9 353 个。该字典首创部首排字法,将汉字根据偏旁的不同分成 540 部,因《说文解字》从汉字的形体结构解释字义,揭示汉字的构成规律,因此,具有较高的参考价值。后世还出现了不少对该字典的注释、加注版,较著名的有清人段玉裁之《说文解字注》。《说文解字》在当代仍对查找先秦医籍中的难字、僻字具有实际参考价值。《尔雅》则被认为是我国最早的一部解释词义的专著,也是第一部按照词义系统和事物分类来编纂的词典。尔雅的意思是接近、符合雅言,即以雅正之言解释古语词、方言词,使之近于规范。这些古代字词典当今不少已有电子版,如《尔雅》电子版于2004 年由学苑音像出版社出版。本段主要介绍中医相关工具书。

(一) 中医字典

1.《中国医籍字典》

该字典由上海中医学院中医文献研究所编写,1989 年江西科学技术出版社出版。收录医用单字、古病名、古药名、古医籍中的常用虚字,共计 6 100 余条。编有部首调整情况表、新旧字形对照表,附录中还带有历代度量衡比较表。

2.《简明中医字典》(修订版)

该字典由杨华森等编,2002 年由贵州人民出版社出版。从《内经》《难经》《神农本草经》《伤寒论》《金匮要略》等数百种中医药书籍中选辑生字难字,以及在中医学中具有特殊音、义的常用字词约 4 000 条,给予注音、释义、举例,例句注明出处。全书按笔画排序。

为实用考虑,书后还附有"古典医籍的句读常识""古典医籍注释释例""汉语拼音方案""古今度量衡标准参照表""中国医学大事年表""我国历代纪元表""干支次序表""古今昼夜时间对照表""节气表"。

3.《中医中药难字字典》

李顺保,付国英编,2019 年学苑出版社出版。该书共选收中医、中药、医古文等典籍中常见的易误读、误解、误写的难字,计 3 127 个,其中含繁体字与异体字 702 个,并提供例词、例句,以增强实用性。

（二）中医辞典及百科全书

1.《中医大辞典》

该辞书由我国九所中医院校组成的编辑委员会编撰，于 1981～1987 年按基础理论、医史文献、内科、外科骨科五官科、妇科儿科、中药、方剂、针灸推拿气功养生分八个分册，由人民卫生出版社陆续出版，所收词目近五万条。每一词目，首列出处、再述含义。2005 年，人民卫生出版社出版了由李经纬主编的《中医大辞典》第 2 版，共用词条 38 505 条，内容涉及医籍、人物、基础理论与疾病，诊治法与针灸学，中药，方剂，文献 5 个专题，并根据内容多少分成 9 个分册，书后附拼音索引。

2.《中国医学大词典》

该辞书最早由上海中医学院院长谢观于 20 世纪 60 年代编撰而成，后又经再版，1995 年商务印书馆国际有限公司出版。全书收录中医词条 7 万余条，包括中医词汇、医籍、医家，有些词条，如中药、舌诊等还配有图例，更加直观。所收医籍包括国内及日本、朝鲜等周边国家。所收医家六朝之前有见必录，唐之后的医家则根据情况选择性地收录。该书以词条解释为主，有些生僻字也加以注音，以方便使用。

该辞书按笔画顺序排列，并按笔画多少及所有词条的情况分成多个分册。

3.《中医辞海》

《中医辞海》由袁钟主编，1999 年中国中医药科技出版社出版。分有上、中、下三册，共收词万余条，内容涉及中医基础理论、中医诊断、中医古籍、医学史、中药、方剂、药膳、养生、针推、气功及临床各科等。每册附"汉语拼音索引"，以方便查阅。

4.《简明中医语词辞典》

该辞书由达美君主编，2004 年上海科学技术出版社出版。共收词 12 000 余条，以古医籍中具有特殊含义的医学词组及典故、成语为主要收录对象，辅以古医籍中广泛引用的常见词组及含义，生、冷、僻、难词汇，可通过部首、笔画索引检索。

5.《中国中医药学术语集成》

该书由曹洪欣，刘保延任总主编，2005 年中医古籍出版社出版。收集中医药学词汇 10 万条，分基础理论与疾病、诊治法与针灸学、中药、方剂、文献 5 个专题，并根据内容多少分成 9 个分册。书后附有拼音索引。

6.《中国医学百科全书》

《中国医学百科全书》由《中国医学百科全书》编委会编写，是一部国家级大型医学工具书。其编辑工作始于 1978 年，由国家卫生部组织全国医学界力量编撰而成，内容涉及中西医各学科。印刷本按学科分类，共分九十卷，由上海科学技术出版社出版。先按学科分类出版单行本，然后在此基础上加以综合修订，按字顺排印合订本。

分卷单行本目录按学科分类排列，后附有按笔画顺序排列的《中文索引》。基础、临床、预防、军事医学各卷还增附英汉或拉丁名词对照表，以字母顺序排列。各条目末均署有撰写人姓名。部分条目后还附有参考书目。

《中国医学百科全书》已有电子版，可通过中国知网的工具书出版总库访问（http：gongjushu.cnki.net）。

7.《中医名词考证与规范》

蔡永敏等编写，2020 年上海科学技术出版社出版。该书分诊法、治法、中药、方剂、内科等多个分卷,考证中医名词,是了解中医术语的工具书。

8.《中医行业词汇研究》

杨威著,2023 年社会科学文献出版社出版。该书是了解《黄帝内经》《伤寒论》《金匮要略》《难经》《肘后方》《神农本草经》《本草纲目》等医学典籍词汇的工具书。

三、中医专书、专科词典

中医专业的专书词典主要是针对中医药经典著作编制,而专科或专题词典是针对某一学科或某一专题而编撰的工具书。

(一) 专书词典

1.《内经词典》

该词典由张登本、武长春主编,1990 年人民卫生出版社出版。收录《内经》中所用的全部 2 286 个汉字,5 580 个词(包括少数短语),条目结构分字、词两级,每个字提供字形、字频(在《内经》中出现的次数)、现代音、中古音、上古音、词目、词频、释义等内容,并附《内经》语证、训诂书证或《内经》注家书证等。对一些难字难词,则作短语考据,引用他人成果,并注有己见。

该书内容涉及我国古代天文、历法、气象、物候、哲学等多领域,不仅可用于中医的教学和科研,也可为中国古代科学文化的研究提供参考。

2.《黄帝内经词典》

该词典由郭霭春主编,1991 年天津科学技术出版社出版。辑录人民卫生出版社 1963 年版《内经》中的字、词编撰而成。共收《内经》中单字 2 747 个、词 7 118 个(包括单字词条和复字词条)。条目按字、词的首字笔画顺序排列。

3.《伤寒论词典》

该词典由刘渡舟主编,1988 年解放军出版社出版。主要对《伤寒论》中的字、词进行注解,收录单字 1 035 个,术语 1 239 条,正文前带有笔画、音序、方剂、药物等多种索引,书后还附有历代《伤寒论》书目。

4.《伤寒杂病论字词句大辞典》

该辞典由王付编写,2005 年学苑出版社出版。共收"字""词""句"8 296 条,以"字"为基本单位,以"词"为辨证要点,以"句"为相关连接,以"字""词""句"的有机结合为目标。辞书前附音序、笔画、药物名称、方名索引。2018 年,王付又出版《伤寒杂病论大辞典》,亦是了解伤寒词汇的工具书。

(二) 专科、专题词典

1.《中医气功辞典》

该辞典由吕光荣主编,1988 年人民卫生出版社出版。其从 1911 年以前的医书以及儒、释、道等各家著作中辑录气功学词汇约 6 000 条,按笔画笔顺排序,并分有基础理论、人体经穴体表位置、名词术语、功法、专题论述、名言、气功适应证、人物、著作等类别,该词典可按分类索引查检。

2.《中华养生大辞典》

该辞典由王者悦主编,1990 年大连出版社出版。共收集先秦以来我国境内养生词语 7 100 余条。其中文献类 759 条,人物类 441 条,名词术语类 948 条,流派方法类 727 条,食物药物类 909 条,药方类 711 条,药膳类 2 603 条,按类排放。

3.《中国药膳大辞典》

该辞典由王者悦主编,1992 年大连出版社出版。专门收集中国药膳词汇 9 126 条。包括相关著作、人物、术语等,可按笔画检索。2017 年,中医古籍出版社出版由长春中医药大学养生研究所编纂的《中国药膳大辞典》,共收药膳词汇 8 300 条。

4.《中医肾病学大辞典》

该辞典由张大宁编写,1993 年中国医药科技出版社出版。共收词 3 511 条,内容包括中医肾病学的医史文献、基础理论、中药方剂临床治疗等,可按笔画查检。

5.《中国骨伤科学辞典》

该辞典由韦以宗主编,2001 年中国中医药出版社出版。共收词条 4 170 条,除骨伤科术语外,还包括骨伤科医家、相关著作等词条,可通过笔画、拼音等检索。

6.《中国针灸学词典》(第二版)

该词典由高忻洙,胡玲主编,2010 年江苏科学技术出版社出版。共收词条 7 266 条,包括中医学基础、身形名位、经络、腧穴、刺法灸法(包括针灸器具)、疾病防治、针灸人物、典籍等,不少词条配有图例,可按笔画或笔形查检。

7.《医误博典》

该书由靳建华主编,1993 年华夏出版社出版,是一本以医误为专题的工具书。分为医误基本理论、中医误诊误治、西医误诊误治、中西药物误用、滋补保健失误等五个方面,按类排放。

8.《中国针灸辞典》

高希言主编,河南科学技术出版社 2020 年出版。该书是了解针灸术语的工具书,提供汉语拼音音序、笔画索引、学科分类索引等查检途径。

9.《简帛医药词典》

方成慧,周祖亮编著,2018 年上海科学技术出版社出版,该书专门收录简帛医书中的词汇 2359 个,涉及病症、人体、诊治、导引、药名、剂量、炮制等方面,提供首字笔画、笔顺等查找途径。每词释义后还提供该词在简帛医书中的出现频次、出处及例句。

四、中医药词汇对照检索

两千多年来,中医药学所使用的词汇在词义、词形、使用等方面发生了较大的变化。一些古人使用的术语或词语,对当代人来说已十分陌生,但又是阅读与正确理解中医文献必需的。在这种情况下,可利用中医药词语对照工具书。中医药词语的对照检索包括:① 中医药词语与现代医学词语的对照;② 中医药词语与外文的对照;③ 古今时间纪年等的对照。查阅以上内容可使用中西医术语对照表、中外文对照词典、年表、表谱类参考工具。

(一)中医药词语与现代医学词语的对照

1.《中西医病名对照大辞典》三卷

该辞典由台湾学者林昭庚主持编写,繁体第一版 2001 年由台湾中医药研究所出版,简体第一版 2002 年由人民卫生出版社出版,2004 年出版第二版。第二版共收中医病名 1759 个,西医病名 997 个,按现代医学分类,共 18 章。编制有西医(中文)病名对中医病名对照表、西医(英文)病名对中医病名对照表,以及中医病名对西医病名对照表。

2．其他

《中西病名对照表》叶桔泉编；

《中医证病名大辞典》韩成仁等主编；

《祖国医学与现代医学病症名称对照表》张瑞详等编。

（二）中医药词语与外文的对照

中医药词语与外文的对照检索是查找中医术语外文词汇的重要途径。可以通过以下几种方式获取中医术语的相应英文词汇：① 利用中英文对照工具书；② 查找别人文献中相应的英文词汇及表述；③ 通过规范语言词表了解。本段将主要介绍用于查找外文词汇的辞典类工具书。在查找这类辞典时应首先了解图书馆主页书目系统中的相关数据，了解收藏地点。

1．《汉英中医辞海》

该书由张有寯等编写，1995 年山西人民出版社出版。收录清以前医籍中出现的词条 26 253 个，内容包括中医基础、临床、中药、方剂、针灸、人物、文献、气功、按摩及中医相关天文、历法、乐律等方面。每条注有词条中文名、汉语拼音、中文注释、英文名、英文注释，可通过笔画及汉语拼音索引查检。

2．《汉英中医药大词典》

该词典由李照国主编，1997 年世界图书出版公司出版。收录中医、中西医结合术语 6 万余条，可通过笔画、汉语拼音查检，并附汉英中草药名、汉英常用方剂名、国际标准化针灸穴位名、中西医病症名对照表、当代中国传统医药机构名称汉英对照表、古今度量衡比较等多个附录。

3．《实用汉日英中医药词典》

李国栋，李永安，范海翔主编，人民卫生出版社 2022 年出版。该书共收录中医药词汇 1.3 万余条，主要参考世界中医药学会联合会发布的《中医基本名词术语中英对照国际标准》、WHO 颁布的《传统医学名词术语国际对照标准》《汉日医学大辞典》及其他汉英与汉日中医词典。

4．《新编汉英中医药分类词典》（第二版）

谢竹藩，谢方编著，2019 年外文出版社出版。该书共收集词条 8 330 个，其中术语 7 880 条，常用引文 450 句。书末附有"中医名词术语中常用字的字义、英译及例证"，以增强实用性。

5．《中医药学名词》

全国科学技术名词审定委员会公布，2014 年出版。该书分有多个学科，外科学、皮肤科学、肛肠科学、眼科学、耳鼻喉科学、骨伤科学。该书内容是全国科学技术名词审定委员会审定公布的中医药学基本名词，包括：总论，医史文献，中医基础理论，诊断学，治疗学，中药学，方剂学，针灸学，推拿学、养生学、康复学，内科疾病，外科疾病，妇科疾病，儿科疾病，眼科疾病，耳鼻喉科疾病，肛肠科疾病，皮肤科疾病，骨伤科疾病等部分，每词提供中文名、英文名，并附中文解释，提供英汉、汉英音序索引，是查找中医药相关名词的重要工具书。

6．《中医气功常用术语辞典》

李洁主编，2021 年上海科学技术出版社，为中文与西班牙语中西双解气功术语辞典。

（三）古今年月日对照

1. 古人的计时方法

（1）干支纪年法

"干"是指天干，共十个，即甲、乙、丙、丁、戊、己、庚、辛、壬、癸。"支"是指地支，共十二个，即子、丑、寅、卯、辰、巳、午、未、申、酉、戌、亥。天干、地支表示万物生长、成熟及收藏的过程。天干与地支依次组合，如天干的第一个"甲"与地支的第一个"子"相配组成甲子年，其他依次为乙丑、丙寅等，癸酉之后，地支中的"戌""亥"与天干中的"甲""乙"再分别组合成"甲戌""乙亥"，之后，从天干中的丙开始，再与地支相配，以此类推，形成 60 个组合，即六十甲子，六十年为一个周期，周而复始。

表 3-1　干支次序表

甲子	乙丑	丙寅	丁卯	戊辰	己巳	庚午	辛未	壬申	癸酉
甲戌	乙亥	丙子	丁丑	戊寅	己卯	庚辰	辛巳	壬午	癸未
甲申	乙酉	丙戌	丁亥	戊子	己丑	庚寅	辛卯	壬辰	癸巳
甲午	乙未	丙申	丁酉	戊戌	己亥	庚子	辛丑	壬寅	癸卯
甲辰	乙巳	丙午	丁未	戊申	己酉	庚戌	辛亥	壬子	癸丑
甲寅	乙卯	丙辰	丁巳	戊午	己未	庚申	辛酉	壬戌	癸亥

（2）帝王谥号、名号、年号纪年法

汉武帝之前，多以帝王谥号或名号纪年，如"鲁庄公七年"等。汉武帝之后，出现年号纪年，如"建元元年""贞观八年"等。如果一个帝王有不止一个年号，这种纪年法就不太合适。但自明代以后，每位帝王只有一个年号，年号纪年法就比较适用。

（3）生肖纪年法

生肖纪年法是将十二种动物与十二地支相配来纪年。此法在民间使用广泛，并沿用至今。如 2026 年为丙午年，午配马，故为马年。生肖纪年法以十二年为一个周期，周而复始，延续不断。

表 3-2　生肖地支对照表

地支	子	丑	寅	卯	辰	巳	午	未	申	酉	戌	亥
生肖	鼠	牛	虎	兔	龙	蛇	马	羊	猴	鸡	狗	猪

（4）混合纪年法

天干与地支纪年法在我国古代使用的最为普遍，此法常与其他纪年法相配使用。比如，"万历四十三年岁次乙卯春王正月上浣之吉"（《寿世保元》自叙）。其中，就使用了帝王年号纪年法和干支纪年法。

（5）纪月法

古人对月的计时法很多，如干支纪月法、月名纪月法、月阳纪月法、四季次序纪月法、花木纪月法等。古医籍中的纪月法也很常见，比如："乾隆四十八年岁次昭阳单阏氏皋月"，其中皋月即指五月，而"雍正甲辰春王月"，其中的春王月则是指正月。

表 3 - 3　月份异名对照表

记月法	正月	二月	三月	四月	五月	六月	七月	八月	九月	十月	十一月	十二月
四季	孟春	仲春	季春	孟夏	仲夏	季夏	孟秋	仲秋	季秋	孟冬	仲冬	季冬
名月	陬月	如月	寎月	余月	皋月	且月	相月	壮月	玄月	阳月①	辜月	涂月
地支	寅月	卯月	辰月	巳月	午月	未月	申月	酉月	戌月	亥月	子月	丑月
花木	杨月	杏月	桃月	槐月	榴月	荷月	兰月	桂月	菊月	阳月①	葭月	梅月
时令	春王	酣春	暮春	清和	端月	暮夏	首秋	中秋	暮秋	小春	冬月	暮冬
律吕	太簇	夹钟	姑洗	仲吕	蕤宾	林钟	夷则	南吕	无射	应钟	黄钟	大吕

（6）纪日法

古人纪日除可用六十甲子纪日法外，还有根据月亮的周期性变化来记日的方法，称月相纪日法。如前所述"万历四十三年岁次乙卯春王正月上浣之吉"，其中"上浣"是指每月的初一至初十，古人将一个月的三十天平分为三个部分，1～10 日为上浣，也叫上旬；11～20 为中浣，又叫中旬；21～30 为下浣，即下旬。上浣、中浣、下浣现今已很少见到，但上旬、中旬、下旬今人仍在使用。再如"是岁天宝十一载岁在执除月之哉生明者也"（《外台秘要》），其中"执除月"为五月，"哉生明"是指当月第 3 日，"执除月之哉生明"即是指 5 月 3 日。

表 3 - 4　月相纪日表

日序	1	2	3	7、8	14	15	16	17～	22、23	30
月相名	朔日 死魄	既朔 旁死魄	哉生明	上弦	几望	望日	既望 哉生魄	既生魄	下弦	晦日 杪日 几朔

表 3 - 5　四季异名表

季节	异名
春季	阳春、青春、艳阳、淑节、阳节、青阳、苍灵、韶节、三春、九春
夏季	三夏、朱明、九夏、炎夏、朱律、清夏、炎序、长赢、炎节、朱夏
秋季	凄辰、金天、三秋、商节、素节、白藏、素商、萧辰、高商、白藏、九秋
冬季	安宁、冬辰、岁余、九冬、无序、严节、玄英、玄冬、清冬、严冬、三冬

2. 常用工具

我国古代的计时方法与当代有较大差异，在阅读古典医籍时，我们也常常会遇到古今时间的推算问题。如《广温热论》沈茂发序中有："乾隆岁次昭阳单瘀氏皋月"，《女科指掌》张鹏翮序中有："雍正甲辰春王月"等。如果想了解这些计时的公历时间，可以根据古人的计时方法计算，也可以利用表谱、年表或万年历类工具。

（1）纸质工具书

①《中国历史纪年》，荣孟源编，1956 年三联书店出版。

_____

① 阳月：芙蓉花。芙蓉显小阳，故名阳月。

②《中国历史纪年表》，万国鼎编，1956 年商务印书馆出版。

③《公元干支推算表》，汤有恩编，1961 年文物出版社出版。

④《中西回史日历》，陈垣编，1962 年中华书局出版。

⑤《中国历史年代简表》，文物出版社编，1974 年出版。

⑥《中国历史纪年表》，方诗铭编，1980 年上海辞书出版社出版。

⑦《二十四史朔闰表》，陈垣著，1962 年中华书局增补重订本。

⑧《两千年中西回历对照表》，薛仲三、欧阳颐编，1956 年三联书店出版。

⑨《近世中西史日对照表》，郑鹤声编，1980 年中华书局影印本。

⑩《二百年历表》，中国科学院紫金山天文台编，1959 年科学出版社出版。

⑪《新编万年历》，中国科学院紫金山天文台编，1979 年科学普及出版社出版。

⑫ 其他：辞书所附年表或帝王表谱。

（2）电子型工具

① 使用网络搜索引擎在线查找。

② 下载万年历 APP，利用移动端 APP 进行查找。

第二节　中药、方剂检索

一、中药检索

中药在古代又叫本草，我国现存最早的中药专著被认为是成书于东汉之前的《神农本草经》，共收药物 365 种，根据药性将药物按君、臣、佐、使分为上、中、下三品。其编撰缜密科学，为后世奉为中药学经典。在《神家本草经》的基础上，我国又出现了多部官修或私修本草专著，如《新修本草》《证类本草》《本草纲目》等，成为某一个历史阶段查阅、利用中药资料的重要工具书。

（一）检索途径

中药检索是指对中药的采集、制法、药材、成分、鉴别、药理、炮制、性味、归经、功用、主治、用法与用量、宜忌等方面信息的检索，也包括中药研究及相关的临床应用文献。前者所查找的主要为事实型资料，可使用参考工具。

查找中药事实型资料的参考工具主要有以下几类：① 辞典；② 植物志；③ 药典、标准；④ 汇编或手册。另外，随着网络检索技术的发展，有些中药参考工具可以通过网络获取，只是在借鉴使用时应注意资料来源，考虑资料的权威性与可靠性。

另外，中药资料除事实型资料外，还有研究型资料，如研究性论文等，可主要使用数据库进行查找。比如在中国知网中，通过分类号 R28 可以查找到中药学相关研究论文，具体见本教材数据库检索部分。

（二）常用参考工具

1. 辞典类

（1）《中药大辞典》

第一版由江苏新医学院编制，1977～1979 年上海人民出版社出版。

第二版由南京中医药大学编制,2006 年上海科学技术出版社出版。

该辞典为目前中药辞典中规模最大的一部工具书。初稿编于 1958～1965 年。1972～1975 年,对初稿进行了大幅度的修订及增补。第一版共载中药 5 767 味,其中植物药 4 773 味,动物药 740 味,矿物药 82 味,传统加工单味药 172 味。各药以正名为词目,按笔画及字数多少排列。词目注有顺序号,下分异名、基原、原植(动、矿)物、栽培(饲养)、采集、制法、药材、成分、药理、炮制、性味、归经、功用主治、用法与用量、宜忌、选方、临床报道、各家论述、备考等十九项,依次著录。该工具书附篇的辅助功能有:

① 利用《中文名称索引》按药名查找中药。该索引按笔画及字数多少排序,每个名称后附有以四位数字组成的药物正名顺序号,顺序号后的"异""动""制"等各字为正文中各项缩写,表示在某药某项索得。

② 了解药物的拉丁名或英文名。书后所附《药用植、动、矿物学名索引》可以查阅植物药、动物药的拉丁学名以及矿物药的英文学名。

③ 了解中药化学成分的英文名称,可以利用书后所附《化学成分中英名称对照》。

④ 了解中药化学结构、查找化学分子式。所附《化学成分索引》将正文中每个词条"成分"项所列化学物质的结构、分子式等集中编排。

⑤ 了解中药的药理作用。利用所附《药理作用索引》,可以了解同一药理作用的中药有哪些。

⑥ 了解中药的疾病防治信息,可以利用所附《疾病防治索引》。该索引根据中药的主治,将每种病下有相同治疗作用的中药依次排列。

⑦ 查阅该书所引参考文献信息。正文所引用的中药化学成分、中药药理、用于疾病防治的临床报道等方面的参考文献信息可通过附篇中《成分、药理、临床报道参考文献》查找。

⑧ 查阅古今度量衡。可利用附篇中《古今度量衡对照表》。

《中药大辞典》第二版共选收中药 6 008 味,既保持了第一版的特色,在编排体例上与第一版保持一致,同时又注重反映当代中药学研究的新方法、新进展。

(2)《中华本草》

《中华本草》由宋立人主编,1999 年上海科学技术出版社出版。该书由国家中医药管理局主持,南京中医药大学联合全国 60 多个单位协作编写而成。全书共分 34 卷,分多批次出版,第一批出版的中药部分共 30 卷,后陆续出版藏药、蒙药、维药、傣药各分册。中药部分共收药物 8 980 味,插图 8 534 幅,引用古今文献 1 万余种,分总论、药物、附编和索引四个部分:

① 总论:总论分十四个专题,首列本草发展史,次列中药的资源、栽培与养殖、采集、贮藏、鉴定、化学、药理、炮制等。

② 药物:药物分矿物、植物和动物药三种,每种药提供药物的各种名称、品种、化学成分、药理或毒理作用、药性、功能、主治、配伍、用量用法、宜忌等信息。

③ 附编:附编中纂辑《证类本草》《本草纲目》中内容不甚完备,无法确定基原的备考药物,以及历代本草类书目、解题,同时附编中还以《神农本草经·序例》为主体,提供古代本草学术体系概述,具有较强的可读性。

④ 索引:索引卷附有多种索引,如中文名称,药用植、动、矿物学名索引,化学成分中英名称对照索引,化学成分英中名称对照索引,化学成分结构式,药理作用索引,药物功能索引,药物主治索引。

全书所收药物品种数量空前,内容丰富翔实,旧识新知皆备,对中医药教学、科研、临床医疗、资源开发、中药研发等具有重要的参考价值。

（3）其他

①《彩图增订本中国药学大辞典》上、下册,陈存仁主编。

②《中药辞海》,中国医药科技出版社出版。

③《现代中药学大辞典》上下册,宋立人等编著。

④《中医大辞典》中药分册。

2. 植物志/动物志

植物志提供植物的基本情况、分布、药用部分、化学成分、功效等的详细描述,并附有植物图,有些植物志还附有古代本草著作中的植物图,比如《中国药用植物志》同时收录《本草纲目》和《植物名实图考》所刊载的附图,作为古今比较。植物志中收录的植物有些分布区域较广,比如中国科学院中国植物志编辑委员会编辑出版的《中国植物志》,中国科学院植物研究所编写的《中药志》等,收录我国境内的植物,涉及面广。也有些植物志具有比较明显的地方特色,比如《秦岭植物志》《四川植物志》《上海植物志》《广州植物志》《海南植物志》等。为了便于总体把握,不少工具书也会附有不同区域的植物或药用植物分布图,比如由中国医学科学院药物研究所编写出版的《中药志》,每册书末均附有"药材生产及植物分布概况表",第四册还附有"中国主要药材分布图"。

相应的,动物志主要的收录范围是动物。比如,中国科学院中国动物研究所中国动物志编辑委员会编辑出版的《中国动物志》。

此类工具书均附有索引,有些分册较多的植物志会有专门的索引册,以方便查阅。

若想查找图书馆收藏的此类工具书有哪些,可以使用分类途径查找,主要分类类别可以参考 Q94、Q95、R28 等,与中药事实型资料关系较为紧密的分类包括:

植物志:Q948 植物生态学和植物地理学

　　　　Q949 植物分类学(系统植物学)

动物志:Q958 动物生态学和植物地理学

　　　　Q959 动物分类学(系统动物学)

中药志:R282 中药材

3. 药典及标准类文献

此类工具书主要用于查找中药及各种制剂的标准性资料,详见教材标准文献检索部分。

4. 手册与汇编

手册与汇编是一类十分实用的工具书,与中药事实型资料查找关系比较密切的手册与汇编比较多,所收范围及篇幅大小不一,书名也不完全一样。本段对以"手册""辑要""汇编"等作为书名的此类工具书各举一例。

（1）《中药鉴别手册》

《中药鉴别手册》由北京药品生物制品检定所、中国科学院植物研究所编,共两册,第一册和第二册分别于 1972 年和 1979 年由科学出版社出版。第一册选辑常用中药 100 种,第二册选辑常用中药 50 种,主要反映同一药材的不同品种、各地的使用情况。重点品种则按别名、药物形态、采收加工、药材性状、成分、效用等顺序编写,并附图。使用者可通过书后附有的药物中文索引、拉丁名索引查阅中药信息。

（2）《历代中药炮制资料辑要》

该辑要由中医研究院中药研究所主编，1973 年中医研究院刊印。其将汉代到清代 167 部中医古籍中有关中药炮制方面的内容，辑要汇编，以书名立目，按成书先后排列。该书对开展中药炮制的科学研究，制订统一的炮制工艺规则，尤其是研究中药炮制的起源、沿革及炮制的理论依据等具有一定的参考价值。

（3）《全国中草药汇编》

该汇编由国家卫生部牵头，由中医研究院中药研究所、中国医学科学院药物研究所、北京药品生物制品检定所等单位组成的编写组编写，1975～1978 年人民卫生出版社出版。全书分上、下册，并附彩图一册，共收中草药 2 200 种左右。每种中草药均按正名、别名、来源、形态特征、生境分布、栽培（饲养）要点、采集加工、炮制、化学成分、药理作用、性味功能、主治用法、附方、制剂及附注等顺序编写。各册书后均附有"中文索引"和"拉丁学名索引"以便查阅。

彩图共收植物、动物类中药 1 152 幅，其中植物药 1 121 幅，动物药 31 幅，按类别分为藻类、菌类、地衣类、苔藓类、蕨类、裸子植物、被子植物、动物类。书末附有药物的拉丁名索引，索引中附有上、下册药物顺序号，以括号括起，以便查阅。

2014 年，人民卫生出版社出版由王国强主编的《全国中草药汇编》，该套汇编是由中国中医科学院中药研究所组织全国中医药科研院所、院校的中药专家历时 3 年修订编写而成的。收载近 4 000 种中草药，分四卷出版。

二、方剂检索

方剂著作在古代又叫方书。战国时期的《五十二病方》被认为是我国现存最早的方剂著作。我国古代方剂著作颇丰，有个人撰写的著作，也有国家组织编写的大型方书。被称为方剂三巨著的《太平圣惠方》《圣济总录》《普济方》分别收方 16 000 首、20 000 首、60 000 首。再加上其他方书著作上所载方剂，其数量已十分可观。据《全国中医图书馆联合目录》记载，我国清代以前方书类医籍 1 216 种，近现代以来，方剂著作更是层出不穷，临床用于治疗疾病的方剂有些并无方名，其资源更是浩如烟海。方剂资料可分为事实型资料和研究性资料，前者主要涉及方剂的名称、来源、主治功效、宜忌、用量用法等方面信息，后者主要为某一类或某一方的临床或实验研究性文献。研究型资料可主要利用数据库或检索系统，可参照本教材相关章节。本段主要介绍查找事实型方剂资料的工具，主要为综合型、专科型或类方辞典，由于相关辞书较多，使用者可在使用前通过图书馆书目查询系统，从 R2－61 的类号下选择。下各举一例，说明不同类型方剂辞典的特点。

1. 综合型方剂辞典

目前最著名的是《中医方剂大辞典》。1986 年，《中医方剂大辞典》的编撰工作由国家中医药管理局作为科研课题下达给南京中医学院等 7 家中医院所。该辞书的编撰历时 11 年，全书共 11 册，收录历代有名方剂 96 592 首，是目前收方最多的一部大型方书。

该辞典以方名首字笔画排序，每一词目提供方名、方源、异名、组成、用法、功效、主治、加减、宜忌、临床报道、实验研究、备考等信息，对临床、科研、教学均有较高的参考价值。

2. 专科性方剂辞典

如王玉玺主编的《实用中医外科方剂大辞典》，1993 年中国中医药出版社出版。该书是一部以临床分科形式编纂的大型方剂辞典，收载用于治疗数百种外科疾患的内服、外用方剂

6 000余首,其中,古方5 300首,近代方1 000首,皆从古今著名医家的方书及相关文献记载中的二万多首外科方剂中精选而出,其中许多是鲜为人知的珍秘验方。每个方剂提供方名、出处、别名、组成、制法与用法、功用、主治、宜忌、验例、按语等。书前有方名笔画为序的方名目录,书后附有中医病名索引、现代医学病名索引,按笔画排序。

3. 类方辞典

类方是由经方发展而成的方剂系统,为历代名医灵活运用古方之精华,亦被奉为临床处方用药之规矩与准绳。明代施济之《祖剂》、清徐大椿之《伤寒类方》开类方著作之先河。后又有多部类方辞典问世,比较有名的如段苦寒编纂的《中医类方辞典》,共收类方辞目2 540条,分187类,每条词目列出方名、出处、药物组成、服用方法、功能效用、主治病证、加减运用。每类方剂的第一个词目加注名医方论,详者至数十家,是读者了解方剂及其发展变化之脉络的重要参考工具。

第三节 电子型参考工具

目前多数搜索引擎,如百度、谷歌、必应等均提供电子字典、词典的查阅服务,而百度百科则是目前十分著名的中文在线百科,许多网站也附带有医学词典。一些检索平台也提供工具书服务,如中国知网建有工具书、年鉴专辑,万方建有医学标准数据库与临床诊疗知识库,读秀开通了百科及词典频道等。本节主要介绍独立运行的电子型参考工具。

一、综合性参考工具

(一) 在线汉语字典(http://xh. 5156edu. com/)

在线汉语字典网站可查阅字、词的音、义等内容,还建有成语词典、反义词查询、歇后语大全、万年历等工具导航,以及丰富的实用附录,如图3-1所示。

在上面的搜索框内输入条件,点击检索,就可以找到相应汉字的拼音、部首、笔划、注解、出处,也可以通过笔划、部首去检索。一些淘汰不用、电脑输不出的汉字,请通过在线康熙字典查找,给孩子起名,请通过在线起名大全进行起名字。

图3-1 在线汉语字典检索首页

(二) 汉典(http://www. zdic. net/)

汉典网站首建于2004年,是一个提供字、词、词组、成语及其他中文语言文字的免费在线辞典,设有汉语字典、汉语词典、成语词典、汉典古籍、汉典诗词、汉典书法、实用附录、交流论坛等资源,如图3-2所示。汉典收录75 983个汉字,361 998个词语、短语和词组以及32 868个成语的释义;汉典古籍收录了包含有38 529章节的1 055部古典文献书籍、203篇古文,其中不乏中医文献。

图 3-2　汉典网站首页

目前汉典也可以通过手机端访问(http://m.zdic.net)。

(三) 爱词霸在线词典(http://www.iciba.com/)

爱词霸提供英语在线查词和在线翻译频道,是金山公司研制的电子词典,可查询词汇的基本释义、常用词组、行业释义以及其他相关资料。

(四) 韦氏词典

韦氏词典(Merriam-Webster's Collegiate Dictionary)由美国韦氏公司(Merriam-Webster Inc)提供,已有一百八十余年的历史,是世界上著名的查找英语词汇的工具书,出版纸质工具书的同时,亦提供在线词典服务。

图 3-3　韦氏词典首页

（五）Acronym Finder（http://www.acronymfinder.com/）

这是一个在线缩略语词典，收词 1 000 000 多个。可通过字母浏览，也可以直接输入检索词查询。该系统还可查找美国及加拿大的邮政编码。

（六）不列颠百科全书（http://www.britannica.com/）

不列颠百科全书，即大英百科全书，1768 年首次出版。历经两百多年修订、再版的发展与完善，英文印刷版已达 32 卷，是世界公认的具有权威性、知识性的经典百科全书。1989 年大英百科全书电子版出版，1994 年公司推出大英百科全球网络版，成为网络上的第一部百科全书。2012 年 3 月停印纸质版，全面转向数字版和在线版百科。其学术版还提供动画、视频、来自 EBSCO 的文章以及 2 万多个人物传记等。另外，在学术版"国家比较"中，可以对两个国家的统计数据等事实型资料进行比较。

二、专业参考工具

（一）全国科学技术名词审定委员会"术语在线"（http://www.cnctst.cn/）

全国科学技术名词审定委员会主页上的"术语在线"频道提供专业术语查询。在输入术语的中文或英文后，"术语在线"将提供该术语的规范中文名，相对应的英文名，所属的学科以及该术语的公布时间。

术语在线

请输入要检索的术语（中文、英文）

图 3-4 术语在线查询主页

（二）国学大师"中医"频道（http://www.guoxuedashi.com/）

国学大师网是一个综合性的资源提供网站。设置了国学、字典、词典、成语、诗词、书目、书法、历史及中医等频道。其"中医"频道提供 8 万中药材、中药方剂及中医词条等的事实型资料查找，也提供千部中医著作的检索。

图 3-5 国学大师中医频道查询主页

（三）AHRQ(https://www.ahrq.gov/)

AHRQ(Agency for Healthcare Research and Quality)由美国卫生保健政策与研究处和美国卫生计划协会合作开发,汇总美国各大医师协会和学术机构制订的临床实践指南。

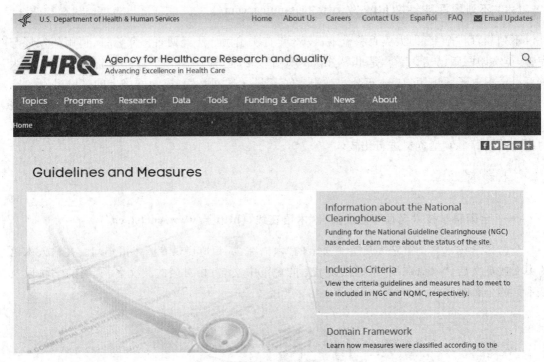

图 3-6　AHRQ 首页

（四）A＋医学百科在线词典(http://www.a-hospital.com/)

A＋医学百科在线词典是一个开放的在线医学百科全书网站,提供医学图书、医学视频、中医百科、中药百科、中药图典、人体穴位图、疾病查询、疾病诊断等的在线查检。

（五）生物医药大词典(http://dict.bioon.com/)

生物医药大词典由生物谷网站(bioon.com)团队研发,是一个综合性的生物医学信息网站,设有词典、诗词、成语、翻译、百科、论坛等栏目,可以进行简体中文、英文、繁体中文、缩略语任意组合模糊查询。

（六）默克索引

The Merck Index(《默克索引》)是美国 Merck 公司出版的一本在国际上享有盛名的化学药品大全。第一版出版于 1889 年,该书最初只是 Merck 公司化学品、药品的目录,现已发展成为提供化学药品、药物和生理性物质的工具书。它介绍了超过万种的化合物的性质、制法以及用途,注重对物质药理、临床、毒理与毒性研究情报的收集,并汇总了这些物质的俗名、商品名、化学名、结构式,以及商标和生产厂家名称等资料。该索引有印刷版,也有在线等电子出版形式。2013 年开始,《默克索引》由英国皇家化学会负责维护与更新(https://merckindex. rsc. org/)。

图 3-7 《默克索引》说明

来源:THE MERCK INDEX(FOURTEENTH EDTION),Merck Research Laboratories Division of MERCK AND CO. ,INC,2006:ix(explanatory notes)

思考题

1. 确定一味中药,举例说明查找中药资料的途径与方法。
2. 确定一首方剂,举例说明查找方剂资料的途径与方法。
3. 写出下列医籍中所记时间相对应的公历时间:

"万历四十三年岁次乙卯春王正月上浣之吉"(《寿世保元》自叙)

"乾隆四十八年岁次昭阳单阏氏皋月"(重订《广温疫论》沈茂发序)

（张稚鲲）

第四章　图书检索

图书是人类文明早期就出现的一种文献类型，它是我们系统学习以及全面、详细了解某一领域知识内容的重要文献资料。

我国古代的知识成果主要是以图书典籍的形式存留下来的。古有"学术在官"的说法，"官"即指掌握文化典籍的史官。春秋之前，一般人没有学习机会，贵族需要学习必须到史官处学习，这是因为史官掌握各种图书典籍，被认为是知识最渊博的一类人。因此，在古代，图书代表着知识、才智。清代周永年的《儒藏说》中有："书籍者，所以载道纪事，益人神智者也。"

古往今来，书海浩瀚，读书时首先面临的是读什么书的问题。本章第一节将介绍查找图书的工具/书目；第二节将介绍将图书资料加以汇集后再整理的文献类型，以使同学们对不同类型医籍的价值有初步的认识；第三节将着眼于汇集电子图书的检索平台，介绍部分在线获取资源。

第一节　书　目

书目，简言之，即图书目录，是帮助人们查找图书的检索工具。至少在汉代，我国就已经出现了专门的书目，之后各种官修、私修书目层出不穷。

清代王鸣盛在《十七史商榷》中有："目录之学，学中第一紧要事，必从此问途，方能得其门而入。"书目是指导读书门径，了解各历史时期著作的收藏、流传及存佚等信息的工具，多数书目除提供书名、作者、卷数等基本信息外，还提供书的内容简介。因此，书目在我国古代又叫解题、提要，有些书目还附作者小传，还有些汇辑他人对该书的评价及研究资料。所以，后人可以通过书目来发现具有较高价值的古医籍，探知中医学术思想的渊源及发展，书目也因此成为中医学习与研究的重要工具。

我国已知最早的书目为东汉刘向父子所编的《别录》和《七略》，但均已散佚。后各朝各代均有不同规模的书目编制。早期的古代中医书目一直附载于子部医家类中。至明代，殷仲春首次编撰《医藏书目》，后单独编制的医学书目才陆续出现。因此，中医书目既有独立成册的中医专科或综合性书目，也有附载书目。

对中医药图书的查找可以首先考虑专科书目，如果无法满足检索需求，可再检索综合性书目，并本着由易到难、由近及远的原则，从身边的、易于获取的资源开始，先查本校图书馆馆藏资源，再查同类院校或单位收藏的资源（比如利用图书联合目录）。

一、利用中医药书目

（一）中医专科书目

1.《中国医学大成总目提要》

该书为丛书《中国医学大成》之总目，由清代曹炳章辑，共辑录魏晋至明清历代重要医著及少数近代和日本医家著作 365 种，并按内容分为医经、药物、诊断、方剂、通治、外感、内科、外科、妇科、儿科、针灸、医案、杂著共 13 类。该书目对所收医书分别给予介绍及评论，并附历代医家评注。

2.《现存本草书录》

该书由龙伯坚编著，1957 年人民卫生出版社铅印。共收录现存本草著作 278 种，分神农本草经、综合本草、单味药本草、食物本草、炮制、诗歌、便读、杂著等。章下再分节，每节之内，按年代分述书名、卷数、撰著者、版本及刊行年代等项信息。一些重要的书还附有内容简介及其他详细信息，并附录历代文献中有关该书的记载，对本草研究很有参考价值。

3.《中国分省医籍考》上、下册

该书由郭霭春主编，1984～1987 年天津科学技术出版社出版。收录先秦至清末 3 000 种地方志中的古代医籍共 8 000 余种，是目前我国收录古典医籍最多的一部中医专科书目，根据我国现行省级行政区分省编写，囊括台湾在内的三十个省级行政区。每省分医经、伤寒、诊法、本草、针灸、方论、医史、医案、医话、养生、法医等不同类别。每类下，按朝代及作者所处年代的先后顺序排列。以书立目，每个条目下注明该书的卷数、朝代、作者姓名及作者小传。

4.《中国医籍提要》，上、下册

该书于 1984～1988 年由吉林人民出版社分上、下册出版。上册收录清以前医籍 504 种，包括日本、朝鲜的一些著名中医著作。下册收录清以后，1960 年以前的中医著作。全书共分基础理论、临床各科、综合、医史、法医、养生几个大类，大类下再分若干小类。每个条目提供书名、成书年代、撰作者、内容提要及版本信息。提要按原著卷目、章节、内容简介、学术成就、学术思想、学术源流及对后世影响、作者生平传略等分段撰写。书后附书名、人名笔画索引，以便查检。

5.《中国医学外文著述书目》（Catalogue of Publications on Medicine in China in Foreign Language 1656～1962）

该书由王吉民，傅维康编，1963 年上海中医学院医史博物馆出版。共收录 1656～1962 年间中医外文著作或中译本 433 种，内容包括中医药的发展、中医外传及西医内传等方面信息。该书目分通论、医史、脉学、临床各科、针灸、药学、卫生保健、书刊、传记、其他几大类。同类书再按年代排列。每个条目提供外文书名、著者、出版社、出版年、主文译名、简介、图表、原著者经历等信息。重要期刊注明创刊、停刊信息以及其他出版信息。书后提供中文、俄文及西文三个语种的作者索引。

6.《中国医籍通考》

该书由严世芸主编，上海中医学院出版社 1990 年出版。《中国医籍通考》共四卷，所辑医书上溯出土文献，下迄清代医书，旁及日本、朝鲜的中医古籍，共收医书 9 千余种，同时收史可法、归有光、钱谦益等文集所未见之医籍序跋，涵盖孤本、珍本、手抄本及日本抄本，许多医籍提供序、跋、版本等方面信息。

7.《中国古医籍书目提要》

该书由王瑞祥主编,中医古籍出版社 2009 年出版,收录自马王堆帛书至 1911 年间中医典籍 10 061 种,其中现存书 7 028 种,亡佚书 3 033 种。每书除提供书名、著者、卷数、版本等信息外,还提供内容提要、著者事迹等信息。该书附有现存书书名索引、亡佚书书名索引、引用书索引,均按音序排列。

8.《中国医籍考》(《医籍考》)

该书由日本学者丹波元胤编于 1819 年,是关于中国古代医书的提要式书目,收录秦汉以来至清道光年间历代医书 3 000 多种,并分为医经、本草、食治、藏象、诊法、明常经脉、方论、史传、运气共九类,每书除注明出处、卷数、存佚等信息外,还列述各家序跋、相关考证、作者生平,每书均有内容提要。书后附书名、人名索引,按笔画顺序排列。该书是了解与研究我国古代医籍的重要工具书。

9.《中国医籍补考》

刘时觉编撰,人民卫生出版社 2017 年出版。该书考虑到日本丹波元胤《中国医籍考》成书于日本,未备之处在所难免。为纠误补缺,补《中国医籍考》所未备,参考《中国医籍考》体例,集中国历代医籍之著录、解题、考释为一编。书中分医经、本草、食治、养生、藏象、病机、诊法、明堂经脉、伤寒、温病、金匮、临床综合、方书、内科、外科、伤骨科、妇产科、儿科、咽喉口齿、眼科、法医、医案、医话医论、丛书全书、史传、书目、运气、其他共 28 个门类,收载我国古代医籍 3 608 种(较《中国医籍考》新增 2 506 种)。每书载录医籍的序跋,作者小传,以及来自文集、墓志铭、目录学著作中的提要、按语,兼及史传、方志、家族宗谱中有关医籍的记载。书末附有书名索引、作者索引及主要参考书目,以方便查考。

10. 其他

《三三医书书目提要》,裘庆元编。

《珍本医书集成总目》,裘庆元编。

《皇汉医学丛书目录》,陈存仁撰。

《皇汉医学书目一览》,裘吉元录存。

《和汉医籍小观》日本,左藤恒二著。

《和汉医籍学》日本,浅二贺寿卫著。

《朝鲜医籍考》朝鲜,三木荣氏著。

二、利用综合性书目

1.《四库全书总目提要》

清,纪昀等编纂。该书目为《四库全书》所收藏图书的总目录,于 1789 年编成,共 200 卷,收录图书 3 461 种,另有存目(有目无书)6 793 种,共 93 551 卷,基本上包括了清乾隆以前的中国古代著作。全书采用经、史、子、集四部分类法分类,四部下再分小类,小类下再分若干子目,某些子目下附有按语,用来阐明各种学术思想与学术流派的渊源。医家书目收于卷一百三至一百四、子部十三至十四中,收有医书 97 部,1 816 卷;医学类存目收于卷一百五、子部十五中,收有医书 94 部,共 682 卷。

每书提供作者生平、著述渊源、内容简介、版本及该书其他方面的特点,并用评述、考证等文字说明。

2.《中国丛书综录》3 册

该书由上海图书馆编,1959～1962 年上海中华书局出版,为我国目前最完备的一部丛书目录。收录全国 41 个图书馆馆藏的历代丛书 2 797 种,古籍 38 891 种,是丛书书目中最常用的工具书。

1982 年,南京大学图书馆编印《中国丛书目录及子目索引汇编》,收录《中国丛书综录》未收丛书 977 种,可视为该书目的续编。

3.《中国近代现代丛书目录》

该书目是由上海图书馆编制的馆藏书目,1979 年由上海图书馆手抄影印。共收录该馆1902～1949 年出版的中文丛书(线装古籍部分除外)5 549 种,各类图书 30 940 种。凡《中国丛书综录》已录者不录。

该书目于正文之前附有按笔画顺序排列的《丛书书名首字索引》,书末附《丛书出版年表》,年代不详者集中排在最后。

4.《古籍目录》

该书目由国家出版局版本图书馆编,1980 年中华书局出版。收录范围包括五四运动以前的著作、五四运动以后对古籍加工整理的著作、从古籍中辑录选编的书籍,以及古籍的今译、新注和选本。所收条目共分九类:综合、学术思想、历史、文化教育、语言文字、文学艺术、农书、医药以及其他科技图书,其中医药类共收医籍 523 种。每本书提供的信息包括:书名、作者、出版者、出版年月、开本、字数、单价等,部分书附有版本说明及内容提要。

5.《民国时期总书目》

该书目由北京图书馆编,书目文献出版社 1986～1987 年分册陆续出版。主要收录1911～1949 年间我国出版的中文图书,共计 124 000 余种,其中,医药类 3 863 种。全书按学科分为二十大类,分册编辑出版。各分册卷末附有书名索引,以汉语拼音字母顺序排列。

6.《中国丛书广录》上、下册

该书目由阳海清编撰,1999 年湖北人民出版社出版,共收录我国古代丛书 3 279 种,其中,医学丛书 176 种,是继《中国丛书综录》之后的又一规模宏大、体例完备的古籍书目。它不仅收录现存丛书,也收录存目之丛书,所收版本除原刻本、影印本外,也收录后世整理之作,以及港、澳、台及国外印行本。该书目对每一丛书之版本、异名等一一列出。各条目之下,从丛书内容、学术价值、编撰者生平等方面给予著录。

三、利用图书馆馆藏书目查询系统

图书馆书目查询系统是查找图书资料的重要来源。图书馆不仅是图书的聚散地,也是图书序化的场所。掌握图书馆图书查找特点,有利于提高检索效率,缩短查找时间。利用图书馆查找图书,通常有以下几种情况:

1. 查找某一具体图书

当我们想查找某一本具体的图书且知道书名的情况下,以书名字段检索即可。

图 4 - 1　利用图书馆书目查询系统查找某一特定图书

2. 查找某一主题的图书

若无具体的查找目标,只是想浏览某一主题图书,可以以主题类检索语言进行查找,检索时需注意检索系统匹配模式的选择,最好将匹配模式调整至"任意匹配"状态,以免漏检。

图 4 - 2　利用图书馆书目查询系统查找某一主题图书

3. 查找某一类图书

查找某类图书可以使用图书馆书目查询系统中的分类检索入口。比如想查找一个图书馆收藏了多少药理学方面的文献,可以通过分类号入口输入 R96 进行查找。

图 4 - 3　利用图书馆书目查询系统查询某类图书

四、利用联合目录

图书馆作为信息资源的集散地,聚集了大量的文献资源,且每个图书馆均根据自身发展的需要来开展文献资源建设,不仅不同类别的图书馆所收资源不同,同类图书馆所收资源也存在差异。联合目录是为实现资源的共用互补,最大限度地利用各馆资源而产生的。

联合目录是指汇集多家图书馆资源的书目查询系统。联合目录有印刷型联合目录,也有在线联合目录。

（一）印刷型联合目录

1.《中国中医古籍总目》

《中国中医古籍总目》前身为《全国中医图书联合目录》。该书最早编撰于 1959 年,之后又有修订与再版。2007 年,《中国中医古籍总目》由薛清录主编,上海辞书出版社出版。该总目共收录全国 150 家图书馆收藏的古籍 13 455 种,包括流失海外的部分古籍及台北故宫博物院、台湾大学图书馆等 6 家图书馆的馆藏资源。重点收录 1911 年以前出版的中文中医药古籍和民族医药古籍,以及 1912 至 1949 年间出版的医书,也包括 1949 年以后影印、复制的古医籍,但不列收藏馆。所收图书中包括综合性或其他学科丛书中收录的中医药书籍,但不包括中法医、中兽医著作。图书按医经、基础理论、伤寒金匮、诊法、针灸推拿、本草、方书、临证各科、养生、医案医话医论、医史、综合性著作进行分类,正文按年编排,每条书目所提供的信息包括书名、成书年代、著者、版本、馆藏代号等。书后设有书名笔画索引、书名音序索引、作者笔画索引、作者音序索引。

2.《新中国六十年中医图书总目》(1949～2008),上、下册

该书目由裴俭等主编,2010 年人民卫生出版社出版。共收集 1949 年新中国成立 60 年来全国各地出版的中医图书 37 572 种,涉及中医学科研、临床、教育及管理等方面成果。所收图书以中国中医科学院图书馆馆藏医书为基础,同时收集全国各地、各系统图书馆、出版社、书店、学术团体、个人及网络医书信息。书中特别设立了少数民族医学类目,专门收录用汉语言文字和少数民族语言文字著述的民族医药书籍。此举为以往各类中医书目所罕见。书后附著者笔画索引和书名笔画索引,以方便查找。

（二）在线联合目录

1. CALIS

CALIS 为中国高等教育文献保障系统(China Academic Library & Information System)的英文简称,是由国家资助,全国多所高校、科研机构图书馆参加建设的全国性的在线书刊联合目录。其总部设在北京大学,下根据学科设有文理、工程、农学、医学 4 个全国信息中心,主要为高校的教学、科研及重点学科提供文献保障服务。目前 CALIS 的成员馆已超过 500 家,成为我国最具影响力的书刊联合目录。

获取地址:http://opac.calis.edu.cn/

2. 全国图书馆参考咨询联盟

全国图书馆参考咨询联盟是由我国公共、教育、科技系统图书馆合作建立的共用共享平台,可以提供表单咨询、在线咨询、电话咨询以及文献远程传递服务等。

获取地址:http://www.ucdrs.superlib.net/

3. 国家科技图书中心(NSTL)

国家科技图书中心是 2000 年建成的一个虚拟科技文献信息服务机构,聚集中国科学院文献情报中心、中国科学技术信息研究所、机械工业信息研究院、冶金工业信息标准研究院、中国化工信息中心、中国农业科学院农业信息研究所、中国医学科学院医学信息研究所、中国标准化研究院标准馆和中国计量科学研究院文献馆等多家单位资源,收录国内外期刊、会议论文、科技报告、学位论文、标准文献、专利文献等数据资源,可通过电话、在线咨询等多种途径开展馆际资源的检索与传输服务。

获取地址：http://www.nstl.gov.cn/

4．全国期刊联合目录

全国期刊联合目录是由全国 400 多家专业及公共图书馆以及相关机构提供的全国范围内的期刊查找目录，学科涉及数学、物理、化学、天文、地理、生命科学、农业、医药、信息科学、工业技术、社会科学等；其数据除中文期刊外，还提供西、日、俄等外文期刊，总量达 8 万多种，同时还可以浏览 7 000 多种期刊的目次文摘以及近百种期刊的全文。目前依托中国科学院国家科学数字图书馆的 UNICAT① 检索平台提供服务。

获取地址：http://union.csdl.ac.cn/

5．OCLC(Online Computer Library Center)

OCLC 总部在美国，为世界上最大的在线图书馆协作中心，目前拥有成员两千多个。其成员遍布世界多个国家，如我国清华大学等国内高校图书馆也是其成员馆。

获取地址：http://www.oclc.org/

五、其他查找古代图书的途径

1．通过古代医籍中的参考书目

不少古代医籍附有参考书目，可据此查找其他医籍信息。如李时珍的《本草纲目》，书前列有所参考的历代本草书籍 42 种，引据古今医学书目所收医书 227 种，引据经史类书籍 440 余种。

2．利用史书中的艺文志、经籍志查找

史书在正史之后常附有艺文志、经籍志，是根据当时政府藏书并参考其他书目而编成的综合性书目，又称为史志书目。史志书目始于东汉班固所撰《汉书·艺文志》，后各史依例编纂《隋书·经籍志》《旧唐书·经籍志》《新唐书·艺文志》《宋史·艺文志》《明史·艺文志》和《清史稿·艺文志》六种。这些史志书目是查找古代医书的又一途径。如《汉书·艺文志》载有《黄帝内经》《黄帝外经》《扁鹊内经》《扁鹊外经》《白氏内经》《白氏外经》等医学著作，共载医书 36 种，868 卷；《隋书·经籍志》中记有《陶氏疗目方》《甘浚之疗耳眼方》等古代医书，收录唐初现存医书 256 部，4 510 卷。查找这些史志中的书目可利用专门的检索工具，如：

（1）《艺文志二十种综合引得》。该书由哈佛燕京学社引得编纂处编写，1933 年印行，1960 年中华书局影印本。该书辑录汉代到清代十五种艺文志和五种禁毁书目，所收先秦到清末图书四万余种，按书名和作者编成，书前附有笔画索引。

（2）《二十五史补编》。二十五史刊行委员会辑，1936 年上海开明书店印行，1957 年中华书局重印。该书收录后人补编的从汉至金元的各代艺文志、补艺文志 32 种，已将二十五史基本收全，故名补编。

（3）《十史艺文经籍志》。商务印书馆辑，1955～1959 年商务印书馆印行。该书收有汉、隋、旧唐、宋、辽、金、元、明、清十史艺文志，并收录艺文志补编 37 种。每一史志单独编写，前有出版说明，后附书名、人名索引。全书后附有总索引。

4．通过地方志查找

地方志是各省、府、州、县编撰的以地方资料为主要内容的方志，记载有当地的名家著述，

---

① UNICAT：是由中国科学院国家科学图书馆联合其他文献情报单位共同建设的联合目录平台，除期刊联合目录外，还包括电子资源知识库、图书联合目录等产品。

其中不乏医书。其收录的详尽程度远大于正史书目。如 1979 年由郭霭春等编纂的《河北医籍考》，所收河北医籍多数为历来公私书目所未见。

5. 通过词典类工具书查找

一些医籍类词典也是查找古代中医图书的较好途径，如裘沛然主编的《中国医籍大辞典》，收录先秦以来中医药图书 23 000 余种（包括近现代图书 1 万余种）。另外一些非医籍类工具书也多收有图书的词目，如《中医大辞典》收录医籍类词目 2 258 条，谢观所编之《中国医学大辞典》，收录我国古代医书二千余种。这些工具书常附有较为完备的索引，查阅十分方便。

第二节 类书、丛书与全书

查找图书，除专门的书目著作外，其他类型著作中也常有书目附篇。由于类书、丛书、全书常是对多部著作内容的重新整理与汇集，因此，可以通过这些著作获得更为广博的资料，相比于单行本，查找及获取的效率也更高。

类书是重新组织原有典籍的篇章结构，从原有文献中提取素材，根据内容主题，加以类化编排而成的。类书内容广泛，天、地、人、事、物均有涉及，有"一卷在手，万卷在目"之美誉。根据类书收录范围的不同，类书有综合性的，也有专科性的。比如，《艺文类聚》为涉及各学科的综合性类书，《医学纲目》为涉及多个医科的医学综合性类书，《备急千金要方》《外台秘要方》为方剂类书，《幼幼新书》为儿科类书，《遵生八笺》为养生导引类书等。

类书不再是以出版单元而是以主题内容为编撰主线，某种意义上说，具有了数据库或检索系统中通过主题查找资料的特点，这在没有计算机的年代尤为难得，对当时的人们来说，也尤其实用。早在三国时期，我国即已出现编纂的类书，后各代迭有编纂，但散佚较多，十分可惜。

丛书也叫群集式图书，常指出于某种目的，将多部在内容上相对独立的图书加以群集，并统以一个总的丛书名称。比如《近代中医名医名著丛书》中包括多部由不同作者撰写的相对独立的医著。

全书可以指众人合编之大型丛书，也可以指收集某人或某一专题文献并加以全面阐述的图书。

有时全书与类书在名称上没有十分严格的区分。比如，《四库全书》虽有全书之名，但实指众人合编之大型丛书。

一些类书或全书，本身就辑录了大量的医籍，且不少古书有注明出处、引用时忠实原文的特点，是查找古代医籍的另一途径。如明代徐春甫的《古今医统大全》卷一附有"古今医统采摭诸书"，记录了二百多种医书的书目信息，清人陈梦雷等编撰的《古今图书集成医部全录》列有该书引用的医学书目，共记医书 116 种。

本节主要介绍几种比较有代表性的综合性类书、丛书和全书。

一、综合类

1.《艺文类聚》，唐，欧阳询，裴矩等奉敕编纂

该书是我国现存最早的一部完整的官修类书。全书分 46 部，部下再分细目 727 个。每目下所引条文分"事""文"两类。"事"记载古书中关于天、地、人事等的基本概念，"文"引摘相关作品，便于检索其他文献。

其中与中医有关的部目有:卷十七人部——形体;卷七十五方技部疾、医;与中药有关的部目有:卷七十二食物部、卷八十一至八十二药香草部、卷八十五百谷部、卷八十六至八十七果部、卷八十八至八十九木部。

据近人研究,《艺文类聚》引用唐以前古书达 1 431 种,其中流传至今者已不足十分之一,故该书还具有校刊及辑录古书的价值。

2.《太平御览》,宋,李昉等奉敕编撰

该书编于宋太平兴国年间(976~984 年),全书共一千卷,卷帙浩繁。据近人考证,《太平御览》所引古书 2 579 种,被称为"类书之冠"。该书所收古书多数现今已失传,其所辑录资料更显弥足珍贵。

该书的分类十分详细,全书共分 55 个部,每部下再细分为不同的子目,共 4 558 个子目。每个子目下附录各书记载的有关资料。其中与中医药有关的部目有:第 360 卷至 400 卷人事部,记载人的形体与行动;第 720~724 卷为方术部,记载医学、养生;第 378 至 743 卷疾病部,记载各种疾病;第 837~867 卷为百谷部、饮食部;第 952~1 000 卷为木、果、菜、香、药、百卉部,记载各种植物和药物。

由于该书条目繁多,查阅不便,后人为此书专门编有条目索引。如《太平御览索引》《太平御览引得》等。

3.《永乐大典·医药集》,明,姚广、解缙等奉敕修纂

《永乐大典》共 2 万 2 千余卷,收录明以前经、史、子、集各类古籍 7 000~8 000 种,汇编成册,但成书后经火灾、兵劫,大多亡佚。经后人多方搜集整理出的也仅 795 卷,为原书之百分之三四。医药集是从现存卷帙中辑录的医药类资料,按类排放,对了解宋元以前医药资料有一定参考价值。

4.《四库全书》

《四库全书》是中国历史上规模最大的一套丛书。清乾隆三十八年(1773 年)开始编纂,历时 9 年成书。整套书收录了从先秦到清乾隆前期的众多古籍,涵盖了古代中国几乎所有学术领域,该套书还收录西洋传教士参与撰述的著作,包括从西洋传入中国的数学、天文、仪器及机械等方面著作。

该套丛书为官修丛书,参与人员众多,由乾隆第六子永瑢负责,内阁大学士于敏中为总裁,大学士以及六部尚书、侍郎为副总裁,著名学者纪昀为总纂官。陆锡熊、孙士毅、戴震、周永年、邵晋涵等清代著名学者参与编纂。曾参与编撰并正式列名的文人学者有 3 600 多人,抄写人员 3 800 余人。由于卷帙浩繁,为便于利用,编有专门的书目提要,本章第一节书目著作中介绍的《四库全书总目提要》即是为方便该套丛书的利用编辑而成的。

二、医学类

1.《古今医统大全》,明,徐春甫集

该书具有类书性质,辑于明嘉靖三十五年(1556 年)。现被多次重印出版。该书本着"合群书而不遗,析诸方而不紊,舍非取是,类聚条分"的原则,将明代以前医书及经史百家有关医药方面的资料加以辑录。包括《内经》要旨、各家医论、脉候、运气、经穴、针灸、临证各科证治、医案、验方、本草、救荒本草、制药、通用诸方及养生等内容。卷一辑有明初及以前历代医家简明传略,共 270 人,书中附有参考的古代医书及有关经史古书简介。

该书除引录古说外,还有编者自己的阐述,体现"既集异同"又"井然区别"的特点,对中医

基础及临床理论研究均有较大参考价值。

2.《医学纲目》,明,楼英编纂

该书属于类书,刊于明代嘉靖四十四年(1565 年),辑录《内经》以降之历代方书、文献。分十部论述:① 阴阳脏腑部,相当于总论,分述诊法、治法、虚实寒热、刺灸、调摄、宜禁等;② 肝胆部;③ 小肠部;④ 脾胃部;⑤ 肺、大肠部;⑥ 肾、膀胱诸部;⑦ 伤寒部;⑧ 妇人部;⑨ 小儿部;⑩ 运气部。每部之中,病证、方药、治法又各有不同,并在治法上区分"正门"和"枝门",以阴阳为纲,以病症为目,对历代文献及百家观点进行梳理,以类相聚,纲著目彰。

3.《证治准绳》(《六科证治准绳》),明,王肯堂著

该书刊于 1602 年,是一部具有全书性质的临床诊疗丛书,包括《杂病证治准绳》《杂病证治类方》《伤寒证治准绳》《疡医证治准绳》《幼科证治准绳》和《女科证治准绳》。所涉病种十分广泛,每病先述历代医家经验,后结合自己临床经验,阐明己见。因证论治,立法处方。各方下注出处,以便查询。

4.《东医宝鉴》,明,朝鲜,许浚撰

该书由朝鲜太医许浚于 1610 年撰成,是一部综合性的医学全书。该书辑录我国古代八十多种医籍,以及朝鲜的《医方类聚》《乡药集成方》等数种医书,分类撰成。全书共分五篇,"篇"下再分"门"。五篇中内景篇、外形篇、杂病篇为主要篇章,共分 108 门,按人体部位先述生理,再述病因病机及临床表现,后详列治则、方药等。所引各方均注明取自何书。汤液篇专述药物信息,如性味、功效、主治等。针灸篇介绍经络、俞穴和灸法。

该书内容丰富,条理明晰,在朝鲜医家所撰汉方医著中最负盛名,也是了解我国医学名著的重要参考图书。

5.《古今图书集成·医部全录》,清,陈梦雷等编

该书是我国古代规模最大的一部医学类书,是从《古今图书集成》中辑录而出的。收录《内经》以降,直至清初的医学文献,共 120 余种。由于该书卷帙浩繁,故 1959 年,人民卫生出版社分八册出版,后又多次再版。八册内容分别为:① 医经注释;② 脉诊、外诊法;③ 脏腑身形;④ 诸疾;⑤ 外科;⑥ 妇科;⑦ 儿科;⑧ 总论、列传、艺文、记事、杂录、外编。后又有再版。

该书内容系统、全面,涉及面广,包括经典著作的注释、历代临床各科对疾病的诊治,以及与医学有关的艺文、记事和医学人物小传等,是了解清以前医学著作以及古代中医药专题资料的重要著作。

6.《医宗金鉴》,清,吴谦等编

该书具有丛书性质,刊于乾隆七年,曾被清政府奉为国家医典。书中内容引自《内经》至清代医家著作,共九十卷,并根据内容分为十五种。该书内容丰富完备,所引资料均注明出处。其中伤寒、金匮部分除对原文订正、注释外,还征引清以前伤寒各家的论述。临床各科的诊治心法要诀,则以歌诀形式表述,十分易学。人民卫生出版社排印本后附有"各种附方索引",以方便查找。

7.《二十六史医学史料汇编》

该书由陈邦贤辑录,1982 年北京中医研究院中国医史文献研究所出版。主要辑录二十六史中医学相关资料,按朝代汇编成册,每个朝代均按以下几个部分编写:① 医事制度。下又分为医事组织、医学职官、医学分科、医学教育及医事政令几项;② 医学人物;③ 医学文献;④ 寿命、胎产;⑤ 养生、卫生;⑥ 解剖史料、脏腑经络;⑦ 疾病,下又按临床各科分为传染病、内科病、妇科病、儿科病、五官科病几项;⑧ 病因、诊断、治疗;⑨ 药品;⑩ 兽医和兽疫。对借鉴利用

史书中的医学文献很有参考价值。

第三节　电子图书

电子图书是将文字、图片、声音、影像等信息，通过数码方式记录在以光、电、磁为介质的设备中，并借助特定设备进行读取、复制、传输。相对于传统纸质图书，电子图书具有存储信息量大、检索功能强、下载方便等优势。

一、超星数字图书馆(http：//book.chaoxing.com/)

超星数字图书馆是目前全球最大的中文在线数字图书馆。包库或镜像单位用户可以在本单位内使用超星资源，个人用户可以试读或充值后阅读超星电子书。

超星数字图书馆包含140多万种电子图书，并保持每年5～10万的更新量。用户可以直接在搜索框内输入书名、作者、目录等查询，也可以采用高级检索方式查询图书信息。超星按照《中国图书馆分类法》对图书进行分类，支持用户分级分类查看电子书资源，在没有具体书名的情况下，用户也可以通过分类查找医药类图书。

超星电子书提供阅读器阅读、网页阅读、PDF阅读、EPUB阅读、图像阅读等多种方式供用户选择。用户安装超星PDG阅读器，可以将图书下载到本地阅读，PDG格式最大限度地保证了超星图书的原文原貌。

二、国学大师(http：//www.guoxuedashi.net/)

国学大师网在本教材第三章中医药事实型资料检索中提到过，该网站除可以提供字词解释等功能外，还提供约百万种古籍的查阅，包括宋刻本、明抄本、清抄本、民国版本等。在该网站的书目频道下，可以选择书名、作者等字段查找图书概况及基本的书目信息。

图4－4　国学大师网"书目"频道

三、知网心可书馆(https：//thinker.cnki.net)

用户可以通过网址访问，也可以在中国知网首页点击"心可书馆"或在首页文献类型中选择"图书"单库进入心可书馆。心可书馆是知网组织、凝练国内外各类知识文献资源构成的知识网络，集图书检索、专业化推荐、在线研学、在线订阅功能于一体，收录专业类图书近19 000本，覆盖人文社科、自然科学、工程技术等各领域，实时更新。

心可书馆列举出图书章节目录，可以查看图书整体研究脉络，提供图书的参考文献与引证文献，点击即可跳转到该文献的知网节页面。支持划线、笔记、工具书搜索及复制等辅助阅读功能。

四、FreeBooks4Doctors(http://www.freebooks4doctors.com)

FreeBooks4Doctors 由 Flying Publisher 创建,主要提供医学类免费电子图书,目前网站电子图书的数量为 375 种,语种包括英文、法文、德文、西班牙文和葡萄牙。可以按主题、影响力、语种、出版年、星级评价等进行浏览,也可以按书名浏览。为便于利用,单独列出新书。该网站提供图书提醒服务(Book Alert),以 E-mail 方式通知用户新到电子图书。

五、InTech Books (https://www.intechopen.com/books)

InTech 主要出版科技卫生类图书。自 2004 年起,InTech 出版了 6 500 多种开放获取电子图书,其中生命科学类 1 200 多种,健康科学类 2000 多种。可以按主题浏览,也可以输入检索词查找图书。

六、方正 Apabi 电子图书

方正 Apabi 电子图书是北大方正阿帕比技术有限公司于 2001 年推出的电子图书资源平台。平台使用 IP 地址访问,或用户名和密码访问。方正 Apabi 对 70 余万册版权期内电子书采用《中国图书馆分类法》分类,医学类图书近 3 万种,中医学图书近 8 000 种。另有数字报纸、工具书、年鉴、图片和方正知库等资源。

方正 Apabi 电子书的检索方式包括分类检索、快速检索和高级检索。高级检索支持布尔逻辑运算,也可限定字段及出版日期。在检索结果的详细信息页面,点击"在线阅读"或"借阅"阅读图书,"借阅"方式需下载 Apabi Reader 阅读器。方正 Apabi 同时支持移动端阅读方式,用手机二维码扫码借阅图书。

七、中医世家图书频道(https://www.zysj.com.cn)

中医世家网站由近代名医王绍棠的传人制作,提供部分古今中医图书的在线阅读,也提供部分医籍的书目信息。

八、NCBI Bookshelf (https://www.ncbi.nlm.nih.gov/books)

NCBI Bookshelf 收录了 1 300 余种生物医学方面的免费电子图书和 9 000 多种学术报告,用户可以分类浏览,也可以按图书名称、出版机构、作者、关键词等方式查询。

九、畅想之星电子书

畅想之星电子书目前收录中文电子书超过 34 万品种,且每周更新 2 000 种电子书,全库所有电子书均为原版、高清,实现了全文检索,方便读者快速寻找知识点。同时支持微信阅读和微信扫码认证,移动端"畅想阅读"APP 提供部分电子书听书服务。

另外,国内目前比较主流的电子图书还有书生之家、中文在线、掌阅精选、京东阅读、可知电子书等资源。

(张稚鲲,周黎)

第五章　特种文献检索

扫码可见第五章补充资料

特种文献在本教材第一章第二节介绍过,是一类出版形式及获取途径比较特殊的文献,本章主要介绍专利文献、标准文献、学位论文、会议论文,涉及科学技术、生产生活的各个领域,是学习、科学研究过程中可以利用的重要文献。

第一节　专利文献检索

一、专利

（一）专利及其相关概念

1. 专利

专利(patent)一词来源于拉丁语 Litterae patentes,意为公开的信件或公共文献,是中世纪的君主用来颁布某种特权的证明。现在是指一项发明创造,在向国家审批机关提出专利申请并经审查合格后,向专利申请人授予的在规定时间内对该项发明创造享有的专有权。

2. 优先权

优先权最早是《保护工业产权巴黎公约》中规定的一种权力,是巴黎联盟各成员国给予本联盟国申请人的一种优惠权。即当申请人在某一成员国提出申请专利时,以首次申请的日期(优先权日)作为判断新颖性和创造性的标准。优先权有一定的期限,发明和实用新型的优先权期限为 12 个月,外观设计的优先权期限为 6 个月。设立优先权的意义在于:可以排除其他国家对此专利的抄袭行为。

3. 专利族、同族专利、基本专利

由至少一个共同优先权联系的一组专利文献,称为一个专利族(Patent Family)。在同一专利族中每件专利文献被称作专利族成员(Patent Family Members),同一专利族中每件专利互为同族专利。在同一专利族中享有最早优先权的专利文献称为基本专利。

（二）专利的特点

1. 专有性

也称排他性。是指同一发明在一定的区域范围内,只有专利权人才能在一定期限内享有对其的制造权、使用权和销售权。其他任何人未经许可都不能对其进行制造、使用和销售,否则属于侵权行为。非专利权人要想使用他人的专利技术,必须依法征得专利权人的同意或许可。

2. 区域性

指专利权是一种有区域范围限制的权利,技术发明在哪国申请,就由哪国授予专利权,而且只在专利授予国有效,但同一发明可以同时在两个或两个以上的国家申请专利,获得批准后其发明在所有申请国均获得法律保护。

3. 时间性

指专利权仅在法律规定的期限内有效,保护期限结束以后,专利权人所享有的专利权便自动丧失,变为失效专利。失效专利随着保护期的结束而成为社会公有的财富,他人可以自由使用。专利保护期的长短由有关国家的专利法或国际公约规定,目前世界各国的专利法对专利的保护期限规定不一。世界贸易组织《知识产权协定》第三十三条规定专利"保护的有效期应不少于自提交申请之日起的第二十年年终"。

4. 实施性

除美国等少数几个国家外,绝大多数国家都要求专利权人必须在一定期限内,在给予保护的国家内实施专利,即利用专利技术制造产品或转让其专利。

(三) 中国专利的种类

根据《中华人民共和国专利法》的规定,专利有三种类型:发明、实用新型、外观设计。

1. 发明专利

指对产品、方法或者其改进所提出的新的技术方案。发明可以分为产品发明和方法发明。产品发明是指人工制造的新制品,如中成药、保健品、医药器械、诊断试剂、中草药有效提取成分、有药用价值的新化合物、化妆品等,都可以申请产品发明专利。方法发明则是指为制造某一产品或者转变某一物品所采用的方法和手段。中医药领域中药的生产方法、药材的炮制工艺、提取工艺以及各种医药器械、保健品的生产方法等,都可以申请方法发明专利。发明专利的审查时间较长,费用较高,但授权之后的法律状态[①]较为稳定,保护期为申请日起 20 年。

2. 实用新型专利

指对产品的形状、构造或者其结合所提出的适于实用的新技术方案。产品的形状是指产品所具有的、可以从外部观察到的确定的空间形状。产品的构造是指产品的各个组成部分的安排、组织和相互关系。在中医药领域,凡以光、电、磁、声、放射直接作用于人体的医疗器械或保健用品,可以申请实用新型专利。如碳离子治疗仪、腰椎间盘康复理疗器、针灸刮痧器、理疗按摩器、家用电灸器、自热理疗袋等。实用新型专利的审查时间较发明专利短,费用较低,但授权之后的法律状态的稳定性较弱,保护期自申请日起 10 年。

3. 外观设计专利

指对产品的形状、图案或者其结合以及色彩与形状、图案的结合所做出的富有美感并适于应用的新设计。中医药领域中的产品外包装、中药的物理形状、保健用品的外形图案等,可申请外观设计专利。外观设计专利注重的是产品的形状、图案、色彩或其结合,是产品直接为消费者所接受的外部形态,保护期是申请日起 10 年。

---

① 法律状态:主要指专利的实质审查请求的生效,专利权的无效宣告,专利权的终止,权利的恢复,专利申请权、专利权的转移,专利实施许可合同的备案,专利权的质押、保全及其解除,著录事项变更、通知事项等。

(四) 专利的授予条件

1. 授予发明和实用新型专利权的条件

按照专利法的规定,授予专利权的发明和实用新型必须具备新颖性、创造性和实用性,即通常所说的专利"三性"要件。这是各国专利法普遍采用的准则,也是世界贸易组织《与贸易有关的知识产权协议》(Agreement on Trade-related Aspects of Intellectual Property Right,TRIPS)所确认的准则。

新颖性:指在申请日以前没有同样的发明或者实用新型在国内外出版物上公开发表过、在国内公开使用过或者以其他方式为公众所知,也没有同样的发明或者实用新型由他人向专利行政部门提出过申请并且记载在申请日以后公布的专利申请文件中。

创造性:指与申请日以前已有的技术相比,该发明有突出的实质性特点。具有实质性特点是指相对于现有技术,对所属技术领域的技术人员来说是非显而易见的。

实用性:指该发明或实用新型能够制造或者使用,并且能够产生积极效果。如果申请物违背自然规律、不具备再现性、无法实现、缺乏有益性等,则不具备实用性。

2. 授予外观设计专利权的条件

新颖性:与发明和实用新型的标准相同。

创造性:与现有的外观设计不相同和不相近似。这里讲的"不相同",是指产品不相同和设计不相同。产品不相同是指产品的用途和功能不完全相同;设计不相同是指形状、图案、色彩三个要素不相同。应当指出的是,相同的设计,用在不同的产品时,不应认为是相同的外观设计。

不得与他人在先取得的合法权利相冲突:这里是指外观设计人在申请专利以前,他人已经取得的合法权利。主要是指商标权、著作权(主要是指美术作品)、肖像权等。

(五) 不授予专利权的领域

按照专利法规定,一项发明创造只要具备了取得专利的实质条件,就可以获得专利权,但是,为了保护国家、社会和公众的利益,我国专利法根据专利保护的特点和我国经济、科技发展状况,对一些主题作了不能取得专利权的规定,主要有以下几个方面:

1. 科学发现

科学发现仅仅是对自然规律的认识,而不是利用自然规律所做出的发明创造,它不能直接应用于生产实践,不具备实用性,因此,不授予专利权。

2. 智力活动的规则和方法

智力活动仅仅是指导人们对其表达的信息进行思维、识别、判断和记忆,而不需要采用技术手段,不具备技术的特点,因此,不能授予专利权。

3. 疾病的诊断和治疗方法

疾病的诊断和治疗方法是指以有生命的人或者动物为直接实施对象,对之进行识别、确定或消除病因或病灶的过程。考虑到医生的天职是救死扶伤,在诊断和治疗疾病的过程中,医生理应有选择各种方法的自由;另一方面,疾病的诊断和治疗方法是直接以有生命的人或动物为实施对象,无法在产业上利用,不具备实用性,不属于专利法意义上的发明创造,因而这类方法不能被授予专利权,但是用于诊断和治疗的仪器和物质材料则是可以授权的。也就是说治疗仪和药品是可以申请专利的。

4. 动物和植物品种

动物和植物品种指的是动物和植物品种本身,不包含生产动物和植物品种的方法。这里所说的生产方法是指非生物学的方法。一种方法是否属于"主要是生物学的方法",取决于在该方法中人工技术的介入程度,如果人工技术的介入对该方法所要达到的目的或效果起主要控制或决定性作用,则这种方法不属于"主要是生物学的方法",可以授予专利权。

5. 用原子核变换方法获得的物质

用原子核变换方法获得的物质由于可以用于军事目的,出于国家重大利益的考虑,专利法规定不授予专利权。需要指出的是,不仅用原子核变换方法获得的物质不能获得专利保护,而且原子核变换方法本身也不能获得专利保护。

6. 对平面印刷品的图案、色彩或者二者的结合做出的主要起标识作用的设计

这可以避免一项发明创造既申请商标保护,又申请外观设计的专利保护。如人们经常所见的一些简单文字商标,其设计的目的是起标识作用,因此,不授予专利权。

二、专利文献

专利文献是记载专利的知识载体。据世界知识产权组织统计,世界上 90%～95% 的发明能在专利文献中查到,并且许多发明只能在专利文献中查到。专利文献几乎记载了人类取得的每一个新技术成果,是最全面的世界技术史。专利文献的特点主要有:

1. 内容新颖

大多数国家或国际组织专利法规定,专利申请实行先申请制,即分别就同样发明内容申请专利的,专利权将授予最先申请者,这就促使申请人为获取专利权而以最快速度提交专利申请。由于新颖性是专利性的首要条件,因此,发明创造总是首先以专利文献而非其他科技文献的形式向社会公布。

2. 数量巨大,内容广博

各国自建立专利制度以来,全球 100 多个国家与组织用约 30 多种官方文字出版专利文献,其数量占世界每年 400 万件科技出版物的 1/4,目前全世界每年出版的专利说明书达 150 多万件,内容涉及人类科技发展的各个领域,是一部完整的人类科技进步史。

3. 内容完整而详尽,实用性强

专利说明书的内容表述必须依照专利法的规定对发明创造做出清楚、完整的说明,并且这种说明要以所属技术领域的一般技术人员能够实现为准。因此,专利说明书对发明的技术特征、内容和细节都有详细的描述。它对发明的阐述具体、可靠,附图详细,对制定设计方案、技术措施有重要的参考价值。其次,专利说明书不仅详述发明内容,也对已知技术做简要介绍。

4. 质量可靠

专利说明书等有关文件的撰写大多是由受过专门训练的代理人会同发明人共同完成,只有描述准确、质量可靠的专利才会顺利通过专利局的严格审查。

5. 重复出版

重复报道的原因之一是同一项发明多国申请时产生多种语言的专利文献版本,该特点允许用户从同一发明的众多说明书中选择自己熟悉的语种阅读,为克服语言障碍、促进专利资源的共用共享提供了便利。

三、国际专利分类法

国际专利分类法(International Patent Classification,IPC)是根据 1971 年签订的《国际专

利分类斯特拉斯堡协定》编制的用于专利文献分类的等级列举式分类法,是目前唯一的国际通用的专利文献分类和检索工具。从第八版分类表(2006 年)开始被划分为基本版和高级版,我国目前主要采用 IPC 中的高级版。

IPC 协定规定,国际专利分类法主要是对发明和实用新型专利文献进行分类,而外观设计专利文献则使用国际外观设计分类法(也称为洛迦诺分类法)进行分类。

IPC 采用功能分类与应用分类相结合,并以功能分类优先的原则,将与发明专利有关的全部技术内容按部、大类、小类、大(主)组、小(分)组等逐级分类,组成完整的等级分类体系。

部:是分类表等级结构的最高级别,IPC 将全部科学技术领域分成 8 个部,分别用 A-H 大写英文字母表示(2018 版)。

A 部　生活需要	E 部　固定建筑物
B 部　作业;运输	F 部　机械工程;照明;加热;武器;爆破
C 部　化学;冶金	G 部　物理
D 部　纺织;造纸	H 部　电学

大类:每一个大类的类号由部的类号和两位数字组成,如 A61(医学或兽医学;卫生学)。

小类:每一个小类类号由大类类号加上一个英文大写字母组成,如 A61K(医用、牙科用或梳妆用的配制品)。

大组:每一大组类号由小类类号加上 1～3 位数及"/00"组成,如 A61K35/00(含有原材料或其与不明结构之反应产物的医用配制品)。

小组:每一个小组类号由小类类号加上一个 1～3 位数,后面跟着斜线"/",再加上除"/00"以外的至少两位的数组成,如 A61K35/78(来源于植物的材料)。

一个完整的分类号由代表部、大类、小类、大组或小组构成,一般为 5 级结构。例如 A61K31/716。

部	A	生活需要
大类	A61	医学或兽医学;卫生学
小类	A61K	医用、牙科用或梳妆用的配制品
大组	A61K31/00	含有机有效成分的医药配制品
小组	A61K31/716	葡聚糖

四、专利信息资源

(一)常用国内外专利检索系统

1. 国家知识产权局专利检索系统

国家知识产权局网站是由国家知识产权局建立的政府性官方网站。该网站提供专利申请、专利审查、专利公报、专利年报、专利证书发文、法律状态、收费信息等的查询。此外,还可以直接链接到国外主要国家和地区的专利数据库、国外知识产权组织或管理机构的官方网站、国内地方知识产权局网站等。

国家知识产权局网站主页上设有专利检索及分析功能。该系统共收集了 103 个国家、地区和组织的专利数据,同时还收录了引文、同族、法律状态等数据信息。中国专利收录了自

1985 年 9 月 10 日以来已公开或公告的全部专利信息,包括发明、实用新型和外观设计三种专利的著录项目及摘要、各种说明书全文及外观设计图形。国内专利数据每周更新二次,滞后公开日 7 天。注册后可以免费检索并下载专利说明书全文,高级用户可以使用其分析功能。

该系统专门设置了药物检索功能,可进行中西药物专利检索,特别是中药方剂专利的检索。系统还可以从申请人、发明人、区域、技术领域等角度进行专利分析,并可进行同族查询、引证/被引证查询、法律状态查询、申请人(专利权人)别名查询、分类号关联查询和双语词典等。

网址:http://www.cnipa.gov.cn/

2. 中国知识产权网专利信息服务平台

中国知识产权(China Intellectual Property Right,CNIPR)网由知识产权出版社于 1999 年创建。其服务平台主要提供中国专利(包括中国发明、中国实用新型、中国外观设计、中国发明授权、中国失效专利及中国香港、中国台湾专利)及国外专利(包括美国、日本、英国、德国、法国、加拿大、EPO(European Patent Office)、WIPO(World Intellectual Property Organization)、瑞士等国家和组织)的检索。(扫描第五章标题二维码可见 5-1 利用国家知识产权局网站检索专利和 5-2 利用中国知识产权网专利信息服务平台检索专利信息)

该平台提供的服务包括:① 机器翻译:对英文专利进行即时翻译。② 分析和预警:通过数据挖掘、分析整理出相关统计信息或潜在知识,以直观易懂的图或表等形式展现。

网址:http://www.search.cnipr.com/

3. 美国专利商标局(USPTO)专利数据库

美国专利商标局网站是由美国专利商标局建立的政府性官方网站,除提供专利数据库检索外,还提供专利概述、专利申请、文献公布程序、美国专利分类体系等信息。

数据库提供 1790 年至今各类授权的美国专利和 2001 年 3 月 15 日起申请说明书的文本和图像。数据每周更新。(扫描第五章标题二维码可见 5-3 利用美国专利商标局检索专利信息)

网址:http://www.uspto.gov/

4. 欧洲专利局网站 Espacenet 专利检索系统

该系统是 1998 年由欧洲专利局在互联网上建立的 Espacenet 数据检索系统。其专利数据由欧洲专利局及其成员国提供,共收录 1920 年以来(各国的起始年代有所不同)世界上 100 多个国家和地区出版的共计 1.5 亿多万件专利文献,另提供专利公报、INPADOC(International Patent Documentation Center)数据库信息及专利文献的修正等方面信息。

Espacenet 专利检索系统可划分为四个数据库:worldwide 数据库(收录 100 多个国家超过 1 亿件的已公开申请专利文献)、worldwide EN 数据库(已公开申请英文全文专利文献)、worldwide FR 数据库(已公开申请法文全文专利文献)、worldwide DE 数据库(已公开申请德文全文专利文献)。

Espacenet 数据检索系统可以从欧洲专利局主页进入,也可以从欧洲专利各成员国站点进入,各成员国的站点支持本国的官方语种。该数据库提供图片式全文显示,可单页显示、下载或打印。(扫描第五章标题二维码可见 5-4 利用欧洲专利局检索专利信息)

网址:http://worldwide.espacenet.com/

5. 世界知识产权组织专利数据库

该网站由世界知识产权组织建立,其知识服务处提供 PATENTSCOPE 专利检索系统、马德里国际商标体系查询、全球外观设计数据库、Hague Express 数据库等。其中 PATENTSCOPE 检索系统可以检索到包括中国在内的 50 多个国家组织或者地区的数百万份专利文献。此系统可提供专利说明书全文阅览和免费下载，其中化学结构检索需要登录状态、英文界面。

网址：https://patentscope2.wipo.int/search/zh/search.jsf

6. 日本特许厅专利数据库

由日本特许厅工业产权数字图书馆提供，收集了日本专利的各种公报（特许和实用新案），有英语和日语两种语言。英文版收录自 1993 年至今公开的日本专利题录和摘要；日文版收录 1971 年至今的公开特许公报，1885 年至今的特许发明明细书，1979 年至今的公表特许公报等专利文献。（扫描第五章标题二维码可见 5－5 利用日本特许厅专利数据库查找专利信息）

网址：http://www.jpo.go.jp/

7. 德温特世界专利数据库

德温特世界专利数据库（Derwent Innovation Index，DII）是科睿唯安公司的产品。该库融合了"世界专利索引（World Patent Index，WPI）"和"专利引文索引（Patent Citation Index，PCI）"的内容，收录来自 100 多个国家和地区的专利，是检索全球专利的著名数据库。其中专利文献索引回溯至 1963 年，专利引文索引回溯至 1973 年。涵盖化学、电气、电子及机械工程等专业。每周增加来自全球 50 多个专利机构授权的、经过德温特专家深度加工的专利文献。DII 还提供描述性标题（指原专利标题含糊和不明确，德温特索引编制专家根据专利内容重新撰写简明精确的标题，揭示发明内容与新颖性）、描述性的摘要（德温特专家根据专利全文撰写 200～250 字介绍专利的声明、用途和优势的摘要）、德温特分类代码、专利家族和专利发明图示等资料。

网址：http://www.webofscience.com/

8. SCIFINDER 中的专利检索

SCIFINDER 中收录了来自 60 多个专利授权机构的专利说明书，因而该数据库也是一个重要的专利检索工具。

网址：https://scifinder.cas.org/

（二）其他网上专利检索网站

➤INNOJOY 专利搜索引擎 http://www.innojoy.com/search/index.html

➤SOOPAT 专利搜索引擎 http://www.soopat.com/

➤免费专利在线 http://www.freepatentsonline.com/

➤佰腾专利检索 https://www.patexplorer.com/ads.html

第二节　标准文献检索

标准文献是指具有法律效应的、应用于一定区域或行业的规范化文件。该类文献可按不同标准划分为不同的类别，如按使用范围可分为国际标准、国家标准、行业标准、地方标准等，按使用的成熟度可分为强制性标准、推荐性标准、指导性标准等。

一、标准文献的编号

了解标准文献编号有利于正确使用标准号查找标准文献，提高检索效率。

（一）国际标准编号

主要由国际标准化组织标准代号、国际标准发布顺序号和国际标准发布年代三部分组成。如"ISO 15195—2018"为标准号，"实验室医学　基准测量实验室的要求"为对应的标准名称。

（二）中国标准编号

1. 国家标准

中国国家标准的标准代号有以下几种：GB 代表强制性国家标准，GB/T 代表推荐性国家标准，GB/Z 代表中华人民共和国国家标准化指导性技术文件，GBJ 代表工程建设国家标准，GBZ 代表国家职业卫生技术标准，GJB 代表国军标。如"GB 9685—2016 食品安全国家标准 食品接触材料及制品用添加剂使用标准"为强制性国家标准。

2. 行业（专业）标准

根据我国"行业标准管理办法"规定，强制性行业标准的代号用行业名称的两个汉语拼音字母表示，如"YY 1001.1—2004 全玻璃注射器"为医药行业强制性标准，若为推荐性行业标准，字母后加斜线"/T"表示。

3. 地方标准

自从我国"地方标准管理办法"颁布后，强制性地方标准的代号用"DB"加省、市、自治区代码前两位数加斜线"/"表示，推荐性地方标准的代号在斜线后再加上"T"表示。如"B34 121—1995 负氧离子发生器卫生要求"和"DB36/T426—2018 淮山"分别为强制性地方标准和推荐性地方标准。

4. 企业标准

根据我国"企业标准管理办法"规定，企业标准的代号，用"Q"加斜线"/"加企业的数字代号表示。中央直属企业，企业的名称代号由中央各部规定；地方企业，由各省市规定，地方企业代号要加所属省市的简称。如"Q/CG94—2001（高压容器用无缝钢管）"。

二、现行常用中医药印本标准

（一）中医标准

1.《中医病证诊断疗效标准》（ZY/T 001.1～001.9-94）

该标准是国家中医药管理局医政司编制，1995 年 1 月 1 日起正式实施的中华人民共和国中医药行业标准，中国中医药出版社 2017 年出版最新版。全书共由中医内、肛肠、眼、耳鼻喉、外、骨伤、妇、皮肤、儿科等 9 科标准组成。所列病证按《中医病证分类与代码》进行编码。每种标准著录项目有病证名、诊断依据、证候分类、疗效评定 4 个部分。

2.《中医病证分类与代码》（GB/T 15657—1995）

它由国家技术监督局于 1995 年批准，1996 年 1 月 1 日起实施。适用于中医医疗、卫生统计、中医病案管理、科研、教学、出版及国内外学术交流。先按内、外、妇、儿、眼、耳鼻喉与骨伤科归类编排，每类之中再按病证排列。

3.《中医临床诊疗术语》（GB/T 16751.1～3—1997）

该标准由国家技术监督局于 1997 年发布，1997 年 10 月 1 日起实施，适用于中医医疗、教学、科研、卫生统计、医政管理、出版及国内外学术交流。全标准共分疾病、证候、治法 3 个部分。

第一部分:疾病。规定了中医内、外、妇、儿、眼、耳鼻喉、皮肤、肛肠等科 930 种疾病的名称及定义,并按中医认识疾病的规律分类。另有症状性术语 49 条,当病种难定时可作暂时性诊断。

第二部分:证候。规定了中医八纲辨证、病因、气血津液辨证、脏腑辨证、六经辨证、卫气营血辨证与三焦辨证等 800 种临床常见证候的名称及其定义。

第三部分:治法。规定了中医临床常用治则与治法 1 050 个名称及其定义。

各部均由前言、适用范围、引用标准与标准正文 4 部分组成,并附拼音与笔画索引。著录项如有同义词,则列于定义之后。凡名称中用方括号括起的字,可以代替前面使用。如"辛凉解[透]表",也可用"辛凉透表"。凡是用圆括号()括起的部分,表示可以省略。

4.《中医基础理论术语》(GB/T 20348—2006)

该标准由国家中医药管理局提出,辽宁中医药大学起草,国家质量监督检验检疫总局和国家标准化管理委员会于 2006 年 5 月 25 日批准发布,从 2006 年 10 月 1 日起正式实施。其界定了中医基础理论中阴阳、五行、脏象、气血精津液、经络、体质、病因、病机、养生、预防、治则、五运六气等的术语及定义,适用于中医教学、医疗、科学研究、管理、出版及国内外学术交流。

5.《中医护理常规　技术操作规程》(ZYYXH/T 1.1～1.18—2006)

由中华中医药学会提出并发布,由中国中医药出版社于 2006 年 10 月 1 日出版,适用于中医护理管理及临床护理人员,可作为临床实践、操作规范及质量评定的重要参考依据。全标准共分《中医护理常规》《中医护理技术操作规程》《中医护理文件书写规范》及《中医护理工作规章制度》四部分。

6.《亚健康中医临床指南》(ZYYXH/T 2—2006)

由中华中医药学会亚健康分会起草,由中国中医药出版社于 2006 年 10 月 1 日出版,是我国第一部指导和规范亚健康研究及干预的文件。该指南的编写和颁布旨在为中医、中西医结合与相关学科研究及干预亚健康状态提供参考,使亚健康的诊断和干预科学化、规范化,为寻求切实可行的健康管理方案及亚健康干预措施提供依据。

7.《糖尿病中医防治指南》(ZYYXH/T 3.1～3.15—2007)

该指南是指导和规范中医防治糖尿病的纲领性文本,由中华中医药学会于 2007 年 7 月 28 日发布。全书包括糖尿病前期、糖尿病、糖尿病肾病、糖尿病视网膜病变、糖尿病周围神经病变、糖尿病勃起功能障碍、糖尿病自主神经病变、糖尿病合并心脏病、糖尿病合并脑血管病、糖尿病足、糖尿病合并高血压病、糖尿病合并脂代谢紊乱、代谢综合征、糖尿病代谢性骨病及糖尿病合并皮肤病,共 15 个部分。

8.《中医内科常见病诊疗指南》(ZYYXH/T 4～135—2008)

该标准是中华中医药学会内科分会实施编写的一部指导中医内科各级医师诊断治疗行为的医疗文件,由中国中医药出版社于 2008 年 7 月出版。分为两个分册,第一分册收录中医 46 种病证,采用中医病名,保持中医特色,选择相对优势病证;第二分册收录西医 86 种疾病,采用西医病名,提供西医诊断依据,适应病证结合的诊疗模式。

9.《肿瘤中医诊疗指南》(ZYYXH/T 136～156—2008)

该标准由中华中医药学会肿瘤分会承担编制,是国内第一部指导中医肿瘤临床诊疗的技术规范性文件,由中国中医药出版社于 2008 年 11 月出版。全标准共分为鼻咽癌、甲状腺癌、肺癌、乳腺癌、食管癌、胃癌、大肠癌、胰腺癌、肝癌、恶性淋巴瘤、急性白血病、慢性粒细胞白血病、多发性骨髓瘤、前列腺癌、睾丸肿瘤、卵巢癌、宫颈癌、膀胱癌、肾癌、皮肤癌、癌性疼痛 21 个部分,每一部分都是具体肿瘤病种的中医诊疗指南。其目的在于规范肿瘤的中医临床诊断、治疗,为临床医师提供肿瘤中医标准化处理策略与方法。

10.《中医体质分类与判定》(ZYYXH/T 157—2009)

该标准是国家中医药管理局主管,中华中医药学会体质分会编制完成,是我国第一部指导和规范中医体制研究及应用的文件,内容包括术语和定义、中医体质 9 种基本分类和特征、中医体质分类的判定,适用于从事中医体质研究的中医临床医生、科研人员及相关管理人员,可作为临床实践、判定规范及质量评定的重要参考依据,并为治未病提供了体质辨识的方法、工具与评估体系。

11.《针灸技术操作规范》(GB/T 21709.1～10—2008,GB/T 21709.11～20—2009,GB/T 21709.21～22—2013)

该标准由国家质量监督检验检疫总局、国家标准化管理委员会分三批于 2008、2009、2013 年发布,共分艾灸、头针、耳针、三棱针、拔罐、穴位注射、皮肤针、皮内针、穴位贴敷、穴位埋线、电针、火针、鍉针、眼针、鼻针、口唇针、腕踝针、毫针基本刺法、毫针针刺手法和刮痧等。

标准中涉及的针灸技术操作规范,均为针灸临床常用的、发展成熟的针灸优势特色技术。标准中严格规范了各种技术的操作步骤与要求、操作方法、注意事项与禁忌等内容。

12.《腧穴名称与定位》(GB 12346—2006)

此标准由中华人民共和国国家质量监督检验检疫总局和中国国家标准化管理委员会于 2006 年发布并实施,是对 GB12346—1990《经穴部位》的修订。标准规定了人体腧穴定位的方法和 362 个经穴、46 个经外奇穴的定位及名称,其穴位命名称依据 1991 年世界卫生组织(WHO)颁布的《针灸穴名国际标准》。

13.《腧穴定位人体测量方法》(GB/T 23237—2009)

该标准由国家质量监督检验检疫总局与国家标准化管理委员会于 2009 年批准并实施。

14.《耳穴名称与定位》(GB/T 13734—2008)

此标准由国家质量监督检验检疫总局和国家标准化管理委员会于 2008 年批准并实施,是 GB/T 13734—1992《耳穴名称与部位》的修订本,规定了人体耳穴的名称和标准定位。

15.《中医病历书写基本规范》(国中医药医政发〔2010〕29 号)

该规范由国家卫生健康委员会、国家中医药管理局于 2010 年施行。中医病历书写是指医务人员通过望、闻、问、切及查体、辅助检查、诊断、治疗、护理等医疗活动获得有关资料,并进行归纳、分析、整理形成医疗活动记录的行为,其规范了门(急)诊病历、住院病历书写内容及要求,打印病历内容及要求。

(二) 药物标准

1.《中华人民共和国药典》

由中华人民共和国国家药典委员会编写,记载了中国药品的标准、规格,是中国药品生产、供应、使用和管理部门检验药品的共同依据,具有国家法律效力。

我国于新中国成立之初即开始着手国家药典的编纂工作,至今为止,中国药典分别于 1953、1963、1977、1985、1990、1995、2000、2005、2010、2015 和 2020 年出版,所收药品种类也从

1953 年的 513 种增加到 2020 年的 5 911 种。

2.《药品生产质量管理规范》(GMP)(2010 年修订)

该规范 2011 年 3 月 1 日起正式实施,是国家食品药品监督管理总局为生产优良药品而制定的标准规则,也是一套适用于制药、食品等行业的强制性标准。要求企业从原料、人员、设施设备、生产过程、包装运输、质量控制等方面按国家有关法规达到卫生质量要求,形成一套可操作的作业规范,帮助企业改善企业卫生环境,及时发现生产过程中存在的问题,确保最终产品的质量符合法规要求。

3.《药物非临床研究质量管理规范》(GLP)(2017 修订)

该规范于 2017 年经国家食品药品监督管理总局发布并施行,是就实验室实验研究从计划、实验、监督、记录到实验报告等一系列管理而制定的法规性文件。它是针对医药、农药、食品添加剂、化妆品、兽药等进行的安全性评价实验而制定的规范。其主要目的是严格控制化学品安全性评价试验的各个环节,即严格控制可能影响实验结果准确性的各种主客观因素,降低试验误差,确保实验结果的真实性。

4.《药品经营质量管理规范》(GSP)(2016 年修订)

该规范于 2016 年由国家药品监督管理局发布并施行。它是药品经营企业质量管理的基本准则,是针对药品流通过程中的计划采购、购进验收、储存、销售及售后服务等环节而制定的保证药品质量的一项管理制度。其核心是通过严格的管理制度来约束企业行为,对药品经营全过程进行质量控制。

5.《中国药品检验标准操作规范》(2010 年版)

该规范是中国药品生物制品检定所和中国药品检验总所根据《中华人民共和国药典》2010年版附录中收载的剂型和相关检测方法编写,由中国医药科技出版社于 2010 年 9 月出版,该书基本上涵盖了 2010 年版药典一部和二部附录中相关内容,并新增了检验检测方法 19 个,包括制剂、检验方法和指导原则及生物检定法和微生物检定法等方面,同时还对已有的检验检测方法进行了修订,共计 45 个。此书是执行药典标准的重要依据和补充。

6.《药品检验仪器操作规程》(2010 年版)

中国药品生物制品检定所和中国药品检验总所编写,2010 年中国医药科技出版社出版,是《中华人民共和国药典》2010 年版配套用书。包括各项仪器常规使用的基本规范性操作方法、各类仪器分析方法的基本原理、仪器性能要求、规范性的操作要点、使用注意事项以及检验的取样份数、误差允许范围等。该规程按仪器类型分为 23 类,收载的仪器操作规程共计 436项,新起草规程 195 项,其中个别项目虽为相同仪器型号,但若软件版本及操作不同,亦一并收录。

7.《中药新药研究指南(药学　药理学　毒理学)》

由中华人民共和国国家卫生健康委员会药政管理局 1994 年编写并出版,目的是使新药研究设计合理,结论可靠,为药政管理机构提供药品安全有效的科学依据。虽然指南不具备行政法规的效力,但可作为"新药审批办法"及有关规定的技术参考资料。

8.《中成药临床应用指导原则》

由国家中医药管理局会同国家卫生健康委员会制定,并由国家中医药管理局 2010 年 6 月11 日印发,是临床应用中成药的基本原则,有利于提高中成药临床管理及临床应用水平,保证临床用药安全。

9.《国家药品标准技术规范 国家药品标准工作手册》(第四版)

该手册由国家药典委员会编写,2013 年中国医药科技出版社出版,是在《国家药品标准工作手册》(第三版)的基础上修订而来,主要收载了国家药品标准研究制定与应用的技术要求、指导原则,标准正文各论编写细则,起草说明编写细则以及《中国药典注释》编写原则,《临床用药须知》编写原则和细则,《中国药典》英文版编译细则,中国药品通用名称命名原则,国家药品标准起草复核工作规范和技术要求等标准相关工作规范。

10.《国家中药饮片炮制规范》

该规范由国家药监局组织国家药典委员会制定,于 2022 年 12 月 21 日颁布,收载中药饮片的来源、炮制、性状和贮藏项。

三、电子资源

(一)标准数据库

1. 万方数据知识服务平台的"中外标准数据库"

该资源运行于万方平台上,包括中国国家标准、行业标准、国际标准、欧洲标准以及美、英、德、日等国家的标准,共计 200 余万条记录,每条数据提供标准号、中文或英文标准名称、标准发布日期、标准状态等信息。

网址:http://g.wanfangdata.com.cn/index.html

2. 中国知网的标准文献资源

中国知网检索平台提供了《国家标准全文数据库》《中国行业标准全文数据库》《中国标准题录数据库》和《国外标准题录数据库》。《国家标准全文数据库》收录由国家标准化管理委员会发布的所有国家标准,占国家标准总量的 90% 以上。《中国行业标准全文数据库》收录了现行、废止、被代替以及即将实施的行业标准。知网提供的标准均获得权利人的合法授权,可以免费检索、免费浏览,全文需要付费订购。

网址:http://www.cnki.net/

3. 国家科技图书文献中心(NTSL)中外标准数据库

国家科技图书文献中心(NSTL)标准数据来源于中国标准化研究院标准馆。收录中国国家标准(GB)、英国国家标准(BS)、德国国家标准(DIN)、法国国家标准(AFNOR)、日本工业标准(JIS)、国际标准化组织(ISO)和国际电工委员会标准(IEC)等七个国内外标准库,注册后可以请求原文传递。

网址:http://www.nstl.gov.cn/

(二)标准网

1. 中华人民共和国国家卫生健康委员会网站

目前已包括 2 000 余条卫生方面的国家标准(全文)和卫生行业标准(全文)及更新信息,涵盖了环境卫生、食品卫生、职业卫生、血液卫生、放射卫生、化妆品卫生、传染病、地方病、职业病等领域。标准全文可以提供 PDF 格式下载。在中华人民共和国国家卫生健康委员会网站"查信息"链接下点击"卫生标准查询",可以进入查询界面。

网址:http://www.nhc.gov.cn/

2. 中国标准服务网

是国家级标准信息服务门户，也是世界标准服务网的中国站点，由中国标准化研究院标准馆负责维护。共收藏 60 多个国家、70 多个国际和区域性标准化组织、450 多个专业学(协)会的标准，还收集 160 多种国内外标准化期刊及标准化专著。(扫描第五章标题二维码可见 5 - 6 利用中国标准服务网查找标准文献)

网址：http://www.cssn.net.cn/

3. ISO Online

该网站是由国际标准化组织(ISO)提供的一个官方网络，可以检索 ISO 已颁布的标准，另外还可以查找已废除的标准。

网址：http://www.iso.org/OSD

4. Techstreet™

Techstreet™连接了 150 余家标准出版社，收集全球行业规范和标准 55 万余份，在此可以获取美国、英国、德国、法国和日本等国家标准，以及 IEEE、IEC 和 ASME 等行业标准和 ISO 标准，可以采用标准名称查询和出版商浏览检索，用户注册后可以购买原文。

网址：https://www.techstreet.com/

5. 其他

➤中国标准在线服务网(http://www.spc.org.cn/)

➤国家标准化管理委员会网(http://www.sac.gov.cn)

➤中国标准化研究院网站(http://www.cnis.ac.cn/pcindex)

➤深圳市标准技术研究院网站(http://standard.sist.org.cn/)

➤全球标准化资料库(NSSN)(https://webstore.ansi.org/)

➤美国标准网(ANSI)(http://www.ansi.org/)

第三节　学位论文检索

学位论文检索主要指硕士和博士论文检索。与普通学术论文相比，学位论文具有选题新颖、专业性强、参考文献丰富等特点。学位论文除保密论文外，答辩通过后会在不同范围内公开。各国国家图书馆多收藏本国学位论文，如日本的国会图书馆统一管理该国的学位论文。在我国，中国科学技术信息研究所和国家图书馆是学位论文的指定收藏单位。中国科学技术信息研究所集中收藏和报道国内授予单位的自然科学和技术科学领域的学位论文。查找学位论文除可以到图书馆阅览外，还可以利用学位论文数据库。

一、商业数据库

1. 中国知网学位论文全文库

知网收录全国 520 余家培养单位的博士学位论文和 790 余家硕士培养单位的优秀硕士学位论文。学科覆盖基础科学、农业、哲学、医学、人文、社会科学等各个领域。

网址：http://www.cnki.net/

2. 万方中国学位论文全文数据库

万方提供的学位论文来源于国家法定学位论文收藏机构——中国科技信息研究所，数据包括自 1980 年以来我国自然科学领域的硕士、博士及博士后论文。

网址：http://g. wanfangdata. com. cn/index. html

3. ProQuest 学位论文全文数据库

PQDD(ProQuest Digital Dissertations)，是由美国 ProQuest 公司开发的数字化博硕士论文数据库，现已更名为 PQDT(ProQuest Dissertations & Theses)，从 1861 年获得通过的全世界第一篇博士论文(美国)起开始收录，现已覆盖欧美一千余所大学文、理、工、农、医等领域的博士、硕士学位论文。2002 年始，为满足国内对学位论文全文的需求，由 CALIS 组织国内高校、学术院所以及公共图书馆共同采购国外优秀博硕士论文，建立了 ProQuest 博硕士论文全文数据库，在 CALIS 建立了 PQDT 本地服务网，提供学位论文检索服务。另外，此数据库已集成于 Web of Science 平台，提供检索服务。(扫描第五章标题二维码可见 5 - 7 利用 ProQuest 查找学位论文)

网址 1：https://www. proquest. com/

网址 2：https://www. webofscience. com/

二、网上免费资源

1. CALIS 高校学位论文数据库

收录包括北京大学、清华大学等全国著名大学在内的 80 余个 CALIS(China Academic Library & Information System)成员馆的硕士、博士学位论文，可浏览文摘。该库中检索到的论文可通过文献传递获取全文。

网址：http://www. calis. edu. cn/

2. OATD(Open Access Theses and Dissertations)

这是具有开放存取性质的网络学位论文资源，具有十分丰富的学位论文全文，且多可以免费下载。

网址：https://oatd. org/

3. 其他

➢读秀学术搜索——学位论文频道(http://www. duxiu. com/)

➢NSTL 学位论文检索系统(http://www. nstl. gov. cn/)

第四节　会议论文检索

一、会议文献及其类型

会议文献(conference literature)是指在各类学术会议上形成的资料和出版物，按出版时间的先后可分为会前、会中和会后文献。会前文献是指在会议召开之前产生的有关会议的各类资料，包括会议通知、会议日程安排、供交流的论文手稿和论文预印稿、论文摘要；会中文献指在会议过程中产生的资料，包括会议的开幕词、闭幕词、讲话稿、会议纪要、决议、备忘录以及在会议交流中产生的课题计划书、项目合作协议书、意向书；会后文献是指在会议结束后总结会议情况而产生的资料，包括会议纪要、会议总结和会议论文集。会后文献的名称形形色色，常见的有：会议录(Proceeding)、会议论文集(Symposium)、学术讲座论文集(Colloquium Papers)、议事录(Transactions)、会议记录(Records)、会议文集(Papers)、会议出版物(Publications)、会议辑要(Digest)等。

会议论文是在会议上宣读或公开的论文。许多新发现、新进展、新成就以及新设想,都是以会议论文的形式公之于众的,其利用率在目前的十大科技信息源中,仅次于科技期刊。

会议论文的主要出版形式有两种。

1. 图书

许多会后文献常以图书形式出版。这种会议文献通常汇集了某次会议上的所有论文,并经编者补充和修改,出版周期需在半年至一年左右。以图书形式出版的会议文献,多数以其会议名称作为书名,也有另加书名,将会议名称作为副书名的。

2. 期刊

指定期连续出版的会议文献,如专门刊载会议文献的会刊,通常在会后 3～4 个月出版,是跟踪了解会议文献的重要信息源。

二、会议文献的获取途径与方法

由于会议本身形式多样,发行分散,涵盖了白色文献、灰色文献和黑色文献。所以,"好用不好找",本节主要介绍一些常见的、检索医药会议文献信息的数据库或网站。

(一)国内外会议论文数据库

1. 中国重要会议论文全文数据库

是中国知网的子库,重点收录 1999 年以来,中国科协系统及国家二级以上的学会、协会、高校、科研院所、政府机关举办的重要会议以及在国内召开的国际会议上发表的文献。其中,国际会议文献占全部文献的 20％以上,全国性会议文献超过总量的 70％,部分重点会议文献回溯至 1953 年。

网址:http://www.cnki.net/

2. 万方会议论文数据库

为万方数据知识服务平台的子库。收录了由中国科技信息研究所提供的,1982 年至今世界主要学会和协会主办的会议论文,以一级以上学会和协会主办的高质量会议论文为主。每年收集约 2 000 个重要的学术会议,年增 20 余万篇,每月更新。

网址:http://g.wanfangdata.com.cn/index.html

3. 中国会议论文数据库

国家科技图书文献中心(National Science and Technology library,NSTL)的中国会议论文数据库收录 1985 年以来我国国家级学会、协会、研究会以及各省、部委等组织召开的全国性学术会议论文,以自然科学为收藏重点,每年涉及 600 余个重要的学术会议,年增加论文 4 万余篇。外文会议论文数据库主要收录 1985 年以来世界各主要学会、协会、出版机构出版的学术会议论文,部分文献有少量回溯。学科范围涉及工程技术和自然科学等领域。每年新增论文约 20 余万篇。

网址:http://www.nstl.gov.cn

4. 读秀中文学术搜索的会议频道

读秀会议论文频道提供会议论文的题录及摘要查询,也可以通过邮箱请求全文。

网址:http://www.duxiu.com/

5. Web of Science 的 CPCI(Conference Proceedings Citation Index)

由科睿唯安公司提供,运行于 Web of Science 检索平台,提供会议论文的文摘索引信息。

它是收录最多、覆盖学科最广泛的学术会议录文献数据库,是查找国外会议文献的重要数据库。它收录 1990 年以来近 15 万个国际会议的会议文献,每年增加约 4 万篇会议文献,涵盖了250 多个学科领域。所收录的会议有一般性会议、座谈会、研究会、专题讨论会等。索引内容的 65% 来源于专门出版的会议录或丛书,其余来源于以连续出版物形式定期出版的系列会议录。

网址:http://www.webofscience.com/

6. OCLC PapersFirst 与 Proceedings

OCLC FirstSearch 是 OCLC 的一个网络参考服务系统,包括 70 多个数据库。检索系统中的 PapersFirst(国际学术会议论文索引)和 Proceedings 数据库提供世界范围内的会议文献检索。

PapersFirst 数据库收录世界范围内各类学术会议上发表论文的索引信息,它覆盖了自1993 年以来在"大英图书馆资料提供中心"的会议录所收集的所有大会、专题讨论会、博览会、讲习班和其他会议上发表的论文,每两周更新一次。PapersFirst 中的每条记录对应着Proceedings 数据库的某个会议记录,Proceedings 是 PapersFirst 的相关库,收录了世界范围内举办的各类学术会议上发表论文的目次,利用该库可以检索"大英图书馆资料提供中心"的会议录,了解各会议的概貌和学术水平。

网址:http://firstsearch.oclc.org/

7. 美国会议论文索引数据库(Conference Papers Index,CPI)

它是剑桥科学文摘中的一个子库,收录 1982 年以来世界范围内的会议文献信息,提供会议论文和公告会议的索引。每两月更新一次,其学科范围主要涉及农业、生物化学、化学、化学工程、林学、生物学、环境科学、土壤学、生物工艺、临床学等领域。现已集成到 ProQuest 检索平台。

网址:https://www.proquest.com/

(二) 会议网站

1. 中国学术会议在线

由教育部科技发展中心主办,提供学术会议预告、会议专题报告视频、会议新闻等信息的网站。包括国内及境外会议日程信息,可以通过电子邮件免费注册、定制会议信息。

网址:https://www.meeting.edu.cn/zh

2. 医学会议网

提供会议预告、近期会议、行业展会、培训公开课等,可按学科和日程等导航查找会议信息,也可通过关键词检索查询会议信息。

网址:http://www.yixuehuiyi.net/

3. 医脉通之医学会议

提供国内外会议的热点报道、专家访谈、视频、PPT。可以通过关键词搜索或分类浏览会议信息。

网址:http://meetings.medlive.cn/

4. 全球医学会议网

提供全球医学专业 30 个科室的顶尖学术会议,可按地区和科室分类查询。

网址:http://www.globalconfs.com/

5. 欧洲研究会议(Europe Research Conferences)

由欧洲科学基金会维护,主要提供各学科已经召开与即将召开的会议信息。

网址:http://www.esf.org/

6. 生物科学与医学方面的会议(Meetings in Bioscience and Medicine)

该网站提供了将在未来一年半内召开的生物科学与医学方面的国际会议预告。

网址:http://hum-molgen.org/meetings/meetings/

第五节　检索实例

一、检索需求

某同学拟了解天然产物丹参素的单体及合成的知识产权保护及主要研发力量。

二、分析检索需求

了解某一主题知识产权保护方面的信息应根据文献类型及特点选择专利文献为主要查找的文献类型。通过对当前申请及获批专利的主题以及主要申请单位等的信息收集,了解相关知识产权保护概况及主要研发力量。

三、确定检索词

分析项目内容所涉及概念,提取表达有关概念的检索词

中文检索词:丹参素、单体、提取、合成

英文检索词:danshensu, Salvianic Acid A, extraction, extracting, extracted, synthesis, synthetic, CAS:76822-21-4,分子式:$C_9H_{10}O_5$

四、选择数据库,实施检索

1. 国家知识产权局——专利检索与分析系统(http://www.pss-system.gov.cn/)

选择该系统的表格检索或药物专题检索,默认中外专利联合检索,检索时间为系统默认时间,选择命令编辑区,编制检索表达式。

检索表达式为:丹参素 AND （单体 OR 提取 OR 合成）

2. 中国知识产权网——专利信息服务平台(http://search.cnipr.com/)

选择该平台的高级检索,数据库范围为全选,选择逻辑检索,编制检索表达式。（高级会员可以选择特定字段限制某个检索词出现的位置,游客与普通会员无此功能）

检索表达式为:丹参素 AND （单体 OR 提取 OR 合成）

3. 中国专利信息中心——专利之星检索系统(http://www.patentstar.com.cn)

选择表格检索,单选中国专利或世界专利数据库,选择命令行检索编制检索表达式。

检索表达式:丹参素/TX*(单体/AB+合成/AB+提取/AB)

注:"*"是"逻辑与"运算符;"+"是"逻辑或"运算符;TX 为文本词字段;AB 为摘要字段。

4. 美国专利商标局(USPTO)——专利公共检索系统(http://www.uspto.gov/)

选择该网站的专利公共检索系统的高级检索,检索时间为系统默认时间,编制检索表达式。

检索表达式:("DANSHENSU" OR "Salvianic acid A") AND (extract $ OR synthe $)

5. 欧洲专利局专利数据库(http://worldwide.espacenet.com/)

选择该数据库的高级检索,选择在"Title,abstract or claims"下编制检索策略。

检索表达式:(DANSHENSU OR Salvianic acid A) and (extract * or synthe *)

五、结果处理与分析

1. 数据处理

将国内所有关于丹参素提取和合成的专利数据的题录信息导出,并汇总至 EXCEL 中进行合并,去除重复专利,进行基本专利统计分析,以了解国内丹参素的专利申请情况。

2. 国外专利概况

国外专利数据库中有关丹参素单体或合成的专利申请很稀少,仅在美国专利中发现有 2 项相关专利。

3. 国内专利概况

(1)申请人统计分析

有关丹参素单体或合成一共有 2 035 项专利申请,有 2 241 个专利申请人,8 352 个发明人,其中专利申请前 5 名的为:天津天士力制药股份有限公司、江南大学、贵州景峰注射剂有限公司、中国科学院上海药物研究所、复旦大学,见表 5-1。

表 5-1　丹参素专利申请人统计分析(前十名)

序号	申请人	申请专利数
1	天津天士力制药股份有限公司	76
2	江南大学	58
3	贵州景峰注射剂有限公司	26
4	中国科学院上海药物研究所	21
5	复旦大学	21
6	山东绿叶天然药物研究开发有限公司	19
7	中国药科大学	17
8	南京中医药大学	17
9	天津中医药大学	16
10	中国人民解放军第四军医大学	15

(2)专利申请量趋势分析

从图 5-1 得知,丹参素单体或合成的专利申请在 1993～2005 年期间呈上升趋势,2005 年达 133 项专利,2006～2008 年期间呈下降趋势,2009～2012 呈快速上升趋势,2012 年达 152 项专利,2013～2023 年期间呈缓慢下降。

图 5－1　丹参素专利申请趋势分析

（3）专利申请类别归属分析

将 2 035 件专利申请按照 IPC 分类的大类归类统计发现，其主要分布于以下 7 类，最多的为 A 类人类生活必需（农、轻、医），其次依次为 C 类化学、冶金，G 类物理，B 类作业、运输，D 类纺织、造纸，H 类电学和 F 类机械工程（如图 5－2 所示）。

图 5－2　IPC 类别归属分析图

六、本项检索的价值与意义

通过对丹参素的单体及合成相关的国内外专利进行检索，可以大致了解国内外相关专利的申请情况。根据研究目的，如果有必要进一步更深入把握丹参素相关专利的申请情况及法律、技术、经济等信息，则需要进一步了解专利权人的分布，专利的有权、无权，专利权的稳定性，技术水平，技术上的可替代性，有无撰写上的漏洞，专利权转移情况，专利的许可实施情况等，甚至有必要对其中的某些专利进行逐一阅读。

思考题

1. 采用什么方法可以了解某种专利技术的最新进展？通过什么方法可以解决专利文献的语言障碍？

2. 专利文献、标准文献、学位论文与会议论文与期刊论文间的区别主要体现在哪里？

3. 利用《中华人民共和国药典》(2020 年版)查找一味药，举例说明药典各部分所收载的内容及特点。

（郝桂荣）

第六章　医药类数据库检索

扫码可见第六章补充资料

　　本章主要介绍医、药学领域具有代表性的中外文数据库，包括"中国生物医学文献服务系统""中国中医药数据库检索系统""PubMed""SCIFINDER"等。其中，"SCIFINDER"为化学专业数据库，虽非专属于医学、药学领域，但却是查找化学相关医药资料的主要数据库，故也列入本章。

第一节　中国生物医学文献服务系统

一、系统简介

　　中国生物医学文献服务系统（SinoMed）由中国医学科学院医学信息研究所研发，是集题录、摘要及全文传递于一体的中西文文献整合平台。

　　1. 中国生物医学文献数据库（CBM）

　　其前身可追溯到 1963 年创刊的印刷型检索工具《全国医学科学技术资料联合目录》，由当时的中国医学科学院医学情报所编制，用于报道国内医学相关的期刊、汇编、学术会议资料等信息，是查阅国内医学论文的重要工具。该刊 1978 年起改名为《中文科技资料目录》（医药卫生），2007 年停刊。1994 年，以该刊内容为主要数据建成了《中国生物医学文献数据库》，由于一开始使用的是 DOS 操作系统，故称为 CBMDOS，后改用 Windows 操作系统，光盘版被称为 CBMDisc。2004 年起，网络版开始提供服务，称为 CBMWeb。自 2008 年开始，该库被集成到 SinoMed 检索平台，提供查询服务。

　　该系统收录 1978 年以来发表在 1 800 多种期刊上的医学文献以及医学类汇编、会议论文资料，内容涉及现代医学及中国传统医学各领域。

　　2. 其他

　　该系统还提供科普文献、学位论文等不同类型的数据库，详见 http://www.sinomed.ac.cn/。

二、数据库特点

　　SinoMed 由 8 个相对独立的数据库组成，学科范围广泛，用户可根据需要选择一个或数个数据库进行检索。

　　SinoMed 同时提供自然语言和规范语言的检索。规范性检索语言主要有主题语言与分类语言。该系统的分类语言主要依据《中国图书馆分类法》。主题词中的现代医学词汇参照美国国立医学图书馆编制的 *MeSH* 词表，中医学词汇参照中国中医科学院编制的《中国中医药学主题词表》。

SinoMed 支持布尔逻辑检索、截词检索、限定检索、扩展检索、加权检索等多种检索技术。对 1989 年以后的记录实现了与维普全文数据库的链接,允许用户在当前界面下链接到全文。系统还可以对检出结果进行数据分析,以帮助用户快速了解概况。

三、跨库检索

跨库检索是指在一个拥有多个数据库的检索平台上,对其中的任意两个或以上的数据库同时进行检索,在 SinoMed 首页上点选跨库检索即可进入跨库检索界面。目前 SinoMed 跨库检索界面提供"快速检索""高级检索""主题检索"和"分类检索"等途径。用户在输入检索词后系统将在多个数据库中查找并返回结果,如图 6 - 1 所示。(扫描第六章标题二维码可见 6 - 1 利用 SinoMed 跨库检索查找急性肺栓塞方面的文献)

图 6 - 1   SinoMed 跨库检索界面

四、单库检索

SinoMed 中各数据库的检索途径与方法大致相同,本节将以中国生物医学文献数据库(CBM)为例介绍主要检索途径与方法。CBM 建有多个检索频道,比如高级检索、主题检索、分类检索、期刊检索、作者检索等。

(一) 高级检索

高级检索属字段检索。检索时,通过选择所需字段,输入相应的检索词,点击"发送到检索框",将检索词依次送入检索框后,即可点击"检索"按钮,完成检索过程。

1. 单字段检索

高级检索状态下提供的单字段有:标题、摘要、主题词、关键词、特征词、分类号、人名主题、参考文献、作者、作者单位、国省市名、出版年、刊名、期、基金。

2. 联合字段检索

联合字段检索是指将两个以上字段联合起来检索,各字段之间默认逻辑或的关系,与单字段相比,其检索范围较广,查全率较高。中国生物医学文献数据库中的"常用字段"和"全文"字段即为较具代表性的联合字段。

(1) 常用字段:指标题、主题词、关键词、摘要四个字段的联合检索。

(2) 全文:指在所有可检索字段中进行联合查找。

图 6 - 2　SinoMed 高级检索界面

3. 限定检索

限定检索是指将检索词限定在特定范围内。CBM 限定检索可以在高级检索界面下完成，除字段限定外，还可进一步通过年代、文献类型、特征词等限定检索范围，提高查准率。（扫描第六章标题二维码可见 6 - 2 利用 SinoMed 限定检索功能查找急性肺栓塞方面的病例报告）

4. 字段检索注意事项

（1）所输入的检索词应与字段相一致，即确认所输入的内容包含在字段范围之内。比如，选择"作者"字段，则输入的检索词只能是作者名，如果选择"主题词"，则检索词只能是 *MeSH* 或《中国中医药主题词表》中的规范主题词。而当选择联合字段时，如"常用字段"，则输入标题、关键词、摘要、主题词字段中可能出现的词汇。

（2）在键入符号、数字时，使用半角格式。

（二）主题检索

主题检索提供规范语言主题词的检索，可通过主题词与副主题词的组配及其他选项的限定来准确查找所需资料。（扫描第六章标题二维码可见 6 - 3 利用 SinoMed 主题检索查找黄芪分离与提纯方面的文献）

1. 检索步骤

第一步　主题词输入。

打开主题检索界面后，检索入口有"中文主题词"和"英文主题词"两种，根据需要选择检索入口，在输入框内输入主题词后，点击"查找"。

第二步　确定主题词。

数据库会将检索者输入的主题词与该库的辅助主题词表相对照，提供主题词列表及主题词注释，供检索者最终确定具体主题词。点击该主题词，即进入副主题词选择界面。

第三步　选择副主题词。

可以与当前主题词相组配的副主题词以列表形式显示，检索者根据需要从左侧备选框中选择一或多个副主题词添加到右侧输入框。在不勾选任何副主题词的情况下，系统默认为全部副主题词。

图 6-3　SinoMed 主题检索入口

图 6-4　系统推送带有检索词"黄芪"的主题词列表

款目词	主题词	命中文献数
黄芪	黄芪	20496
黄芪	黄芪	20496
炙黄芪	黄芪	20496
黄芪注射液	黄芪注射液	2935
黄芪甲苷	黄芪甲苷	2203
黄芪皂苷IV	黄芪甲苷	2203
黄芪多糖	黄芪多糖	1793

黄芪　加权检索□　扩展检索 扩展∨　　　发送到检索框 AND∨

☐ AD 投药和剂量　☐ AE 副作用(+)　☐ AG 激动剂　☐ AN 分析(+)　☐ BL 血液

☐ CF 脑脊髓液　☐ CH 化学(+)　☐ CL 分类　☐ EC 经济学　☐ HI 历史

☐ IM 免疫学　☐ IP 分离和提纯　☐ ME 代谢(+)　☐ PD 药理学(+)　☐ PK 药代动力学

☐ PO 中毒　☐ RE 辐射效应　☐ SD 供应和分配　☐ ST 标准　☐ SZ 生产和制备

☐ TO 毒性　☐ TU 治疗应用(+)　☐ UR 尿

图 6-5　可以与主题词相组配的副主题词列表

第四步　对当前界面的扩展、加权等选项进行勾选。如不做勾选，默认为扩展检索、非加权检索状态。

第五步　点击"主题检索"按钮，检出结果。

2. 主题词检索注意事项

（1）检索入口只有"中文主题词"和"英文主题词"两种，即主题检索界面下只能输入主题词。因此，在实施检索前，一定要先提炼出主题词，不可以将主题词与副主题词一起输入，更不能输入整个句子。

（2）检索词的调整：由于主题词与自然语言中的词形可能有所区别，因此，当系统无法为输入词提供词表支持时，可选择输入词的部分或者上位词进行查找。例如，当输入"萎缩性胃炎"无法进一步检索时，可改为输入"胃炎"进行查找。

（3）重视辅助词表注释：该库的主题词和副主题词均提供注释，无论是主题词注释还是副主题词注释，均十分重要，在选词前要认真阅读注释项，以帮助选择适合的主题词或副主题词。

（三）分类检索

分类检索界面下，检索者可选择"分类词"或"分类号"作为检索入口进行检索，也可以通过分类导航，以逐层点击的方式检索。（扫描第六章标题二维码可见 6－4 利用 SinoMed 分类检索频道查找咳嗽中药疗法方面的文献）

图 6－6　SinoMed 分类检索界面

1. 类名检索
选择"类名"字段，输入需查找的分类词，如输入"护理学"。

2. 类号检索
选择"分类号"字段，输入需查找的分类号，如输入"R47"。

3. 分类导航
可通过逐层点击的方式利用分类导航找到所需的分类词，点击后检出结果。

4. 注意事项
（1）在不熟悉分类体系的情况下，可使用"分类词"入口输入需检索的词语，以查找方式确定检索词，实施检索。

（2）有些分类词有复分检索项，是对主分项的说明，其目的是为了提高专指性，缩小检索范围。

（3）重视分类检索界面提供的注释项，对准确或全面查找资料十分重要。

（四）期刊检索

期刊检索除可以获取期刊上刊载的论文，也可以了解期刊出版信息。

1. 查找期刊
检索某刊上发表的论文或某刊信息，首先需查找到指定期刊，查找途径有以下几种：

（1）通过字段查找：期刊检索界面提供刊名、出版地、出版单位等字段。查找时，选择检索入口下拉菜单，选择字段后输入检索词，点击"查找"，在系统提供的音序排列的期刊列表中查找需要的期刊。

（2）通过"期刊导航"查找：通过逐层点击期刊导航前的加号，查找需要的期刊。

（3）通过"首字母"查找：首字母导航按刊名汉语拼音的首字母进行排序。检索时首先点击相应的首字母，在下方出现的期刊列表中查找所需期刊。

图 6 - 7　SinoMed 期刊检索界面

2. 检索期刊论文

点击需检索的期刊后即进入该刊界面,可以浏览最新刊出的论文。界面左侧下方还提供期刊的出版信息,如中英文刊名及变更情况、创刊年、出版周期、刊号、出版单位、出版单位地址及邮编、联系邮箱等,对投稿有一定帮助。如果希望查找该刊某一主题的论文,可以在"浏览本刊"按钮前的输入框内输入检索词后,点击"浏览本刊"进行查找。

3. 期刊分析

如果想了解某刊的具体刊载信息,可以使用期刊分析功能。在选定某一具体期刊并点击进入该刊界面后,点击"期刊分析"即可进入分析结果的显示界面,可以对该刊上刊载论文的学科、主题、作者、发文机构、引用数据、影响因子等进行分析,对了解该刊刊文特点有所帮助。

图 6 - 8　SinoMed 期刊分析界面

| 快速检索 | 高级检索 | 主题检索 | 分类检索 | | 中国生物医学文献数据库 |

构建表达式：作者单位

□优先　AND　常用字段　●　●　☑智能

年代

限定检索　　检索历史

图 6-9　SinoMed 机构检索入口

（五）机构检索

当我们需要了解某一机构的科研实力（发文情况、主要学科、核心研究人员等）时，可以使用机构检索。机构检索使用名称类检索语言进行检索，可在高级检索界面下选择"作者单位"字段实施检索。（扫描第六章标题二维码可见 6-5 利用 SinoMed 了解某机构的科研情况）

（六）基金检索

当我们想了解某项基金所资助的主要内容及论文时，可以使用基金检索。基金检索通过高级检索界面基金相关字段实施检索。（扫描第六章标题二维码可见 6-6 利用 SinoMed 了解国家中医药管理局基金资助情况）

（七）引文检索

引文检索主要用于查找文献的引用与被引信息。SinoMed 的引文检索频道，可以通过被引文献的题名、作者、出处、机构、基金等等进行引文检索。其中，"被引文献出处"可以查找期

🏠 首页　　　文献检索　　　引文检索　　　期刊检索　　　文献传递　　　数据服务

常用字段　　　　　　　　　　❌　🔍检索

AND　常用字段　　　　　　　●

发表年代　　　-　　　　施引年代　　　-　　　清除

检索历史

图 6-10　SinoMed 引文检索频道

刊的引用数据,了解期刊上所刊载文献的学术影响力。(扫描第六章标题二维码可见 6 - 7 利用 SinoMed 了解所刊出论文在学术界的影响力)

引文检索频道与其他检索频道最突出的区别在于每篇文献有详细的引用数据。

(八) 其他辅助功能

1. 精炼检索

SinoMed 的检出结果界面提供精炼检索功能,可以从时间、学科、主题、作者、作者机构、期刊类别、基金、文献类别等几个方面对检出结果进一步精炼。

2. 链接检索

在检索结果显示界面,所显示的作者、刊名等字段建有链接点,检索者可点击这些链接点进一步检索。

3. 智能检索

智能检索是指将检索词以及该词的同义概念一并检出的模式,是默认的检索模式。

4. 定题跟踪功能

定题跟踪是指对某一检索主题进行跟踪,以了解该主题的研究进展。这一功能可以利用 CBM 的"我的空间"实现。首次使用时需先注册,设置好用户名、密码后登录,然后可以从检索历史中调用需要跟踪的检索课题的检索策略,并保存,即可完成定题检索的定制。之后只要登录"我的空间",调用已保存的检索策略,就可以获取最新资料,或重新检索该课题资料。主要适用于在较长一段时间内需要多次、反复检索同一主题内容时使用。

图 6 - 11　利用"我的检索策略"进行定题跟踪检索

五、检索结果的处理

(一) 检索结果显示

该库提供题录、文摘等显示格式。其中题录格式为简洁格式,提供每篇文章的题目、作者及作者单位、文献出处等信息。文摘格式是在题录格式基础之上增加了摘要、关键词等注录项。

黄芪多糖-超顺磁性氧化铁纳米复合物的制备及其诱导巨噬细胞极化的活性研究

Preparation and polarization activity research of astragalus polysaccharide-superparamagnetic iron oxide nanocomposite

作者：　黄琳清(1,2); 史新萌(1,2); 王静蓉(3,4); 瞿鼎(1,2); 刘玉萍(1,2); 陈彦(1,2)

作者单位：　(1)南京中医药大学附属中西医结合医院,江苏南京 210028; (2)江苏省中医药研究院,中药组分与微生态研究中心,江苏南京 210028; (3)中药质量研究国家重点实验室(澳门科技大学),中国澳门 999078; (4)广州中医药大学第二附属医院,省部共建中医湿证国家重点实验室,广东广州

出处：　药学学报 2023;58(3):779-788

相关链接：　主题相关　作者相关

图 6 – 12　SinoMed 题录格式

（二）检出结果排序

检索者可以点击结果显示界面右侧的排序方式,根据需要选择按相关度、年代、作者、期刊、入库等对检出结果进行排序。

（三）检索历史

"检索历史"界面记录所有检索过程,所提供的信息主要包括：
① 检索序号：根据检索的时间顺序随机编制的流水号。
② 命中文献数：显示该数据库中命中文献的篇数。
③ 检索表达式：提供详细的检索表达式,供检索者参考、存储或调用。
④ 组配检索：可对两个及以上表达式进行布尔逻辑组配,满足新的检索需求。

（四）检索结果输出

选择检索结果显示区右侧的"结果输出",可根据需要导出题录数据。

第二节　中国中医药数据库检索系统

中国中医药数据库检索系统是由中国中医科学院中医药信息研究所研发的大型中医药学数据库群,平台提供期刊文献、疾病诊疗、中药、方剂、医药企业、标准等多种类型的数据库五十多个,数据总量二百二十多万条。该系统中医药特色突出,其资源时间跨度大,涉及古今各类中医药学文献,是检索中医药信息,尤其是事实型数据的重要检索系统,可通过中医药在线(http://ad. cintcm. com/)访问。

一、资源简介

中国中医药数据库检索系统包括线索和事实两种类型的数据库。

（一）线索型数据库

线索型数据库资源包括《中国中医药期刊文献数据库》和《国民期刊文献数据库》,主要用于检索期刊论文的题录或摘要,前者主要用于查找当代论文,后者主要用于查找清末至 1949

年之间发表的中医药期刊论文。

(二) 事实型数据库

1. 中药类数据库

中药类数据库包括《中国中药数据库》《中国中药药对数据库》《中国中药化学成分数据库》及藏、蒙、维吾尔、苗、傣、瑶 6 个少数民族药数据库。是检索中药及民族药的性味归经、功效主治、用量用法、服用禁忌、化学成分、药理毒理、栽培养殖、采集加工、炮制方法、药材鉴别等方面信息的重要信息源。

2. 方剂类数据库

方剂类数据库包括《中国方剂数据库》和《方剂现代应用数据库》，前者提供七百多种古今文献中的方剂信息，包括名称、别名、处方来源、药物组成、功效、主治、用药禁忌、药理作用、制备方法、临床应用等；后者提供古今方剂的基础及临床的现代研究成果。

3. 药品类数据库

药品类数据库包括《国家药品标准化学药说明书》《临证用药配伍指南数据库》《中国藏药药品标准数据库》《中国中药新药品数据库》《中药成方制剂标准数据库》《中药非处方药数据库》《中国药典数据库(2005 版)》《中国药典(2005 年版)临床用药须知》《中国国家基本药物数据库》《中国中成药主要产品产量数据库(1999～2002 年)》《中成药、中药材进出口品种数据库(2004～2005 年)》《中国药典临床用药须知中药成方制剂(2015 年版)》《中国药典(2015 年版)药材和饮片》。

4. 不良反应类数据库

资源包括《有毒中药合理应用数据库》《药物不良反应数据库》《有毒中药古籍文献数据库》，提供药物的不良反应、毒副作用、代谢、中毒处理、成分及用法等方面信息。

5. 疾病类数据库

《疾病诊疗数据库》全面介绍疾病的中西医诊断治疗信息，提供 3 776 种疾病的诊疗信息，其数据参考中西医学权威著作，从中、西医学两种角度详述每种疾病的临床诊疗和基础研究等方面信息。

6. 机构类数据库

包括《中国医药企业数据库》《中国 GMP 认证企业数据库》《国外传统医学机构数据库》，以及 1999 年至 2005 年的中药企业年度报表数据库，是了解国内各类医药企业信息的重要数据资源。

7. 标准文献类

中国中医药数据库检索系统提供的标准文献有以下几类：① 术语标准：包括《中医临床诊疗术语国家标准》疾病部分、证候部分和治法部分；② 分类与代码标准：包括《国家标准—中医证候分类与代码》《国家标准—中医疾病分类与代码》；③ 诊疗标准：《中医病症诊疗标准数据库》，是中医药数据标准化处理与加工的重要参考；④《国家药品标准藏、维、蒙药，中成药说明书数据库》。

8. 其他类

其他类包括《中国中医药新闻数据库》《海外古籍书目数据库》《十四经循行、常用腧穴和常用经外奇穴》《耳针、头针、腕踝针分区及穴位定位》《针灸技法的临床运用》《针的类别》。其中，《中国中医药新闻数据库》收录 1989 年以来的有关中医药报刊新闻信息，《海外古籍书目数据库》收录了从战国至清代的海外中医古籍的相关内容 2 万余条。

二、数据库特点

① 系统兼顾人工语言与自然语言,针对不同资源特点提供不同的检索途径与方法。

② 资源丰富:系统兼有二次文献与三次文献,并各有特点,其二次文献资源不仅包括当代中医药资源,还包括民国期间的期刊论文。

③ 中医药特色突出:系统充分体现中医药文献长时效性的特点,对古代资源也多有反映。除各类事实型数据库外,还收录清以前的中医古籍信息。

④ 参考价值高:系统有多个事实型数据库,涉及中药、方剂、药品标准等,具有较高的参考价值。

三、检索途径与方法

(一) 通用检索途径与方法

目前该系统共 50 个数据库,可实现单库与多库选择查询。单库检索可选择最专指的一个数据库进行相应字段的检索。多库可以进行跨库、多类检索。(扫描第六章标题二维码可见 6-8 中国中医药数据库检索系统使用方法)

1. 单库检索

即根据需要,点击数据库名称选择某个库进行单独检索。单库检索提供快速检索和高级检索两种途径。

(1) 快速检索

快速检索可在全部字段执行智能检索。如输入“大黄”,系统将用“大黄”一词在全部字段中进行智能检索。可通过“二次检索”按钮缩小检索范围,精确检索结果。

(2) 高级检索

高级检索为表达式检索,检索者通过选择字段、输入检索词、选用截词符号、选择逻辑关系等步骤构成表达式来完成检索过程。如图 6-13 所示,为中国方剂数据库高级检索界面。

图 6-13　中国中医药数据库检索系统单库检索:高级检索界面

2. 多库检索

即跨库检索,是选择平台上提供的两个以上数据库同时进行检索。如图 6-14 所示。一般来说,跨库检索的查找字段通常是平台上所有数据库共有的字段,包括中文题名、中文摘要、年份、关键词、主题词、方剂名称、中药名称、疾病名称和全字段。检索时,可根据需要选择相应字段,并在检索框内输入检索词,点击"检索"即可。

图 6-14　中国中医药数据库检索系统多库检索界面

(二)《中国中医药期刊文献数据库》检索途径与方法

期刊库除与其他数据库一样提供快速检索与高级检索外,还提供主题检索、分类检索、期刊检索、限定检索、语义检索及历史检索等多种检索途径。如图 6-15 所示。

1. 主题检索

进入期刊文献数据库主题检索界面后,可以直接输入检索词,也可以点击检索页面所提供的主题词表,通过树形结构表中的"+"号逐级展开,选择主题词、副主题词以及加权、扩展检索等条件,还可以选择年代限定及进行逻辑运算。该库的主题词来自美国国立医学图书馆的 *MeSH* 中译本和《中国中医药学主题词表》。其检索步骤与中国生物医学文献数据库主题检索相似,此处不再赘言。

图 6-15　中国中医药期刊文献数据库检索界面

2. 分类检索

分类检索以《中国图书馆分类法(医学专业分类表)》为依据。分类检索可以单独使用或与其他检索方式组合使用。用户可以展开分类树型结构寻找感兴趣的类别,将选中的分类号"发送到检索框"直接进行检索;也可以在检索框内直接输入分类号,查看与该分类号有关的类名和分类号,选中分类后点击"匹配当前分类号"检索相关文献信息。

3. 期刊检索

可通过刊名、主办单位、地址及 ISSN 等字段输入检索词,查找特定期刊信息及该刊上刊载的论文信息,检索方法同快速检索。

4. 限定检索

限定检索指从专题库、年代、资助类别、文献类型、医学史、年龄组、性别、对象类型、摘要、病例数等多维度进行限定,提高检索精准度。

5. 语义检索

中国中医药数据库检索系统构建了以中医药学科体系为核心构建的大型计算机化语言系统,共收录约 10 万个概念、30 万个术语以及 127 万条语义关系。选择"语义检索",输入相应检索词,系统会提示并检索与输入词相关的语义词,扩大检索范围。

6. 链接检索

在检索记录显示界面,检索者可通过点击橘黄色字样的词语进行相应的链接检索。作者名和刊名均可进行链接检索。

7. 历史检索

历史检索也叫检索历史,主要用于记录检索过程,最多能保存 200 条检索表达式,可通过布尔逻辑运算符对以往检索式进行重新组配检索。

8. 获取全文

《中国中医药期刊文献数据库》检索结果默认以"题录"格式显示,也可以选择以"摘要"格式显示。点击检索结果界面的"原文索取"链接,即可跳转到相应的百度学术搜索界面,并指示了获取该文献的各种途径,包括"免费下载""登录查看""付费下载"。用户可根据本单位定购数据库的情况,选择链接到本馆万方、知网、维普等数据库进行全文下载,或通过相应平台免费下载,或通过文献互助平台发起求助,成功后即可免费获取论文全文。

第三节　PubMed

PubMed(http://www.ncbi.nlm.nih.gov/pubmed)为美国国立医学图书馆的附属单位美国国立生物技术信息中心(National Center for Biotechnology Information,NCBI)及其协作单位共同开发研制的生物医学文献检索系统,是 NCBI 研发的大型检索系统 Entrez 的一部分。

一、PubMed 溯源

PubMed 数据库最早可回溯到 17 世纪 60 年代创刊的印刷本检索刊物 *Index Medicus*(美国《医学索引》,简称 IM)。*IM* 由美国内战期间的一位军中外科医生(后负责军中图书馆工作,该图书馆为美国国立医学图书馆前身)Dr. John Shaw Billings 在私人财团的资助下创建,于 1879 年开始刊行,月刊,定期报道医学信息。1960 年,美国国立医学图书馆接任了 *IM* 的编辑工作。1964 年,美国国立医学图书馆在全面接任 *IM* 的编辑与出版工作后,在印刷版 *IM* 的基础之上,对数据进行了计算机处理,并补入更多内容,建成医学文献分析与检索系统(Medical Literature Analysis and Retrieval System,MEDLARS)。1966 年,开发了联机版 Medline(MEDLINE),即 MEDLARS Online,并于 1971 年开始公开对外发布,提供联机服务。1982 年,光盘版 Medline 问世。20 世纪 90 年代以后,美国国立医学图书馆下属的生物信息技术中心（NCBI）及其协办单位在 Medline 的基础之上，开发了网上免费生物医学数据库 PubMed，于 1997 年开始在网上免费供用户使用。

二、PubMed 的收录范围

PubMed 的数据每日更新，内容涉及普通医学、护理学、牙科学、兽医学、卫生保健及医学研究。其数据主要由以下几个部分组成：

（一） Medline

Medline 最早指代其联机或光盘检索系统，收录世界上 70 多个国家的 5 000 多种生物医学期刊，其中半数以上为美国国内学术期刊，89％为英文文献。其内容除包括全部的印刷版 IM 外，还收有护理、牙科、爱滋病等方面内容。所收之出版物主要为学术期刊，为满足一些特殊用户的需求，也收入少量报纸、时事通讯等上刊载的医学信息。

PubMed 收录 Medline 的全部内容，这部分数据带有"PubMed-indexed for MEDLINE"的标识。在 PubMed 中，Medline 指已经经过人工标引的部分。其优点是无论使用自然语言还是人工语言，均可查到。

（二） PMC

美国国立医学图书馆的免费全文电子期刊 PMC（PubMed Central）上发表的文献。

（三） NCBI Bookshelf

"NCBI Bookshelf"提供生物医学、生命科学及健康科学等领域的图书、科技报告及其他相关资料的题录及部分章节的内容。

三、数据库特点

（一） 检索界面友好、检索功能完备

PubMed 支持自然语言和人工语言检索。其词语自动转换功能（Automatic Term Mapping）可将输入词自动转换到相应字段进行查检，着眼于一般用户的使用。同时，该库还提供能够构建复杂表达式的较为专业的检索途径与方法，以满足不同检索者的需求。

（二） 数据更新快、辅助功能完备

PubMed 的数据更新频率为 24 小时，从周二到周六的每个工作日都有新进入数据。

PubMed 编制了文本、视频等多种格式的在线用户指南，使用户可以尽快了解该库的检索功能及具体使用方法。同时，为用户个性化要求考虑，该库的"My NCBI"可实现种类多样的个性化设置。

四、检索途径及方法

PubMed 提供基本检索、主题检索、高级检索、限定检索等多种检索途径，所使用的检索技术包括布尔逻辑检索、截词检索、限定检索、加权检索、扩展检索等。

（一）基本检索

基本检索为默认检索界面下的检索，可直接输入单个检索词，也可输入整个检索表达式，允许使用多种检索技术。

1. 文本词检索

文本词主要指出现在篇名、摘要中的词汇，也包括其他任何有检索意义的词汇，如主题词、副主题词、化学物质名称、人名主题、出版类型、分子序列获取号等。

文本词检索的范围包括所有未标引和已标引数据。登录主页后在输入框内直接输入需查检的检索词，点击"Search"按钮，进入检索程序。

文本词检索嵌入自动匹配技术（Automatic Term Mapping）。自动匹配技术是指在不使用精确检索（双引号）和截词检索（星号）的情况下，系统将检索词的相同或相似概念组配在一起进行检索的一种技术。比如当选择"All Fields"字段，输入"cancer"时，自动匹配技术处于激活状态，此时输入的检索词将被系统进行相关词汇的自动匹配与关联。我们可以在高级检索界面查看匹配详情，在"search history and search details"（检索历史和检索详情）一项，点击相应的"details"可以看到这样的匹配详情："cancer s"[All Fields] OR "cancerated"[All Fields] OR "canceration"[All Fields] OR "cancerization"[All Fields] OR "cancerized"[All Fields] OR "cancerous"[All Fields] OR "neoplasms"[MeSH Terms] OR "neoplasms"[All Fields] OR "cancer"[All Fields] OR "cancers"[All Fields]。这说明系统不仅将输入词以自然语言"cancer"及相关词汇进行了逻辑或的组配，也同时将其转换成规范语言主题词进行了检索，体现了重视查全率的一种检索模式。

2. 字段标识检索

当希望仅在某一字段范围内检索输入词时，需要在输入词后加字段标识，如输入"Cancer[TI]"，意思是查找篇名中包含输入词"Cancer"的文献。如果输入"Cancer[TIAB]"，是指在篇名及文摘中查找"Cancer"。当输入词带上字段标识后，系统默认的词语自动匹配功能将关闭。

表 6-1　PubMed 常用字段及字段标识

字段名	标识	注释
Affiliation	AD	作者单位
All Fields	ALL	全部字段
Author	AU	第一作者
Corporate Author	CN	合作者
EC/RN Number	RN	酶编号及化学文摘社登记号
Grant Number	GR	受美国公共健康服务部门资助的项目资助号或合同号
Issue	IP	期
Journal Title	TA	刊名
Language	LA	语种
MeSH Date	MHDA	数据被标引主题词的时间
MeSH Major Topic	MAJR	主要概念主题词

（续表）

字段名	标识	注释
MeSH Subheadings	SH	副主题词
MeSH Terms	MH	主题词,每篇标注 10～12 个
Pagination	PG	起始页
Other term	OT	非主题词
Personal Name as Subject	PS	人名主题
Pharmacologic Action MeSH Terms	PA	药理作用主题词
Place of Publication	PL	期刊出版国
Publication Date	DP	出版时间
Publication Type	PT	出版类型
Subset	SB	子集、专集
Text Words	TW	文本词(包括 TI/AB/MH/SH/PT/PS/OT 等字段)
Title	TI	题名
Title/Abstract	TIAB	题名或摘要
Transliterated Title	TT	原语种为非英文的文章题名
Volume	VI	卷

3. 截词检索

PubMed 支持截词检索技术,如输入 bacter＊,可检出文中出现 bacter、bacteria、bacterium 等的文献。另外,一些特殊字段也适用截词检索技术,如输入作者名"chen k＊",可检出"chen K""chen kj""chen kH"等。当截词检索被使用时,系统的词语自动匹配功能将被关闭,同时系统默认的扩展检索功能也将处于关闭状态。

4. 短语检索

当输入一个意义完整的短语或术语时,可加上双引号,以短语形式进行检索。当查找的词语中有所属关系的标记时,检索时可去除。如检索"crohn's disease",可输入"crohn disease"。短语检索状态下,系统将输入的短词作为一个完整的单元来对待,不再启用词语自动匹配功能对输入词进行相应的拆分与转换。需注意的是,当输入的短语不是 PubMed 的可检索词汇时,双引号将被忽视,系统将重新启用自动匹配功能进行词语的匹配与转换。

5. 布尔逻辑检索

布尔逻辑检索是指在输入框内直接输入带有逻辑运算符的检索表达式进行的检索。布尔逻辑检索各运算符之间的先后顺序按输入词的先后由左到右依次运算,如果希望先运算某一部分,可将该部分用括号括起。如以下表达式:

Toxicity and Chai hu or bupleurum

此时,系统将按以下步骤实施检索:

第一步　Toxicity and Chai hu;

第二步　第一步的检索结果 or bupleurum。

如果将表达式调整为:

Toxicity and（Chai hu or bupleurum）

则运算步骤为

第一步　Chai hu or bupleurum；

第二步　Toxicity and"第一步的检索结果"。

（二）高级检索

高级检索可通过多个字段的组配来精确检索结果，提高查准率。各字段检索项之间的逻辑关系有逻辑与、逻辑或、逻辑非。每个输入项右侧有"show index"的链接，作用是帮助检索者选择检索词。

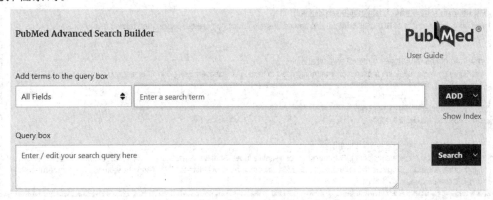

图 6-16　PubMed 高级检索界面

（三）主题检索

PubMed 的主题检索可通过两种方式实施，一是在基本检索状态下直接输入检索表达式，可单独检索主题词，以"检索词［字段标识］"的格式输入即可。字段标识可以是全称，也可以是缩写，不区别大小写，比如主题词的字段标识可输入［MeSH］，也可以输入"MH""mesh""MESH"。如果需要与副主题词相组配，则以"主题词/副主题词"的格式输入，副主题词可以是全称，也可以是缩写。这种检索方法要求检索者具有一定的检索基础，熟知主题词与副主题词的范畴及使用方法，会构建完整而正确的表达式。另一种方式是通过辅助词表确定主题词、选择副主题词及送入检索框等的操作完成主题检索，这里以查检柴胡毒性方面的文献为例介绍第二种检索方式。（扫描第六章标题二维码可见 6-9 利用 PubMed 主题词检索查找柴胡化学方面的文献）

第一步　确定主题词：PubMed 首页上，找到"MeSH Database"的链接，点击后进入主题检索界面，检索入口选择"MeSH"，输入检索词，点击"go"，系统将调出与该词相关的主题词列表供检索者选择。本例中点击"Bupleurum"，如图 6-17 所示。

第二步　选择副主题词：点击所确定的主题词进入副主题词选择区，勾选副主题词。

第三步　勾选辅助检索项：在确定副主题词后，再对是否扩展、是否进行核心概念查找等项进行勾选（如图 6-18 所示）。检索者可根据当前界面提供的树形结构了解该词所在的位置及下位词，以帮助判断是否需要扩展检索，"Do not Explode this term"为不扩展模式，如需要，可勾选。核心概念检索可以提高检出文献的相关性，如需要，可勾选"Restrict Search to Major Topic headings only"。系统默认为非核心概念检索。

图 6 - 17　PubMed 主题词列表

图 6 - 18　PubMed 副主题词选区

第四步　实施检索:点击界面右侧"Add to search builder"(如图 6 - 18 所示)将所选的主题词与副主题词送入检索框后,点击"Search PubMed",完成整个检索过程。

(四) 期刊检索

1. 检索期刊上刊载的文献

PubMed 期刊中所包括的中医药期刊,有国内期刊的英文版,如《中医杂志》,也有国外编辑、出版的,如《美洲中医杂志》。期刊论文检索可以在高级检索界面下选择刊名字段后,输入刊名,也可以在基本检索界面下直接输入期刊的全称、缩写或 ISSN。比如,查检《中医杂志》,

可输入 *Journal of traditional Chinese medicine*、*j tradit chin med* 或 0254 - 6272，检出结果相同。

　　另外，如果刊名同时也可能是一般概念，应加字段标识，以免将检索词匹配到其他字段。例如，输入"Cell"，系统将首先将"Cell"作为主题概念去查检，而如果输入"Cell[ta]"，检出的仅是 *Cell* 期刊上发表的文献。

　　2. 检索期刊的出版信息

　　期刊出版信息的检索是对期刊的出版者、出版地、出版周期、印刷版及电子版 ISSN、期刊的全称与缩写等的查找。可通过点击 PubMed 主页下方的"Journals"链接，进入期刊检索界面。输入主题概念、期刊的全称、缩写或 ISSN 号均可。

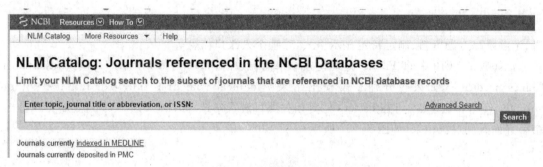

图 6 - 19　PubMed 期刊出版信息检索界面

　　3. 期刊检索注意事项

　　(1) 检索期刊时最好以期刊的全称或缩写形式进行检索，这是因为有些早期记录没有 ISSN 号，相关记录无法检出。

　　(2) 刊名中带有标点符号的，输入时可忽略。

（五）作者检索

　　1. 检索作者发文信息的途径

　　(1) PubMed 首页直接输入作者名，点击"go"，即可得到检索结果。作者的姓名输入格式为：姓在前，用全称，名在后，用缩写，姓名之间空格。如查检"陈可冀"，输入"chen kj"，系统即可识别输入词为作者名，并将之限定在作者字段进行查检。

　　(2) 高级检索（Advanced Search）界面，选择作者字段，输入作者名检索。

　　2. 作者检索注意事项

　　(1) 当仅输入作者姓时，系统将在所在字段查找输入词，而当作者姓也是某种实意词或主题概念时，则可能检出其他不相关文献。如检索杨姓作者发表的文献，当输入"yang"时，系统可能查找到主题词"Yin-Yang"（阴阳），所检出的结果很可能是涉及阴阳学说的文献。此时，可通过补加字段标识来解决，如输入"Yang[AU]"即可限定在作者字段检索。

　　(2) 当输入的作者名为姓名全称时，检出的记录必须满足两个条件，一是原始文献发表于 2002 年以后，一是文章采用的作者格式亦为姓名的全称。

　　(3) 作者名中出现逗号的，在检索时可以输入，也可以忽略。

　　(4) 作者名中带有称号、称呼、前缀等，在输入时一律放在最后。如："vollmer charles jr"。

（六）最佳匹配检索

PubMed 中最佳匹配检索可通过点击检出结果界面右侧的"Best Match"实现。"Best Match"是一种通过机器学习技术筛选高相关度文献的检索模式。需注意的是，"Best Match"并不是通常意义上的"按相关度排序"，用户可通过"Search details"查看系统是如何进行最佳匹配检索的。

五、辅助功能

（一）My NCBI

My NCBI 是为满足用户个性化需求而设立的。它允许用户用专门的空间来存放检索策略、定题跟踪专题资料、制定特定显示格式、管理个人账户信息等。

比如 MY NCBI 中的"Filters"是对检索结果的再过滤，如图 6-20 所示。如检索"traditional Chinese medicine"，如果想分别了解检出结果中 clinical trial、free full text、full text、other animals、review 各多少，可在 Filters 栏对相关项目进行勾选（如图 6-21 所示），之后可在检出结果界面看到过滤结果（如图 6-22 所示）。

图 6-20　My NCBI

图 6－21　My NCBI Filters 设置

图 6－22　PubMed 过滤结果显示

（二）引文匹配工具（Citation Matcher）

PubMed 主页的 Citation Matcher（包括 Single Citation Matcher 和 Batch Citation Matcher）允许用户以引文格式查找文献信息。当检索者掌握所需记录的期刊名、卷号、期号或页码等其中的一项或几项时，可使用此功能查找完整的记录信息。

（三）临床检索工具（Clinical Queries）

"Clinical Queries"链接用于检索 PubMed 中临床研究信息。可检索内容包括：① 临床资料中涉及病因、诊断、治疗及预后的信息；② 临床医学系统综述方面的信息，具体涉及循证医学、系统综述、Meta 分析、临床试验的综述类文献等，也提供综述型期刊上的文献；③ 医学遗传学资料。

（四）E-utilities API

PubMed 首页提供的 E-utilities API 的作用是强化网络安全，允许用户访问更多 NCBI 提供的数据，优化 NCBI 服务。用户需要通过自己的 NCBI 获取一个 API key，作为访问 NCBI 时的身份鉴定。

六、获取全文

（一）免费全文

PubMed 相关主题的免费全文信息可通过限定项"free full text"来了解。其免费全文来自 PMC、免费的在线期刊或数据库等资源。PMC 是 PubMed 中提供免费全文的子库，检索途径有：① 进入美国国立医学图书馆（National Library of Medicine）主页，在选库下拉菜单中选择"PMC"，之后所输入的检索词将被限定在 PMC 中检索。被检出的记录左侧带有"FREE IN PMC"图标。② 在默认检索界面下以"检索词 AND pubmed pmc local[sb]"的格式输入，如"cancer AND pubmed pmc local[sb]"，可以检出 PMC 中的文献，系统不仅显示 PMC 中的免费全文，还提供该期刊的网址链接，以方便检索者通过网页查看免费全文。

（二）全文信息链接

在显示结果界面选择 Linkout→点击 Display，可以查看每条记录的全文获取信息。在这种情况下，所提供的全文可能是免费的，也可能是需付费的。

七、检索结果处理

（一）Search Details

Details 是对词语自动匹配功能的解释，它可以详细告知检索者，其所输入的词语是如何被系统翻译转换的。如输入"acupuncture"检索后，在结果显示界面的右侧的"Search Details"中显示如下内容：

"acupuncture"[MeSH Terms] OR "acupuncture"[All Fields] OR "acupuncture therapy"[MeSH Terms] OR ("acupuncture"[All Fields] AND "therapy"[All Fields]) OR "acupuncture therapy"[All Fields]。

说明，此次检索系统不仅将检索词以"主题词""全部字段"进行了检索，而且对检索词进行了智能匹配，如果检索者需要对系统的这种转换进行修改，可直接在"Search Details"框内进行修改后重新检索。

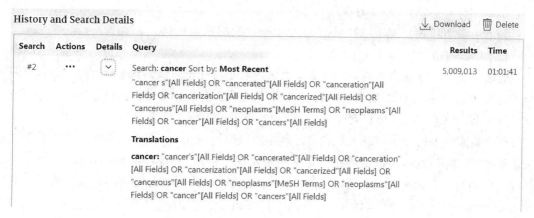

图 6 - 23　PubMed "search details"界面 2

（二）History(检索历史)

检索历史用于存放所有的检索结果及表达式,最多可存放 100 条检索结果,历史记录保留八小时,如果八小时后数据库处于非激活状态,则检索历史清零处理。

检索历史也常是组配检索界面,即通过检索历史界面,检索者还可以选择两个或以上的检索表达式进行组配,开始新的检索。

（三）Display options(检索结果显示)

PubMed 对检出结果提供不同的游览格式,常用的有题录式(Summary)、摘要式(Abstract)等,如下例是 Summary 格式的题录信息。

Danggui-Buxue decoction alleviated vascular senescence in mice exposed to chronic intermittent hypoxia through activating the Nrf2/HO - 1 pathway. [1]

Li D, Si J, Guo Y, Liu B, Chen X, Qi K, Yang S, Ji E. [2]

Pharm Biol. 2023 Dec;61(1):1041 - 1053. [3] doi: 10.1080/13880209.2023.2230753. [4]

PMID: 37431236 [5]

① 篇名;② 作者;③ 出处;④ DOI 号;⑤ PubMed 记录编号

（四）Sort(排序方式)

PubMed 可将检索结果按出版时间、期刊、作者、匹配度等排序,出版时间按远近顺序,其他按音序排列。点击检索结果显示页面的"Sort by"右侧之下拉箭头可选择。

（五）Send to(检索结果的输出)

点击检索结果显示区上方的"Send to",在下拉菜单中选择输出格式,完成检索结果的输出。可选择的输出格式有:

1. File(输出到文件)

默认设置是将所有检索结果均保存并输出到文件。如需要,可先勾选所需记录,再输出记录,所输出的记录最多为 1 万条。

2. Collections(输出到我的收藏)

将记录添加到 My NCBI 的"My Collections"(我的收藏)中。

3. Clipboard(输出到剪贴板)

剪贴板是临时存放检索结果的地方。当系统八小时处于非激活状态时,剪贴板信息清零。当不选具体记录时,点击发送到剪贴板,系统默认将全部检索结果发送到剪贴板。

4. E-Mail Citations(输出到邮箱)

可将检索结果的题录信息发送到自己指定的邮箱。PubMed 用于发送的邮箱为自动邮件发送系统,发送成功后,检索者可在指定邮箱中发现发件人为 nobody@ncbi. nlm. nih. gov 的邮件。该邮箱为非功能邮箱,检索者如需要向 PubMed 发送电邮,可将邮件发送到其客户服务中心"custserv@nlm. nih. gov"。

5. My bibliography(我的书目)

将记录添加到 My NCBI 中的我的书目中。

6. Citation manager

将检出结果输出为文献管理软件需要的格式。

八、小提示

① 对于不熟悉 PubMed 检索界面的检索者,可以先学习中文数据库《中国生物医学文献数据库》(CBM),通过对照帮助自己尽快熟悉该库的检索功能。

② 在利用中药名、方剂名或中医专有词汇检索时,可使用汉语拼音作为入口词。同时,应注意相应的日文名称。

③ 输入词中带有括号等符号的(如化学物质名),在输入时应将符号替换成空格。

④ PubMed 默认的检索状态为词语自动匹配、扩展检索。在特定检索状态下,如使用截词、引号、字段标识等,其词语自动匹配功能及扩展检索状态处于关闭状态。

第四节　SciFinder

一、概述

(一) 简介

SciFinder 的前身为印刷型检索刊物美国《化学文摘》(Chemical Abstracts,简称 CA),由美国化学学会化学文摘服务社(Chemical Abstracts Service,简称 CAS)编辑出版,为著名的化学化工专业文摘型检索工具。CA 创刊于 1907 年,其前身是 1895~1906 年出版的《美国化学研究评论》(Review of American Research)和 1897 年出版的《美国化学会志》(Journal of the American Chemical Society)中的文摘部分。

1969 年 CAS 合并了具有 140 年历史的德国《化学文摘》,成为世界上发行量最大的专业性文摘检索工具。CA 曾有印刷本、光盘、磁带、缩微胶片和联机数据库等多种载体形式。印刷本自 2010 年起停刊,目前较常使用是网络版 SciFinder,主要通过 SciFinder^n 这个化学及相关学科智能研究平台来进行检索。

（二）SciFinder^n 的收录范围

SciFinder^n 中主要包括 CAS REGISTRY、CASREACT、CAplus、CHEMLIST、CHEMCATS、MARPRAT 和 MEDLINE 子数据库。

1. CAS REGISTRY

涵盖从 1802 年至今的特定化学物质，包括有机化合物、生物序列、配位化合物、聚合物、合金、片状无机物等，是查找物质结构、CAS 化学物质登记号、特定化学物质名称、实验数据等的有效工具，可以用化学名称、CAS 化学物质登记号或结构式检索，每日更新。

2. CASREACT

涵盖了从 1840 年至今源至期刊和专利文献中的单步或多步反应信息，以结构式表示其反应物、试剂、生成物，可以用结构式、CAS 化学物质登记号、化学名称（包括商品名、俗名等同义词）进行检索，每日更新。

3. CAplus

涵盖 19 世纪初至今的 150 多个国家，60 多个专利发行机构，1 万多种期刊的文献，包括期刊、专利文献、会议文献、学位论文、技术报告、图书等，覆盖化学、生化、化学工程以及相关学科，可以用概念词、关键词、著者姓名、机构名称、文献标识号进行检索，每日更新。

4. CHEMLIST

收录 1979 年至今的世界各国和地区的管控化学品信息（化学名称、别名、库存状态等），可以用结构式、CAS 化学物质登记号、化学名称（包括商品名、俗名等同义词）进行检索，每周更新。

5. CHEMCATS

化学品商业信息数据库，用于查询化学品提供商的联系信息、价格、运送方式，或了解物质的安全和操作注意事项等，可以用结构式、CAS 化学物质登记号、化学名称（包括商品名、俗名等同义词）进行检索，每周更新。

6. MARPRAT

收录了 1961 年至今专利文献中的有机物和有机金属结构，每日更新。

7. MEDLINE

是美国国家医学图书馆（NLM）建立的书目型数据库，主要收录 1946 年以来与生物医学相关的 5 千多种期刊文献。

二、SciFinder^n 的检索途径与方法

SciFinder^n 提供所有信息（All）、物质检索（Substances）、反应检索（Reactions）、文献检索（References）、供应商检索（Suppliers）、逆合成反应路线设计工具（Retrosynthesis Analysis）和生物序列检索（Search CAS Sequences）七种检索途径。

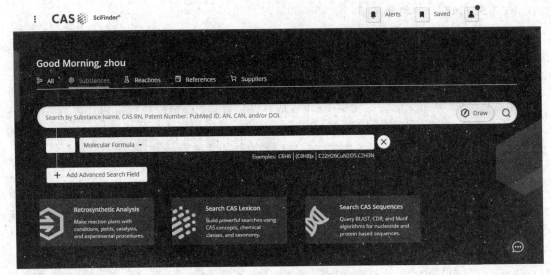

图 6 - 24　SciFinderⁿ 检索主界面

(一) 所有信息检索(ALL)

单击 SciFinderⁿ 检索主界面(如图 6 - 24)上端的"ALL",进入所有信息检索界面。检索提问框中可以输入检索词或检索表达式。检索词可以是关键词(Keywords)、物质名称(Substance Name)、CAS 登记号(CAS RN)、专利号(Patent Number)、Pubmed 文献号(Pubmed ID)、化学文摘入藏号(AN)和数字对象唯一标识符(DOI)。多词之间支持布尔逻辑运算,在没有括号的情况下,检索词间运算的优先次序是 or>and>not;如果需要调整运算次序,可使用括号。检索词可以采用双引号("")进行强制检索,支持截词检索(" * ""?"分别代表无限和有限截词符),也可以单击检索提问框尾部的"Draw"结构绘制面板(如图 6 - 25)图标,绘制或导入结构式或反应式,进行检索。

(二) 物质检索(Substances)

单击 SciFinderⁿ 检索主界面上端的"Substances",进入物质检索界面。物质检索可以用物质名称(Substance Name)、CAS 登记号(CAS RN)、专利号(Patent Number)、Pubmed 文献号(Pubmed ID)、化学文摘入藏号(AN)和数字对象唯一标识符(DOI)进行检索,也可以单击"Add Advanced Field"(高级字段限定检索),选择逻辑运算符(AND、OR、NOT)连接近 20 个不同的限制字段,如分子式(Molecular Fomula)、CAS 登记号(CAS Registry Number)、化学标识符(Chemical Identifier,可以选择化学名称(Chemical Name)或国际化合物标识(InChI))、文献 ID 号(Document Identifier)、专利号(Patent Identifier)、谱图峰值(Experimental Spectra)、属性值(Chemical Properities)和密度(Density)等一起检索。

检索方法:在物质检索界面,在第一个检索提问框中输入检索表达式,可以再单击"Add Advanced Field",选择逻辑关系,再选取字段,如分子式(Molecular Fomula)字段,然后在其后的检索提问框中输入相应检索词,再单击检索图标(放大镜)进行组合检索。也可以单击检索提问框尾部的"Draw"结构绘制面板图标,绘制或导入结构式进行检索。(扫描第六章标题二维码可见 6 - 10 利用 Draw 结构绘制面板查询青蒿素的物质信息)

图 6-25　Draw 结构绘制面板

　　专利 Markush 检索：先选择"Substances"检索，然后在结构绘制面板中绘制或导入结构式，上载结构后，再在结构面板下面勾选"Search Patent Markush"，再单击检索图标即可。（扫描第六章标题二维码可见 6-11 利用 Markush 检索青蒿素专利信息）

　　分子式（Molecular Formula）检索：输入分子式时需要按 Hill 排序，即 C、H 写最前，其余按字母顺序写，元素之间用数字或者字母隔开；如果是多组分的物质，如聚合物、盐类等，则各个组分之间以英文的"."隔开。如 H2O4S. 2Na。当只知道起始原料的聚合物检索时，组分间用点分开，每个组分采用 Hill 排序，括号外用 x 表示。如（C4H6O2. C2H3Cl. C2H3F）x。当知道结构重复单元（SRU）的聚合物检索时，采用 Hill 排序，括号外用 n 表示。如（C12H22N2O2）n。

（三）反应检索（Reaction）

　　单击 SciFinder[n] 检索主界面上端的"Reaction"，进入反应检索界面。反应检索可以用物质名称（Substance Name）、CAS 登记号（CAS RN）、专利号（Patent Number）、Pubmed 文献号（Pubmed ID）、化学文摘入藏号（AN）和数字对象唯一标识符（DOI）进行检索，在检索提问框中输入检索表达式，单击放大镜图标即可，也可以单击检索提问框尾部的"Draw"结构绘制面板图标，绘制或导入反应式进行检索。

（四）文献检索（References）

　　单击 SciFinder[n] 检索主界面上端的"References"，进入文献检索界面。文献检索可以用关键词（Keywords）、物质名称（Substance Name）、CAS 登记号（CAS RN）、专利号（Patent Number）、Pubmed 文献号（Pubmed ID）、化学文摘入藏号（AN）和数字对象唯一标识符（DOI）进行检索，也可以单击"Add Advanced Field"（高级字段限定检索），使用逻辑运算符（AND、OR、NOT）连接 10 多个不同的字段，如作者（Authors），可以选择作者姓名（Author Name）或开放研究者与贡献者身份识别码（Open Researcher and Contributor，ORCID）、机构名称（Organization Name）、刊名（Publication Name）、篇名（Title）、摘要或关键词（Abstract/Keywords）、主题概念（Concept）、物质（Substances）、出版年（Publiation Year）、文献 ID 号（Document Identifier）、专利号（Patent Identifier）和出版商（Publisher）等一起组合检索。

进行作者字段限定检索时，可以从作者姓名（Author Name）或开放研究者与贡献者身份识别码（ORCID）两个途径检索。作者姓名检索时，姓氏必须全称，名字或中间名可省略，对于复姓的可直接输入。机构名称（Organization Name）检索，可输入机构全称、简称或其中一部分，例如，3M 或 DuPont。

在文献检索界面，单击"Search CAS Lexicon"，可以在 CAS 总的词库层级中浏览 CAS 科学家标引的概念词（Concepts）和物质，并建立用于检索文献的检索式（建立的检索式中最多可使用 1000 个词）。方法：单击文献检索页面中间的"Search CAS Lexicon"，可打开 CAS 词库，在检索提问框中输入检索词，单击"Search Concept"，SciFinder^n 提供了多个与目标词语相近的词语供选择，选择其中一个概念词（concept），可展开词库层级，选择概念词的上位词（Broader Terms）、下位词（Narrower Terms），单击"Select All"选中全部，再单击"Add Terms"，将选中的词添加进右侧的检索框中；在页面左下角，通过"Select a boolean operator"选择布尔逻辑运算符（OR、AND、NOT），可联合多个词检索，最后单击放大镜图标执行检索。（扫描第六章标题二维码可见 6－12 利用 Search CAS Lexicon 进行青蒿素文献信息检索）

（五）逆合成反应路线设计工具（Retrosynthesis Analysis）

逆合成反应路线设计工具可针对一个单一、具体的，已被报道结构或未被报道物质结构进行逆合成反应路线设计。

方法：在主界面左下端，单击"Retrosynthesis Analysis"进入逆合成反应路线设计工具，在页面中间结构面板中绘制或导入一个具体的、单一的结构，单击页面右下角 "Start Retrosynthetic Analysis"，开始逆合成反应路线设计。可以通过"Select Synthetic Depth"设置合成深度。合成深度（synthetic depth）和起始原料价格（starting materials cost）（单位可选美元/摩尔（USD/mol）或美元/克（USD/g））决定逆合成反应路线何时终止运算。通过"Set Rules Supporting Predicted Reactions"，选择预测反应的规则（常见、不常见和罕见规则）。选择"Break Bond"，然后单击结构上的某一个键，可指定其为断裂键；选择"Protect Bond"，然后单击结构上的某一个键或多个键，可指定其为被保护键（设置为被保护的键在逆合成路线结果中不会断裂，但键级有可能发生变化）；单击"Clear All Bond Selections"可取消所有的断裂键或被保护键的设置。再次单击结构上某一个被标亮的键，也可单独取消对此键的设置；单击页面左下角 "Create Retrosynthesis Plan"，即可开始逆合成反应路线设计。

（六）生物序列检索（Search CAS Sequences）

生物序列检索可以提供 BLAST、CDR 和 Motif 三种检索方式。

BLAST：支持检索相似核苷酸和氨基酸序列。直观呈现序列比对结果，并具有简单易用的序列一致性（Alignment identity）和序列覆盖率（coverage）的精准筛选功能。序列检索结果直接链接至相关文献。

CDR：利用 CDR 检索抗体或 T 细胞受体的互补决定簇（complementarity-determining regions，CDR）。

Motif：检索氨基酸或核苷酸位点可变的序列。

检索方法：单击主界面右下端的"Search CAS Sequences"，在生物序列检索界面选择"BLAST"(CDR 或 Motif)方式，在检索提问框中直接输入或粘贴核苷酸或氨基酸序列单字母代码(CDR 序列或 DNA、RNA 或蛋白短序列)，或者单击"Upload Sequence"，上传 txt 或 fasta 序列格式文件(fasta 格式文件支持 100 条序列一起检索；txt 格式文件支持单条序列检索)，再在检索界面右侧选择检索序列类型(Nucleotide 指 RNA 或 DNA，Protein 表示蛋白或肽，CDR 检索方式没有此选项)，可勾选"Include NCBI Sequences"，再选择数据库类型(Nucleotide (RNA 或 DNA 序列库)，Protein(蛋白或肽序列库)，CDR 和 Motif 检索方式没有此选项)，可以单击"Advanced Sequences Search"，根据需要调整 BLAST 参数，最后单击"Search CAS Sequences"即可。

（七）供应商检索（Suppliers）

在主界面上端单击"Suppliers"，进入供应商检索界面，在检索提问框中输入检索表达式，仅可通过物质名称(Substance Name)和 CAS 登记号(CAS RN)检索，也可以单击检索提问框尾部的"Draw"结构绘制面板图标，绘制或导入结构式或反应式进行检索。(扫描第六章标题二维码可见 6-13 利用 SciFinder 检索"白藜芦醇"相关信息)

三、检索结果的显示、下载和保存

1. 物质检索的结果显示、下载和保存

化学物质检索结果概览页面，可以通过选择 Sort 选项进行检索结果排序设定，可按相关度(Relevance)、化学物质登记号(CAS RN)、分子式(Molecular Formula)、分子量(Molecular Weight)、参考文献数量(Number of References)和供应商数量(Number of Suppliers)排序。页面上端，可以通过单击"References""Reactions"和"Suppliers"跳转全部物质检索结果或选择部分物质的文献、反应和供应商信息。每条物质也提供文献、反应和供应商链接信息，单击该物质的化学物质登记号，可以查看物质详情。此页面左侧提供了结构匹配程度(Structure Match)的选择，包括精确结构(As Drawn)、亚结构(Substructure)和相似结构(Similarity)，还可以单击"Analyze Structure Precision"，对精确结构和亚结构的检索结果进行更细化的结构分类。提供精炼(Filter by)或者排除(Exclude)物质检索结果集的聚类项，如商业上可获得性(Commercial Availability)、反应角色(Reaction Role)、文献角色(Reference Role)、立体化学(Stereochemistry)、组份数(Number of Components)、物质类型(Substance Class)、同位素(Isotopes)、金属(Metals)、分子量(Molecular Weight)、实验属性(Experimental Property)、实验谱图(Experimental Spectrum)、管控信息(Regulatory Data)、生物活性(Bioactivity Data)、靶点(Target Indicator)和二次筛选(Search Within Results)等。在页面右上角，提供了下载、发送信息至邮箱、保存和设置定题跟踪提醒，以及是否展示物质的物理属性信息"View Full"。

2. 反应检索的结果显示、下载和保存

反应检索结果概览页面，可以选择 Group 进行分组，可以通过选择 Sort 选项进行检索结果排序设定，可按相关度(Relevance)、出版日期(Publication Data)、产率(Yield)和反应步骤数量(Number of Steps)排序。可以通过单击"View Expand"改变反应信息的展示方式。单击页面左上角的"References"可以跳转到全部反应或者选择部分反应的文献信息。每条反应中的物质下都提供了供应商信息(Suppliers)。单击每条反应对应的文献标题，可以跳转到含有

该反应的文献详细显示页面,单击此页面的"Full Text",可以获取文献全文。单击结构式图片,在弹出窗口中单击物质的化学物质登记号,可以获得物质详情、生成逆合成路线、编辑或下载结构文件。此页面左侧也设置了反应结构匹配类型(Structure Match)的选择,有精确结构(As Drawn)和亚结构(Substructure)选择。提供精炼(Filter by)或者排除(Exclude)反应检索结果集的聚类项,包括产率(Yield)、反应步骤数(Number of Steps)、非参与功能组(Non-Participating Functional Groups)、实验数据(Experimental Protocols)、反应类型(Reaction Type)、立体化学(Stereochemistry)、试剂(Reagent)、催化剂(Catalyst)、溶剂(Solvent)、商业可获得性(Commercial Availability)和来源类型(Source Reference)等。此页面右上角提供了反应检索结果的下载、发送到邮箱、保存和设置定题跟踪提醒。

3. 文献检索的结果显示、下载和保存

文献检索结果概览显示页面,可以通过选择 Sort 选项进行检索结果排序设定,可按相关度(Relevance)、化学文献入藏号(Accession Number)、引用频次(Times Cited)、出版日期(Publication Data)排序。每条文献下面有"View More"和"Full Text"链接,可以查看单条文献详细信息和获取全文,可以单击单条文献下面的"Substances""Citing""Citation Map"链接,跳转至该条文献所含物质,引证文献和引文地图页面,如果该条文献是专利文献,可以单击"PatentPak"查看同族专利及获取专利全文。可以单击页面上端的物质(Substances)、反应(Reactions)和引证文献(Citing)链接至所有文献或选择部分文献的物质、反应和引证文献界面。在此页面的左侧区有进一步限定检索功能("Filter by"和"Exclude"),可以从文献类型(Document Type)、物质作用(Substance Role)、语种(Language)、出版年(Publication Year)、作者(Author)、机构(Organization)、出版物名称(Publication Name)、概念(Concept)、学科(CA Section)、CAS 解决方案(CAS Solutions)、配方(Formulation Purpose)、数据库(Database)和二次筛选(Search Within Results)进行精炼或排除。在此页面右上角,提供了文献检索结果的下载、发送信息到邮箱、保存和设置定题跟踪提醒。

单击单篇文献标题名,进入文献记录详细显示格式,此格式显示了文献书目信息、文献中的重要技术术语、文献中报道的物质及 CAS 为该物质添加的标引信息、参考文献和该文献披露的制剂/配方等信息;如果是一条专利文献,还包括该专利的 IPC 分类号,可通过"PatentPak"获取专利全文及定位专利披露的物质。通过现有技术分析(Get Prior Art Analysis),以一件单一的专利文件为分析起点,基于专利中由 CAS 科学家标引的"CAS Concept"、物质及专利的 IPC 分类及全文进行分析。

4. 逆合成反应路线设计工具结果显示、下载

逆合成反应路线设计结果概览页面,页面正上方"Predicted Results"状态为 ON,才可查看到预测的逆合成反应路线。页面中的反应路线中,绿色虚线表示预测的合成路线,紫色实线表示已被报道的实验路线。单击试剂瓶图标旁的下拉箭头,可查看此步逆合成反应路线的所有替代反应路线(View All Alternatives)和此步反应的文献依据(View Evidence)。在页面左侧,可通过"Scoring Profiles",对整个逆合成反应路线的评分项进行级别调整,从左往右滑动,包括四个级别(Off、Low、Medium 和 High)。Complexity Reduction:降低每一步的原料相对于产物的复杂度;Convergence:对终产物而言,整条路线的汇聚程度;Evidence:每一步反应的依据文献数量;Cost:基于起始原料的价格计算的整条路线的经济成本;Yield:整条路线的平均产率;Atom Efficiency:整条路线的原子经济性。此页面的右上角处提供了下载和发送信息至邮箱的逆合成反应路线设计结果功能图标。

5. 生物序列检索结果显示、下载

生物序列检索结果查看,可在 SciFinder^n 页面下方最近的历史(Recent Search History)中查看。在最近的历史中,单击已变为深蓝色的"View Results",可浏览并分析检索结果。

在检索结果概览显示页面,可以设置排序,可以选择设定按照序列一致性(Alignment identity)、E 值(E-Value)、查询序列覆盖率(Query Coverage)和目标序列覆盖率(Subject Coverage)排序。单击"Alignment"选项查看序列比对详情,单击"Subject"获取目标序列(如有关联,可通过 CAS RN 和"NCBI Identifier"超链接,获取序列物质详情和来自 NCBI 的序列详情)等信息;单击"Reference"浏览披露目标序列的文献列表。可在窗口左侧"Filter by"处调整 E-Value 范围,设定比对结果的精准度或严格程度;调整"Query Coverage%",比对序列长度占查询序列全长的百分比(Alignment Length/Query Length);调整"Subject Coverage%",比对序列长度占目标序列全长的百分比(Alignment Length/Subject Length);调整"Alignment Identity%",匹配序列数量占比对序列长度的百分比(Number of Matches/Alignment Length),调整"Sequence Length"设定序列长度;可在"Organisms"下根据物种筛选来自 NCBI 的序列。可以单击下载图标"↓",以 EXCEL、FASTA 格式下载序列检索结果。单击窗口左侧的"Create Bioscape Analysis",可以创建生物序列专利可视化分析地图。

6. 供应商检索结果显示、下载

在供应商检索结果概览页面,以列表格式显示了供应商名称(Supplier)、物质(Substance,CAS 登记号)、纯度(Purity)、产品购买详情(Purchasing Details)及可获取性(Availability)等,单击右上角的"Sort",可按相关度(Relevance)、供应商(Supplier)、船运(Ships Within)和纯度(Purity)等排序显示。单击每个供应商下的产品列表,可以查看产品清单。单击 CAS 登记号,可以查看物质信息、生成逆合成路线,编辑/下载结构。页面左侧还提供了精炼(Filter by)或排除(Exclude)供应商结果集的聚类项,可以从供应商偏好(Preferred Suppliers)、纯度(purity)、质量(quantity)、库存(Stock Status)、国别或地区(Country/Region)等进行筛选。在右上角提供了下载和发送信息至邮箱,分享供应商信息。

第五节　检索案例

一、检索实例一

(一) 检索需求

查找具有行气开郁作用治疗头痛的中药药对。

(二) 概念分析,提取检索词

头痛,行气开郁

(三) 选择数据库,根据要求设置检索条件,或编制检索表达式

查找中药药对,可以使用中国中医药数据库检索系统中的"中国中药药对数据库"。

第一步　在检索系统首页,在"中药类"数据库中点击"中国中药药对数据库"。

第二步　选择"高级检索",在字段中选择"主治",在检索框内输入"头痛",然后点击"发送到检索框"。

第三步 字段选择"功效",在检索框中输入"行气开郁",将逻辑关系选定为"AND",再次点击"发送到检索框"。

图 6 - 26 中国中药药对数据库高级检索界面

第四步 点击"检索"按钮,得到检索结果。

如果用户熟悉数据库的使用规则,也可以直接输入检索式("头痛"[主治]) AND "行气开郁"[功效],查找目标中药药对。

二、检索实例二

(一)检索需求

查找中药青蒿的基本信息、化学成分、组方应用及其在民族医药中的应用情况。

(二)概念分析,提取检索词

青蒿

(三)选择数据库,根据要求设置检索条件进行检索

查找青蒿的基本信息,可以利用中国中医药数据库检索系统中以下子库:

第一步 "中国中药数据库"及"中国药典数据库",在检索框中输入检索词"青蒿",查看相应内容。

第二步 选择"中国中药化学成分数据库",查看青蒿的化学成分。

第三步 选择"中国方剂数据库"和"方剂现代应用数据库"数据库查看青蒿的组方及应用情况。

第四步 选择"藏药数据库""蒙药数据库""维吾尔药数据库""苗药数据库""傣药数据库""瑶药数据库"等多个民族药数据库,查看青蒿在民族医药中的应用情况。

也可以在检索首页,直接选定全部数据库,在检索框内输入"青蒿"后,得到青蒿在所有数据库中的命中结果数量。点击相应数据库名称,即可看到此数据库中的命中内容。

图 6 - 27 中国中医药数据库检索系统多库检索结果界面

三、检索实例三

（一）检索需求

某药学专业同学想了解穿心莲内酯抗炎相关的作用机理，以及核心研究论文、近年研究趋势和主要研究机理等信息。

（二）选择信息源

考虑到研究主题及数据库特点，选取 SciFinder 作为主要检索数据库。

（三）主题分析

"穿心莲内酯抗炎"是对一个化合物某方面药理作用的研究，应该在 SciFinder 中的文献检索（References）中采用关键词检索。该主题包括"穿心莲内酯""抗炎"两个检索主题概念。

检索词：穿心莲内酯，andrographolide，CAS：5508 - 58 - 7，分子式：$C_{20}H_{30}O_5$，抗炎，anti-inflammatory，anti-inflammation。

（四）实施检索

单击"References"进入文献检索界面，在检索提问框中输入（anti-inflammatory or anti-inflammation）and（andrographolide or 5508-58-7）检索表达式，再单击检索图标，在检索结果概览页面勾选药理活性（Pharmacological Activity）和药代动力学（Pharmacokinetics）得到795条相关文献。

（五）检索结果及分析

1. 研究趋势分析

由图 6-28 可见，1980 年至 2001 年间，"穿心莲内酯抗炎机理"相关研究论文并不多，从 2002 年起呈逐年增长趋势，其中 2012 到 2023 年间年均发文 49 篇。

图 6-28　穿心莲内酯抗炎机理相关研究趋势

2. 高被引论文分析

795 篇论文按照被引频次降序排，获得高被引论文集，排名前十位的详见表 6-2。

表 6-2　穿心莲内酯抗炎机理相关高被引论文

序号	论文题名	被引次数
1	Analysis of therapeutic targets for SARS-CoV-2 and discovery of potential drugs by computational methods.	1418
2	Andrographolide Attenuates Inflammation by Inhibition of NF-κB Activation through Covalent Modification of Reduced Cysteine 62 of p50.	312
3	Andrographolide prevents oxygen radical production by human neutrophils: possible mechanism(s) involved in its anti-inflammatory effect.	304
4	Small molecule-drivenmitophagy-mediated NLRP3 inflammasome inhibition is responsible for the prevention of colitis-associated cancer.	201

（续表）

序号	论文题名	被引次数
5	Andrographolide and its analogues: versatile bioactive molecules for combating inflammation and cancer.	191
6	A novelantiinflammatory role for andrographolide in asthma via inhibition of the nuclear factor-κ B pathway.	184
7	Andrographolide as a potential inhibitor of SARS-CoV-2 main protease: an in silico approach.	184
8	Mechanisms of suppression of inducible nitric oxidesynthase (iNOS) expression in RAW 264.7 cells by andrographolide.	167
9	Andrographolide protects against LPS-induced acute lung injury by inactivation of NF-κ B.	161
10	In vitro and in vivo anti-inflammatory effects ofandrographolide.	155

从表 6-2 可以看出，截至 2023 年 8 月 31 日，排在前十位的高被引论文中，最高引用次数为 1418 次，排在第十位的引用次数为 155 次，这些论文主要侧重于穿心莲内酯对细胞通路的影响研究。穿心莲内酯抗炎机理相关文献的 h 指数为 68（表示至少有 68 篇文献的被引用次数大于等于 68），这 68 篇文献都隶属于该领域的核心文献。

3. 作者分析

发表穿心莲内酯抗炎机理相关学术论文较多的作者有：Lii Chong-Kuei、Liu Wen、Xu Qiang、Chen Haw-Wen、Guo Wenjie、Wong W. S. Fred、Sun Yang、Zhou Guo-Chun、Wang Decai、Stanslas Johnson、Xie Ning、Yang Xiaoling、Yang Ya-Chen、Aromdee Chantana、Chen Lixia、Gupta Shyam K、Jiang Chunhong、Lan Tian、Li Chien-Chun 和 Liu Kai-Li，上述作者都发表 6 篇以上相关领域学术论文，属于本领域的核心研究者。

4. 机构分析

这 795 篇论文的发文机构主要集中于 Mahidol University（玛希隆大学）、National University of Singapore（新加坡国立大学）、China Pharmaceutical University（中国药科大学）、Nanjing University（南京大学）、Khon Kaen University（孔敬大学）、Shanghai University of Traditional Chinese Medicine（上海中医药大学）、Universiti Putra Malaysia（马来西亚博特拉大学）、Guangdong Pharmaceutical University（广东药科大学）、Jinan University（济南大学）、Shenyang Pharmaceutical University（沈阳药科大学）、Chinese Academy of Sciences（中国科学院）、Huazhong University of Science and Technology（华中科技大学）、National Yang-Ming University（台湾阳明大学）、China Academy of Chinese Medical Sciences（中国医学科学院）、Guangzhou University of Chinese Medicine（广州中医药大学）、Udayana University（乌达雅纳大学）和 Zhengzhou University（郑州大学），这些机构均发表本领域论文 6 篇及以上，是本领域的主要研究机构。

5. 载文期刊分析

这 795 篇论文中，刊文最多的为 *International Immunopharmacology*、*Frontiers in Pharmacology*、*Molecules*、*Biochemical Pharmacology*、*European Journal of Medicinal Chemistry*、*Phytomedicine* 和 *Journal of Ethnopharmacology* 这七种期刊，均刊载本领域论

文 10 篇及以上。

6. 抗炎作用机理分析

对 795 篇论文的关键词词频进行统计分析,其中炎症相关因子出现的频次详见表 6-3。

表 6-3　炎症相关因子在穿心莲内酯抗炎相关论文标引词中出现频次

炎症相关因子	词频
Interleukin 6	105
Transcription factor NF-κ B	103
Interleukin-1β	82
Soluble tumor necrosis factors	70
Tumor necrosis factors	70
NF-kappa B	65
Cytokines	50
Transcription factorRelA	50
Bcl-2 proteins	39
Transcription factor Ι κ Β, Ι κ B-α	31
Tumor Necrosis Factor-alpha	30
Nuclear factorerythroid 2-related factor NFE2L2	26
Interleukin 2	23
Monocyte chemoattractant protein-1	23
p53（protein）	23

由上表可知,穿心莲内酯发挥抗炎作用的机理可能主要涉及与上述炎症相关因子进行抑制或拮抗,从而起到抗炎作用。

思考题

1. 利有 Draw 结构绘制面板,检索一个化合物是否为新发现物质?
2. 逆合成反应路线设计工具(Retrosynthesis Analysis)设计羟基喜树碱的合成方法。
3. 利用 SciFinder[n] 查找有关对二乙苯(产率>99%)的合成反应。

（张稚鲲,周黎,郝桂荣）

第七章　综合类数据库检索

扫码可见第七章补充资料

综合类数据库是指数据库所收录的内容涉及多个学科,但医药类文献均为各库的重要组成部分,因此,综合类数据库也是查找与利用国内外医药文献的重要资源。

第一节　CNKI 中国知网

一、概述

1999 年,知网启动了中国知识基础设施工程(China National Knowledge Infrastructure,简称 CNKI),为全社会知识信息的高效共享提供了丰富的资源。CNKI 资源涵盖我国自然科学、工程技术、人文与社会科学,完整收录了学术期刊、学位论文、图书、报纸、会议论文、年鉴、工具书、图片、专利、成果、引文、学术不端、法律法规、政府文件、企业标准等各类知识资源。

用户可以通过网上包库、镜像站点、购买知网卡、手机版等多种方式访问知网。机构用户可以在单位 IP 范围内直接使用并下载全文,个人用户可以注册 CNKI 账户,办理会员服务卡或流量充值卡后获得全文下载权限。

访问地址:https://www.cnki.net

知网数据来源广泛,学科覆盖全面,资源类型丰富。以下为平台比较常用的几种资源。

1. 学术期刊库

中国知网学术期刊库实现了中、外文期刊整合检索。其中,中文学术期刊 8 510 余种,最早回溯至 1915 年,内容覆盖基础科学、工程、农业、哲学与人文、医学、社会科学等领域,所收期刊有 2 440 多种为网络首发,含医药卫生类首发期刊 400 多种。外文学术期刊包括来自 80 个国家及地区 900 余家出版社的 7.5 万余种期刊。

在学术期刊库检索界面,点击"CNKI Scholar 外文期刊"链接,转到 CNKI 外文期刊导航即 CNKI Scholar 学术搜索页面。CNKI Scholar 覆盖 90％以上的 JCR 期刊和 Scopus 期刊,期刊最早回溯至 1665 年,分为自然科学、工程技术、医学、农业科学、社会科学、人文学科、哲学七大专辑。可查阅每本期刊的概况,进入文献页面可查看论文题录、摘要、参考文献引文等信息,部分可链接至全文。

2. 学位论文库

学位论文库包括《中国博士学位论文全文数据库》和《中国优秀硕士学位论文全文数据库》,是目前国内资源完备、质量上乘、连续动态更新的中国博硕士学位论文全文数据库。最早回溯至 1984 年,覆盖基础科学、工程技术、农业、医学、哲学、人文、社会科学等各个领域。

3. 会议论文库

重点收录 1999 年以来,中国科协系统及国家二级以上学会、协会、高校、科研院所及政府

图 7 - 1　　CNKI Scholar 学术搜索界面

机关举办的重要会议,以及在国内召开的国际会议上发表的文献,部分重点会议文献回溯至 1953 年。

4．重要报纸库

是以学术性、资料性报纸文献为出版内容的连续动态更新的报纸全文数据库。报纸库收录并持续更新 2000 年以来出版的各级重要党报、行业报及综合类报纸。

5．年鉴网络出版总库

年鉴库内容覆盖基本国情、地理历史、政治军事外交、法律、经济、科学技术、教育、文化体育事业、医疗卫生、社会生活、人物、统计资料、文件标准与法律法规等各个领域。目前收录年鉴总计 5 420 余种,4.5 万余本,4 180 余万篇。

6．工具书总库

收录我国 500 多家出版社正式出版的近 1.4 万部工具书,主要收录语言文字类工具书、资料类工具书和检索性工具书三大类,如语言词典、专科辞典、百科全书、图谱年表、手册指南等,内容涵盖社会科学、自然科学、工程技术等各个方面。

7．学术图片库

图片库来源于 CNKI 学术期刊库、学位论文库、会议论文库及其他数据库中的图片,并与上述数据库同步更新,可以跳转到图片所在源数据库的当前页在线浏览。

8．其他资源

CNKI 资源还包括图书(心可书馆)、专利库、标准数据总库、成果库、法律总库、政府文件、中草药实用手册全文库、中国引文数据库等。

二、检索途径与方法

(一)跨库检索

1．文献检索

知网首页提供文献检索、知识元检索和引文检索等检索频道,默认为"文献检索"频道(如

图7-2），采用一框式检索，直接输入自然语言或多个检索词均可实施检索。"文献检索"可以通过勾选学术期刊、学位论文、会议、报纸、年鉴、专利、标准、成果、图书、学术辑刊等资源类型中的一个或多个进行单库或多库检索。

图7-2　CNKI检索平台页面

2. 知识元检索和引文检索

"知识元检索"可以选择工具书、词典、手册、百科、图片、统计数据、指数或知网大学生百科中的任意一类进行搜索。"引文检索"是指在中国引文数据库中检索文献的引用及被引信息。

图7-3　CNKI知识元检索界面

3. 高级检索

点击知网首页检索框右侧的"高级检索"链接或进行单库检索时点击"高级检索"，均可转入CNKI高级检索界面。高级检索支持使用逻辑运算符 ＊（与）、＋（或）、－（非）进行多个检索词的组合运算，输入运算符时，前后要空一个字节；若检索词本身含有空格或 ＊、＋、－、（）、/、％、＝等特殊符号，进行多词组合运算时，为避免歧义，须将检索词用英文半角单引号或英文半角双引号引起。检索框内输入的内容不得超过120个字符。（扫描第七章标题二维码可见7-1利用CNKI高级检索查找资料）

另外，高级检索界面还设有专业检索、作者发文检索、句子检索等频道。

（1）专业检索

专业检索指直接输入检索表达式进行检索。比如在检索框中输入：TI＝＇糖尿病＇and KY＝＇护理＇and（AU ％ ＇张＇＋＇王＇），可以检索到篇名字段包括"糖尿病"并且关键词字段包括"护理"并且作者字段包含"张"姓或"王"姓的所有文章。（扫描第七章标题二维码可见7-2利用CNKI专业检索查找资料）

（2）作者发文检索

作者发文检索是指通过作者、第一作者或通信作者的姓名、作者单位来查找某作者的发文信息，如发表文献的题名、来源、文献被引用及下载情况等。

（3）句子检索

句子检索指输入两个检索词，限定这两个检索词出现在命中文献的同一句或同一段中，查找同时包含这两个检索词的句子或段落。句子检索实际上是对检索词进行的位置限定运算。（扫描第七章标题二维码可见 7 - 3 利用 CNKI 句子检索查找资料）

（二）CNKI 单库检索

CNKI 各个数据库的单库检索界面大致相似，检索方法也基本相同，但不同数据库提供的可检索字段不完全相同。如学术期刊库从篇章信息、作者机构和期刊信息三方面提供了主题、篇关摘、篇名、关键词、摘要、小标题、全文、参考文献、中图分类号、基金、DOI、作者、第一作者、通信作者、作者单位、期刊名称、ISSN、CN、栏目信息等可检索字段，而学位论文库则提供了主题、篇关摘、关键词、题名、全文、作者、导师、第一导师、学位授予单位、基金、摘要、目录、参考文献、学科专业名称等可检索字段。

（三）出版物检索

出版物检索主要用来查找文献的出版信息。点击知网首页的"出版物检索"，可切换至出版来源导航界面（如图 7 - 4），在期刊、学术辑刊、学位授予单位、会议、报纸、年鉴、工具书等出版来源导航项中检索。比如用户可以通过期刊导航，输入刊名、主办单位、ISSN 号或 CN 号等了解某刊物的基本情况，或选择年、期来阅读某期刊。可以按照学科专业导航或地域导航浏览博士、硕士授予单位的导师及学位论文发文、被引等信息，也可以直接输入学位授予单位名称检索相应资料。

图 7 - 4　CNKI 出版来源导航检索界面

（四）检索结果处理

CNKI 的检索结果显示界面（如图 7 - 5 所示）可按主题、学科、发表年度、研究层次、作者、文献类型、文献来源机构、基金等指标分组聚类浏览检出结果。可以按相关度、发表时间、被引、下载等对检出结果进行排序，默认按发表时间排序。同时，检出文献也可以在中文与外文、科技与社科之间切换。（扫描第七章标题二维码可见 7 - 4 知网研学平台介绍和 7 - 5 CNKI 全球学术快报使用介绍）

图 7-5　CNKI 检索结果界面

1. 检索结果导出

知网可以对检索结果批量下载，也可以点击"导出与分析"工具条，按需求导出参考文献或适用于管理软件的题录，所提供的"可视化分析"工具条，可以对选中文献或全部检索结果进行计量分析。

2. 知网节

知网节是知识网络中相关知识信息交汇节点的简称，包括知识节点和知识网络两部分内容，在检索结果页面，点击某一文献题名，即可进入该文献的知网节界面。知网节以一篇文献、一个作者、一个单位或一个概念为主体，通过概念相关、事实相关等方法揭示知识之间的关联特征，达到知识扩展的目的。通过对知网节上超链接的点击，既可以了解节点主体文献与其他文献之间的关系，又能实现知识的扩展。

3. 全文阅读与手机端阅读

CNKI 支持 PDF 下载、CAJ 下载、HTML 阅读、手机阅读等方式阅读文献全文。CAJViewer 是 CNKI 自有的全文阅读器，在 CNKI 首页底端有 CAJViewer 浏览器下载提示。若以 HTML 模式阅读全文，点击文内的关键词、作者、机构，则可进入对应的知网节页面；可以下载命中文献中的表格、图片或音频等；光标停留在文内的参考文献上角标处即显示该篇参考文献的题录信息，点击文末的参考文献则跳转至该篇参考文献的详情页面，可阅读下载全文；也可将命中文献以指定格式导出，方便读者进行文献管理。手机端阅读可点击命中文献后的"手机阅读"按钮，按步骤扫描下载"全球学术快报"移动端后即可使用；或点击知网首页左上角"手机版"链接，也可下载"全球学术快报"APP。注册登录全球学术快报 APP 后，读者可通过 IP 关联、扫码关联或位置关联等方式关联所在机构账户，即可在移动端或者在校外下载本单位已经购买的知网文献。

4. 知网研学平台

知网研学平台（原 E-Study）是在提供传统文献服务的基础上，以云服务的模式，提供集中外文献检索、文献管理、文献阅读、笔记整理、论文写作、个人知识管理等功能为一体的个人探究式学习平台。平台提供网页版、桌面端、移动端，多端数据云同步，满足学习者在不同场景下的学习需求，支持中外文资源的统一检索和发现，包含期刊论文、会议论文、博硕士论文、报纸文章、年鉴全文、图书。主要提供资源汇聚、文献管理、深度阅读、笔记整理、创作投稿等功能。

平台提供 XML 阅读、PDF 阅读两种阅读模式。在 XML 阅读模式下，平台完成了对大量文献的篇、章、节、图、表、公式的碎片化加工，点击图表名称可以实现文中图表的快速定位；点击作者姓名、单位名称、关键词、基金等,可以跳转至相应的知网节;单击文中参考文献上角标,在文中以弹框形式展示参考文献的题录信息,可直接展开阅读或与当前文献对比阅读。同时,还可以做笔记或阅读他人分享的笔记等。

平台网址:https://x.cnki.net

第二节　维普中文期刊服务平台

一、概述

维普由科技部西南信息中心重庆维普资讯公司研发,其前身是 1989 年我国自主研发的第一个中文期刊文献数据库——《中文科技期刊篇名数据库》。2000 年,维普资讯网建立,提供《中文科技期刊数据库》的网络检索服务。2010 年,维普资讯网推出维普期刊资源整合服务平台。维普资源分 8 个专辑:社会科学、自然科学、工程技术、农业科学、医药卫生、经济管理、教育科学、图书情报。单位用户可登录本单位站点直接使用,其他用户可登录维普网(https://wwwv3.cqvip.com),注册充值后使用。维普也可以手机端使用。

图 7-6　维普中文期刊服务平台首页

二、数据库特点

维普平台主要提供期刊文献检索、期刊导航、期刊评价报告、期刊开放获取、数据出版直通车等模块。期刊文献检索主要用于查找期刊论文。期刊导航主要用于查找期刊的出版信息,如刊名、ISSN 号、分类、刊名首字母、主题、地区、核心期刊系统及国外数据库收录等。

期刊评价报告提供期刊的发文量、被引量、影响因子、期刊他引率、平均引文率等引文信息。

维普提供两种期刊开放获取的途径,一是通过"开放获取(OA)期刊"直接查看维普资源中的 OA 期刊。目前维普收录近 2 200 多种 OA 期刊,且 OA 期刊的数量在不断增加。另一种链接到维普以外的 OA 平台,比如中国科技论文在线、中国机构知识库联盟、ROAR、PLoS、OpenDOAR、BioMed Central 等国内外 OA 资源平台。(扫描第七章标题二维码可见 7-6 维

普期刊导航使用介绍）

三、检索途径与方法

期刊论文是维普的核心资源，维普的中文期刊服务平台提供一站式检索、高级检索、检索式检索、期刊导航及检索历史等检索方式。

（一）一站式检索

一站式检索指直接在检索框中输入检索词进行检索，注意检索词应与字段相匹配。默认字段为"任意字段"，任意字段是指在所有可检索字段中查找输入词。此外，还提供了题名、关键词等 13 个检索入口。（扫描第七章标题二维码可见 7-7 利用维普一站式检索查找资料）

（二）高级检索

维普高级检索与本章第一节知网的检索相似，此处不再赘言。（扫描第七章标题二维码可见 7-8 利用维普高级检索查找资料）

（三）检索式检索

检索式检索是指运用布尔逻辑运算符编制检索表达式进行检索。例如：检索式（K＝（CAD OR CAM）OR T＝雷达）AND R＝机械 NOT K＝模具表示：查找文摘中含有机械，并且关键词中含有 CAD 或 CAM，或者题名中含有"雷达"但关键词不包含"模具"的文献。（扫描第七章标题二维码可见 7-9 利用维普检索式检索查找资料）

执行检索前，用户可以选择时间、期刊来源、学科等检索条件对检索范围进行限定。每次调整检索策略并执行检索后，均会在检索区下方生成一个新的检索结果列表，方便对多个检索结果进行比对及分析。

（四）检索结果显示及全文下载阅读

维普检索结果显示界面的左侧有"在结果中检索"或"在结果中去除"，可以对当前结果进行二次检索，也可以从年份、学科、期刊收录、主题、期刊、作者、机构等方面进一步精练检索结果。

维普的文献导出提供了文本、查新格式、参考文献、XML、NoteExpress、Refworks、EndNote、NoteFirst、自定义导出、Excel 导出等文献导出格式。用户可以根据需求导出选中的文献，也可以对选中文献进行引用分析，或对检索结果或选中文献进行学术成果产出分析、主要作者分析、主要发文机构统计分析、文章涉及主要学科统计及主要期刊分析等多方面的统计分析。

维普检出结果可以按被引量了解高被引文献，也可以按时效性排序了解最新文献。

维普全文可以"在线阅读"，也可以"下载 PDF"。带有"原文传递"的论文是指委托第三方提供原文传递服务，在用户提出原文请求后将原文发送至用户邮箱。

目前，维普推出了手机客户端"中文期刊手机助手"，帮助用户实现手机端利用维普资源，也可以实现在校外使用维普文献。具体安装使用分为三步：第一步，在维普中文期刊服务平台首页上方点击"下载 APP"，扫码安装"中文期刊手机助手"APP；第二步，手机接入学校 WiFi，注册账号并登录手机助手 APP，自动完成个人账号与机构账号的关联绑定，或者使用 APP 扫描平台首页机构名称下方的授权二维码,完成个人账号与机构账号的关联绑定;第三步,使用绑定后的个人账号在校外登录 PC 端维普平台,完成对 PC 端授权后使用。

使用手机助手 APP 访问维普,可以检索论文、浏览期刊,通过文章页面的"下载全文"获取全文,也可以将文章分享到新浪微博、QQ、微信或微信朋友圈。

第三节 万方数据知识服务平台

一、概述

万方数据知识服务平台(访问地址:https://wanfangdata.com.cn)是由中国科技信息所下属的北京万方数据股份有限公司研发,收录文献类型包括学术期刊、学位论文、会议论文、外文文献、学者、专利、标准、成果、图书、新方志、法规、视频等。以核心期刊为主线,收录国内发行具有学术价值的 8 000 多种期刊;学位论文重点精选自 1980 年以来的博硕士论文,涉及全国重点高校、中科院、工程院、农科院、医科院、林科院等机构,内容覆盖各个学科。

万方医学网(https://med.wanfangdata.com.cn)收录中华医学会、中国医师协会等国内优质期刊 1 100 余种,其中中华医学会系列期刊 145 种;收录全国重点医学院校、科研院所博硕士学位论文 81 万余篇,收录 1994 年以来全国医药类会议近 6 500 个,囊括 PubMed、NSTL、OA(PMC、BMC、DOAJ)等外文期刊资源,医学视频资源 1 355 部。个人用户也可以通过购买充值卡下载医学网资源。

二、检索特点

万方数据知识服务平台推出了万方智搜学术发现平台 V2.0(如图 7-7),是整合数亿条全球学术文献的统一平台。万方通过与 NSTL(国家科技图书文献中心)、牛津大学出版社、剑桥大学出版社等数十家机构合作,集成外文期刊、学位、会议、科技报告、专利、视频等十余种资源类型,覆盖多个语种。

图 7-7 万方智搜知识服务平台首页

三、检索途径与方法

1. 统一检索

即一站式字段限定检索。万方智搜默认模糊检索模式，用户可以通过使用双引号（""）来限定检索词为精确检索。另外，用户也可以在检索框内使用 not、and、or 对检索词进行逻辑匹配检索，其中 and 可以用空格代替。除了支持包含逻辑运算符的检索式外，万方智搜还支持截词检索（？或％）。（扫描第七章标题二维码可见 7-10 利用万方统一检索查找资料）

2. 分类检索

万方智搜为用户提供了不同资源的分类检索，包括期刊、学位、会议、图书、专利、科技报告、地方志等。用户可以通过单击平台首页检索框下方的资源导航（如图 7-7 所示）进行检索和切换。每种资源按照《中国图书馆分类法》或相应的分类标准进行分类，点击分类导航工具即可浏览相应的资源。

3. 高级检索

万方智搜平台检索框的右侧有高级检索入口。高级检索支持多个检索类型、检索字段和条件之间的逻辑组配检索。还可以通过限定文献的发表时间、精确或模糊的匹配模式，提高查准或查全率。（扫描第七章标题二维码可见 7-11 利用万方高级检索查找资料）

4. 专业检索

在平台首页点击"高级检索"按钮可看到"专业检索"频道的链接，"专业检索"界面可以自主编制检索表达式进行检索，但需确保表达式语法正确。（扫描第七章标题二维码可见 7-12 利用万方专业检索查找资料）

在专业检索界面，可以手动输入检索表达式，也可以根据需要，选择页面提示的可检索字段，输入检索词后再点击页面提示的与、或、非逻辑关系，构建检索表达式。如果对专业检索不熟悉，可以参考检索页面的"教你如何正确填写表达式"。

5. 检索结果显示与全文阅读

万方检出结果界面的左栏可以按照资源类型、年份、学科分类、语种、来源数据库、作者、机构等聚类筛选；中间栏为检出结果显示区；右栏提供研究趋势及热词等信息。检索结果可以按照相关度、出版时间、被引频次进行排序。

用户可以通过检出结果界面中间栏"获取范围"工具条来对检索结果进行限定，选择显示"全部""有全文""免费全文""原文传递"或"国外出版物"中的某部分文献。

万方支持以查新、NoteExpress、RefWorks、NoteFirst、EndNote、Bibtex、自定义等格式单篇或批量导出文献信息。

点击检索结果下方的"下载"按钮可下载 PDF 格式全文；点击"在线阅读"可直接阅读全文，同时将同期期刊目录列在左侧，供用户参考；点击"全文直达"将跳转到第三方获取全文；"原文传递"则是指引用户进行原文传递申请，填写邮箱、手机号后等待传递结果。

图 7-8　万方检索结果界面

另外,用户通过万方创新助手,可了解所关注主题的研究状况、学科领域专家与研究机构、科研项目课题成果与进展、科研机构科研能力统计与分析,并获得相关分析报告,为科技创新决策提供支持与服务。万方创新助手可使用网页版,也可下载客户端使用。

万方创新助手访问网址:https://webstads.sciinfo.cn/

目前,万方数据也推出了移动端访问,用户可以在万方数据知识服务平台首页右下角点击"手机版",扫码安装"万方数据"APP,注册个人账号;然后打开"万方数据"APP右上角"扫一扫",扫描电脑端智搜平台首页"绑定机构"处出现的二维码,将个人账号与机构账号绑定后即可享有机构权限,访问万方资源。

第四节　读秀学术搜索

一、概述

读秀学术搜索由超星公司研发,收录670万种中文图书题录信息,320万种中文图书原文,可搜索的信息量超过17亿页,为读者提供深入到图书内容的全文检索。读秀学术搜索将图书馆馆藏纸质图书、中文图书、中文期刊等各种资源整合于同一平台上,用户可通过读秀搜索,实现资源的一站式获取。(扫描第七章标题二维码可见7-13利用读秀一站式搜索查找资料)

图 7-9　读秀首页

读秀学术搜索在 IP 地址范围内可以直接访问,还可以根据主页推送的认证消息在单位有效 IP 内进行个人账号认证,认证后即可在单位 IP 地址外使用。

二、检索特点

读秀资源实现与本地图书馆资源的整合,登录后会自动链接到自己所在图书馆的检索界面,检出结果也会显示本馆订购的书、刊信息。

(一) 一站式检索

读秀学术搜索将馆藏纸质图书、中文电子图书、学术文章等各种异构学术资源整合于一个平台,用户通过一次点击,即可获得多种类型的文献。

(二) 基于内容的检索

读秀可以对文献的全文或章节中的内容进行检索,出现在书中的每个词、每句话都可以作为检索词,可以帮助读者找到很多意想不到的资源。

(三) 提供多种阅读、获取资源的途径

读秀为用户提供了多种全文获取服务,包括借阅本馆馆藏纸书、阅读电子图书全文、文献传递以及网络书店链接等。

(四) 提供文献传递服务

读秀学术搜索通过 E-mail 方式为用户提供本馆没有购买的资源。用户在读秀知识库找到的电子图书、期刊、会议论文、学术论文等资料,若没有全文,可以通过邮箱请求全文。

三、检索途径与方法

(一) 读秀知识搜索

知识搜索是读秀主页默认的获取各种类型文献的一站式检索。读秀将所收录的六百多万种图书的内容重新整合,相当于把所有的图书重新汇编成一个拥有 17 亿页的巨型知识库,从而实现了基于内容的搜索。知识搜索检索结果页面(如图 7 - 10)的右栏列出在百科、图书、期刊、报纸、文档、学位论文、会议论文、标准、音视频等类型文献中与检索词相关的结果,在检索结果页面再次输入检索词,点击"在结果中搜索"可以进行二次检索,进一步缩小检索范围,提高查准率。

(二) 读秀图书搜索

与知识搜索相比,图书搜索是以查找整本图书为目标,用户可以在书名、作者、主题词、丛书名、目次等字段中输入检索词或检索式。检出结果根据用户的权限,显示为"馆藏纸本""汇雅电子书""试读""图书馆文献传递"等不同的获取途径。在检索结果的右侧有其他相关资源推荐供参考。

图 7 - 10　读秀知识搜索界面

图 7 - 11　读秀图书搜索结果界面

在图书频道点击检索框右侧的"分类导航",可以按类浏览读秀图书,也可以从书名、作者等字段输入检索词查找图书。而在图书频道点击右侧的"高级搜索",就可以看到查找图书的高级检索及专业检索入口。高级检索是在指定的书名、作者、分类号等字段中填写检索词,专业检索需要根据检索规则编写检索表达式进行搜索。

（三）外文搜索

百链外文搜索是超星公司推出的外文学术搜索门户,包含图书、期刊、学位论文、会议论文、专利、标准等多种类型的外文文献,在检索以上各类文献频道时会出现"中文搜索"和"外文搜索"两个搜索按钮，点击"外文搜索"即跳转至百链外文搜索界面。读秀还将百链与本地图书馆订购的数据库、馆藏目录系统挂接，方便用户使用。（扫描第七章标题二维码可见 7-14 读秀百链外文搜索使用介绍）

（四）全文阅读与获取

读秀根据用户访问权限的不同提供不同程度的资料获取。部分文献可以 PDF 格式保存到本地，部分可以在线阅读，有些可以跳转至本单位订购的其他全文资源，还有些可以通过文献传递获取所在单位以外的全文资料，或提供其他图书馆关于该书的馆藏信息。

（五）读秀其他资源搜索

读秀可以对知识、图书、期刊、报纸、会议论文、学位论文、专利、百科、文档、课程、讲座、视频、词典等资源进行搜索。各类资源的检索方法相似，均支持快速检索方式，而期刊、学位论文、会议论文、专利、标准等还提供高级检索与专业检索入口。（扫描第七章标题二维码可见 7-15 利用读秀图书高级检索查找资料、7-16 利用读秀专业检索查找资料）

四、超星云舟（学习通）

超星云舟（学习通）是一个移动阅读平台，提供电子书在内的多种资源。云舟为用户提供学习、研究、讨论的公众交流空间，支持发表读书笔记，记录阅读心得，提供方便快捷的移动阅读服务。用户可以通过电脑端访问云舟，也可以手机下载安装学习通 APP。电脑端访问地址：https://yz.chaoxing.com。（扫描第七章标题二维码可见 7-17 云舟超星学习通使用介绍）

目前学习通账号与超星移动图书馆账号已经打通，通过与图书馆 OPAC 系统的对接，用户可以搜索所在图书馆资源，实现馆藏查询、续借、预约、挂失、到期提醒、热门书排行榜等自助式移动服务。

（1）下载安装：在手机应用市场下载"学习通"APP 或超星移动图书馆 APP，点击"新用户注册"，填写手机号获取验证码完成注册，并输入学校名称以及学号、姓名，验证成功即可进入首页。如未能进入学校，可以在页面右上方填写单位邀请码，绑定成功后即可检索本馆资源、参加活动、阅读数字资源。

（2）点击"学习通"首页"找资料"搜索框，可以查找词条、学术趋势、期刊文章、图书书目、学术视频、用户上传专题、电子书、学位论文、会议论文、报纸文章等资源。

（3）"学习通"页面包括多个版块，其中"微读书"模块包含了文学、历史、人物传记、哲学、艺术、经管、政法、社科、军事、科学、科技等 11 个类别的图书经典片段供阅读。"我"频道中的云盘提供 150G 的存储空间，"笔记"版块允许用户记录和分享阅读感悟等。"课程"模块分老师端和学生端，教师创建课程，上传学习资源，学生加入学习。课程平台具有通知、签到、分组、讨论、上传下载、作业、评分等功能，可辅助开展线上教学活动。

五、超星个人认证与校外访问

已经安装"学习通"APP 的读者可直接使用本人"学习通"账号或扫码登录；未绑定"学

习通"的读者可以使用校内 WiFi,以手机号注册登录后,校外通过"个人认证用户",填写账号和密码即可。也可以在校园 IP 范围内,直接进行个人认证服务。在 PC 端读秀主页的右下角,按"个人认证"弹窗提示进行"我要认证"或"我要注册",认证成功后即可在校外使用读秀。

第五节　其他

一、ScienceDirect

(一) 简介

荷兰 Elsevier 公司是一家全球著名的学术期刊出版集团,创建于 1580 年,是由 Elsevier 科学出版社(Elsevier Science Publishers)、北荷兰出版社(North Holland)、医学文摘社(Excepta Medica)及培格曼出版社(Pergamon Press,Oxford)等 10 余个出版单位组成的联合集团。

ScienceDirect 数据库是 Elsevier 公司的全文数据库,属该公司的核心产品,收录科学、技术和医学(STM)等学科领域的 2 500 多种期刊,核心期刊占全球 1/4。所收录的期刊 LANCET 已回溯至 1823 年创刊号。在 2 500 多种期刊中,有 1 400 多种被 SCI 和 SSCI 收录,有 500 多种被 EI 收录。该数据库覆盖数学、物理、化学与化工、计算机、生命科学、健康科学、环境科学、材料科学、能源科学、经济、金融、商业管理和社会科学与人文科学等 24 个学科。同时,该库还收录丛书、手册、参考工具书以及电子书等 11 万余部。

网址:http://www.sciencedirect.com/

(二) 检索特点

① 文献推送功能(Set search alert)。用户通过登录至数据库,可以保存检索式,数据库后台按星期或月向注册邮箱推送文献。

② 引文检索功能(View Record in Scopus)。可实现直接从 ScienceDirect 数据库链接某文章在 Scopus 数据库的被引用情况。

(三) 检索途径

ScienceDirect 数据库提供了快捷检索、浏览检索和高级检索(Advanced search)。"快捷检索"可在简单检索区中选择"Find articles with these terms(在全文中检索)""Author(s)(作者)""in this journal or book title(刊名或书名)"等字段进行检索。"浏览检索"可以按学科浏览和按出版物名称首字母浏览检索。"高级检索"为列表式字段检索界面。可检索的字段限定有:

Find articles with these terms:在全文中检索,但不包括参考文献;

In this journal or book title :书或刊名;

Year(s):出版年;

Author(s)：作者；

Author affiliation：作者单位；

Title，abstract or author-specified keywords：标题、摘要或作者关键词；

Title：标题；

Volume(s)：卷；Issue(s)：期；Page(s)：页码；

References：参考文献；

ISSN or ISBN：ISSN 或 ISBN 号码。

检索词间可采用布尔逻辑运算符，AND、OR 和 NOT（或者"－"），运算符必须大写；优先次序为 NOT＞AND＞OR，检索词可以采用双引号进行强制性检索。（扫描第七章标题二维码可见7－18利用 ScienceDirect 检索资料）

二、EBSCOhost

（一）简介

EBSCO 是一个具有 60 多年历史的大型文献服务公司，提供期刊、文献定购及出版等服务，总部设在美国。EBSCOhost 数据库是一个网络集成数据库，收录来自各出版机构的学术期刊、杂志、报纸和评论等文献，内容包括学术资料、一般资讯和事实性信息。

EBSCOhost 数据库主要由以下子数据库组成：

➢综合学科参考文献大全（Academic Search Ultimate，ASU）：提供同行评审全文期刊集合，包括期刊、报告、书籍和视频等，覆盖天文学、人类学、生物医学、工程学、健康、法律、文学、数学、药理学、女性研究、动物学等学科。

➢替代医学全文数据库（Alt HealthWatch）：侧重介绍多种辅助医疗观点和全面完整的健康、保健方法。收录 180 多个国家的全文、经过同行评审的期刊、报告。另外还收录传单、小册、特别报告、原始研究资料和书籍摘录。

➢MEDLINE：医学文摘数据库，提供 5 000 余种生物和医学期刊的索引和文摘。

➢MEDLINE Complete 全文数据库：提供编入 MEDLINE 索引中的 1 800 多种期刊的全文。

➢CINAHL Complete 护理学全文数据库：收录护理与综合保健期刊的最全面资源，提供 1 300 多种期刊的全文。

➢DynaMed 循证医学数据库：常见病证实时诊断知识库，收录超过 3 000 组临床医学主题，包含疾病、症状等最新研究，对临床医生或专业人员的诊断或用药提供参考。

➢OpenDissertations：是一个开放数据库，收录历史和当代的专题论文和学术论文。

➢eBook Collection（EBSCOhost）和 EBSCO eClassics Collection（EBSCOhost）：提供电子图书全文。

该平台还提供商业、教育、环境、图书馆学、新闻传播等资源。具体可访问 EBSCO 主页。网址：https://web. s. ebscohost. com/

（二）检索特点

EBSCOhost 可以对图片、视频、表格做特定检索，提供 RSS 服务，允许对页面进行语种设定、检索行为偏好设定、个人文件保存等操作。用户还可以通过单击"搜索历史记录"，进行布尔逻辑组配检索。

（三）检索途径

EBSCOhost 数据库主要提供了基本检索（Basic Search）、高级检索（Advanced Search）、图像检索、视频检索、公司信息检索、引文匹配器检索和浏览检索。

1. 基本检索（Basic Search）、高级检索（Advanced Search）

在基本检索界面，在检索提问框中可以输入一个检索词、词组或多个检索词，检索词间用空格（空格可以通过设定来表示"与"关系或者"或"关系），支持其他逻辑运算符（and、or、not）或位置运算符。位置算符 Wn：表示检索词出现顺序与输入顺序相同且相隔最多 n 个字；位置算符 Nn：表示检索词出现顺序不必与输入顺序相同且相隔最多 n 个字。支持双引号标注（强制性检索）。检索词可以采用截词符或通配符形式，截词符"＊"表示有 0－n 个字符的变化，通配符"♯"表示 0－1 个字符的变化，"?"表示 1 个字符的变化。

高级检索仍为字段检索，比如选择 TX（全文）、SU（主题）、SO（来源）、AB（文摘）和 IS（国际连续出版物编码）等字段，再进行布尔逻辑组配检索。

2. 引文匹配器检索

在顶部工具栏单击更多，选择"Citation Matcher"，在提供的字段（出版物，卷，作者，标题等）中输入尽可能多的信息，然后单击"搜索"，查找特定文献。

3. 其他

该平台还提供图像（Image Collection），以及公司信息检索，通过输入公司名称、最终母公司、股票代码和关键字等进行查询。另外，用户也可以通过选择出版物和科目导航按出版物或学科浏览信息。（扫描第七章标题二维码可见 7－19 利用 EBSCOhost 检索资料）

三、Springerlink

（一）简介

德国斯普林格（Springer-Verlag）是世界上著名的出版社，它有着 150 多年的发展历史，以出版学术性出版物而闻名于世，也是最早将印本期刊做成电子版发行的出版商。

SpringerLink 是该公司提供的网上在线服务平台，主要提供学术期刊及电子图书的在线服务。Springer 每年出版期刊超过 2 000 余种，出版的期刊 60％以上被 SCI 和 SSCI 收录。另外还收录了大量的丛书、电子图书、参考工具书和实验室指南。覆盖行为科学、生物医学和生命科学、商业和经济学、化学和材料科学、计算机科学、地球环境科学、工程学、人文和社会科学及法律、数学和统计学、医学、物理和天文学等 11 个学科。

网址：http://link.springer.com

（二）检索特点

SpringerLink 是提供期刊、丛书、图书和参考工具书等多种出版物的统一搜索平台，支持中文、英文、德文和韩文等多种语言，具有 RSS 功能，可以查找数字对象唯一标识符 DOI（Digital Object Unique Identifier）。

（三）检索途径

SpringerLink 可以按学科浏览（Browse by Subject）资料，也提供简单检索、高级检索

(Advanced search)等检索界面。

1. 简单检索

检索框允许单词、词组的输入，也可以将多个检索词以逻辑关系加以组配，其中，逻辑或以"|"表示，逻辑与以"&"，不采用"＋"或"－"号。词组可以用双引号强制不拆分。两个检索词之间还可以使用位置算符 NEAR 或 ONNEAR 连接。比如 NEAR 表示前后两个检索词依输入次序出现，中间插入不超过 10 个单词。如果需要加强限制，可采用 NEAR/n 方式，n 小于等于 10，例：liver NEAR/3 cancer。ONNEAR 表示检索词出现的次序可以按照输入次序进行前后交换。检索词可以采用截词符形式，"?"表示可以有 1 个字符的变化，"＊"表示 0－n 个字符的变化。

2. 高级检索（Advanced search）

单击首页顶端放大镜 Search 连接，在弹出的简单检索提问框处，任意输入一个关键词进行一次检索，在检索结果页面，单击顶部检索提问框尾部的齿轮图标，选择"Advanced search"即进入高级检索界面，可以在"with all of the words"（包含所有检索词）、"with the exact phrase"（精确检索）、"with at least one of the words"（含有至少一个检索词）、"without the words"（排除某个检索词）、"where the title contains"（在标题中出现）、"where the author / editor is"（作者或编者）处的输入框中输入检索词，然后设定时间范围。（扫描第七章标题二维码可见 7－20 如何利用 SpringerLink 检索资料）

四、OVID

（一）简介

Ovid Technologies 是全球著名的数据库提供商，其中 Lippincott，Williams & Wilkins（LWW）是世界第二大医学出版社，其临床医学及护理学尤为突出。

通过 OvidSP 平台可查询 LWW 医学电子书、电子期刊全文数据库、循证医学数据库、美国《生物学文摘》、荷兰《医学文摘》及 MEDLINE 等数据库。LWW 电子期刊全文数据库共收录 300 多种医学期刊，其中 150 多种为核心刊（90％为英、美核心刊），超过 60％的期刊被 Web of Science 收录。

OVID LWW 包含了 10 余个与循证医学有关的子数据库，是进行循证医学研究的主要数据源。

网址：https://ovidsp. dc2. ovid. com/ovid-b/ovidweb. cgi

（二）检索途径

1. 基本检索（Basic Search）

基本检索提供相关词关联检索（Include Related Terms），包括同义词，缩写和变形的原词，当勾选"Include Multimedia"时支持搜索多媒体信息。当进行字段限定检索时，输入规则为：

检索词. 字段名

如：hemolytic disease. ti

在进行字段限定的情况下，系统会自动取消"相关词"的关联检索。该库支持截词检索，截词符为"＊"，表示可以有 0－n 字符的变化。该库的位置检索算符是 ADJ，表示检索结果中含有的两个检索词必须相邻。如检索急性白血病的文献,可输入检索式" Acute ADJ Leukemia",如在 ADJ 后加数字,则表示两词相邻的单词数,如输入"Acute ADJ3 leukemia", ADJ3 表示 Acute 和 leukemia 两词相邻且不超过 3 个单词。

2. 常用字段检索(Find Citation)

是一种表格式检索模式,通过输入已知文献特征(篇名、刊名、作者姓名、出版年、卷期页码等)进行检索的一种途径。应注意刊名必须输入全称,如果拼写不全可以输入刊名起首部分,选择"Truncate Name"截词。在输入作者时姓在前,名字为首字母缩写,可选择"Truncate Name"截词。该库的可检索字段还包括出版商(Publisher)、Unique Identifier 和 DOI。各限定字段间是逻辑与关系。

3. 字段检索

该库的字段检索包括 Search Fields 和 Multi-Field Search,后者可以进行布尔逻辑检索。当不清楚字段含义时,可以点字段名,查看字段简介。

4. 高级检索(Advanced search)

高级检索允许使用截词符"＊"和"＄",二者都是无限截词符;也可以使用"♯"(替代一个字符)和"?"(替代 0 或 1 个字符)。刊名需要输入全称,不能用缩写,如果刊名不详,可以使用截词符"＊"和"＄"。

5. 词表辅助工具(Search Tools)

OVID 提供了很多辅助检索工具。如树型图(Tree):可以帮助了解检索词在数据库概念间的层级关系;轮排索引(Permuted Index):显示与输入检索词有关的主题词。主题词说明(Scope Note):介绍主题词的含义、历史信息;扩展检索(Explode):扩展下位概念或类目进行检索。副主题词(Subheadings):对主题词进行限定说明。

6. 期刊浏览检索

单击菜单栏的 Journal 期刊浏览界面,可以按订阅状态筛选(Filter by Availability)、按刊名筛选(Filter By Title)和按主题筛选(Filter by Subject)。(扫描第七章标题二维码可见 7 - 21 利用 OVID LWW 检索资料)

第六节　检索实例

一、检索实例 1

(一) 检索需求

近十年国内饮食结构对糖尿病人影响的研究进展。

(二) 概念分析,提取检索词

糖尿病相关检索词:糖尿病,消渴
饮食结构相关检索词:饮食结构,膳食结构

(三) 选择数据库,并根据特点设置检索条件,编制检索表达式

由于检索需求是了解学科进展,故以期刊论文为主要查找对象。选择中国知网学术期刊

库、万方数据知识服务平台期刊频道、维普期刊资源整合服务平台期刊文献检索。

1. 中国知网

选择 CNKI 学术期刊库的高级检索或专业检索方式,编制检索表达式。

检索表达式为:(TI=' 糖尿病 '+TI=' 消渴 ')and(KY=' 饮食结构 '+KY=' 膳食结构 '),检索时间为 2013 年至 2023 年,共命中文献 83 篇。

注:表达式中的"TI"=篇名,"KY"=关键词,"+"=逻辑或,"and"=逻辑与

2. 万方数据知识服务平台

选择万方期刊的高级检索或专业检索方式,编制检索表达式。

检索表达式为:(题名:(糖尿病)or 题名:(消渴))and(关键词:(饮食结构)or 关键词:(膳食结构)),检索时间为 2013 年至 2023 年,共命中 169 篇文献。

3. 维普期刊资源整合服务平台

选择维普平台期刊文献检索的高级检索或检索式检索,编制检索表达式。

检索表达式:(T=糖尿病+T=消渴)*(K=饮食结构+K=膳食结构),检索时间为 2013 年至 2023 年,共命中文献 166 篇。

注:表达式中的"T"=题名,"K"=关键词," * "=逻辑与,"+"=逻辑或

(四)检索结果浏览及结果分析

对比三个常用期刊全文数据库的检索结果,可以发现,对于此研究课题,由于数据库收录期刊的范围、提供的可检索字段及核心期刊选用标准不同,在同样的限定条件下,三个数据库的检索结果并不完全相同。文献量以万方和维普较多,知网较少。但维普数据库中有部分文献不提供全文,需要通过文献传递来获取全文。所以万方是查找本主题的重要数据库,知网与维普可以作为补充。

另外,三种数据库都提供了对检索结果的量化分析,如知网提供了检索结果的总体趋势分析、主题分布、发表年代分布、作者分布、基金分布及机构分布等信息,有利于用户直观了解研究的概况和趋势。

二、检索实例 2

(一)检索要求

2008 年以来国内有关针灸治疗青少年近视的学位论文。

(二)概念分析,提取检索词

近视、青少年、针灸、针刺

(三)选择数据库,并根据特点设置检索条件,编制检索表达式

选择国内的主要学位论文数据库,包括 CNKI 学位论文库和万方数据知识服务平台学位论文频道。

1. CNKI 学位论文库

选择 CNKI 学位论文库的高级检索或专业检索方式。

检索表达式:(TI=近视 and TI=青少年) and (KY=针灸 OR KY=针刺)

检索时间:2008 年至 2023 年。

注:上述检索方式检索结果为 10 篇,如果将检索字段由"TI"(篇名)和"KY"(关键词)改为"SU"(主题),则检索结果扩大为 44 篇。

2. 万方中国学位论文全文数据库

选择万方学位论文库的高级检索或专业检索方式。

检索表达式:(题名:(近视) and 题名:(青少年) and (关键词:(针灸) or 关键词:(针刺))) and Date:2008～2023。

(四) 检索结果浏览及结果分析

利用知网或万方检索结果的计量可视化分析,了解这一主题的研究概况。

三、检索实例 3

(一) 检索需求

了解清代医家黄元御的相关资料,获取相关图书。

(二) 分析课题要求,确定检索词,选择数据库

检索词:黄元御
在获取图书资料方面,读秀具有一定优势,故将主要查找目标定为读秀。

(三) 实施检索,获取相关资料

1. 读秀知识搜索

输入检索词后,检索结果页面右栏列出了检索词在读秀其他资源中的分布情况和数量,包括百科、图书、期刊、报纸、学位论文、会议论文、标准、视频、专利、网页等。

2. 读秀图书搜索

在读秀学术搜索点击"图书"按钮,切换到读秀图书搜索频道,输入检索词"黄元御",检索到相关图书,点击书名超链接即可查看图书详细信息。根据馆藏情况,可以链接到本馆馆藏查找借阅本馆纸质图书,也可以阅读电子图书全文,或者选择图书馆文献传递获取相应帮助。

四、检索实例 4

(一) 检索需求

了解青蒿素琥酯抗肺癌作用的国外研究概况。

(二) 概念分析,确定检索词

分析检索需求,提取检索词。其中青蒿素琥酯相关检索词有:Artesunate,Artesunatum,Qinghaohuzhi,$C_{19}H_{28}O_8$(分子式),91487 – 94 – 4(化学物质登记号);肺肿瘤相关检索词有:lung cancer, lung neoplasms,Lung Carcinoma,lung adenocarcinoma。

（三）选择数据库，设置检索条件，编辑检索表达式

1．ScienceDirect

选择该系统高级检索，选择在 Title，abstract，keywords（标题、摘要或关键词）字段，其他条件均为默认。

检索式：（Artesunate OR Artesunatum OR Qinghaohuzhi）AND（lung cancer OR lung neoplasms OR Lung Carcinoma OR lung adenocarcinoma）

2．SpringerLink

选择该数据库的简单检索，编辑检索提问式，其他条件默认。

检索式：（Artesunate ｜ Artesunatum ｜ Qinghaohuzhi）&（lung cancer ｜ lung neoplasms ｜ Lung Carcinoma ｜ lung adenocarcinoma）

注："｜"表示"逻辑或"的关系，"&"表示"逻辑与"的关系。

3．EBSCOhost

选择该检索平台的一站式检索，选择全部数据库，选择高级检索途径，其他为默认。

检索式：TI（Artesunate OR Artesunatum OR Qinghaohuzhi）AND SU（"lung cancer" OR "lung neoplasms" OR "Lung Carcinoma" OR "lung adenocarcinoma"）

注：TI 为标题名字段缩写，SU 为主题词字段缩写。

4．OVID LWW

选择该检索平台的字段检索（Search Fields），其他条件为默认。

检索式：（Artesunate or Artesunatum or Qinghaohuzhi）.ab，kw. AND（lung cancer or lung neoplasms or Lung Carcinoma or lung adenocarcinoma）.ab，kw.

注：ab，kw 分别表示摘要、关键词字段。

（四）浏览检索结果并对结果进行分析

将上述所有查询结果的题录信息导入到 NoteExpress（NE）文献管理软件中（也可以导入到其他管理软件或汇总至 EXCEL 中，有关 NE 的使用方法详见本书"文献管理软件"一章），去除重复题录；剔除国内作者发表在国内刊物但摘要被上述数据库收录的题录，然后进行统计分析，以便更清楚地了解关于青蒿素琥酯抗肺癌的国外研究概况。

通过对作者的分析可以了解本领域核心研究人员，为发现科研合作力量提供参考；通过对发文趋势的分析可以了解研究的发展及热点，为自己的研究主题提供参考；通过对来源期刊等的分析可以了解刊载此类文献的主要期刊，为了解该领域研究的主要来源期刊以及后续自己相关研究成果的投稿等提供参考。比如，通过对作者的统计与分析，关于青蒿素琥酯抗肺癌的文献发文最多者来自德国约翰尼斯古腾堡大学以及暨南大学附属第一医院。这就提供了重点关注的对象或潜在的合作力量；通过来源期刊的分析，发现 *Phytomedicine* 和 *Molecules* 载文最多，其次为 *Bioengineered*，*Cancer Chemotherapy and Pharmacology* 和 *European Journal of Medicinal Chemistry*，对于关注这一主题的研究人员来说，这些期刊应值得重点关注，也很可能成为自己未来的投稿期刊。

思考题

1. 比较 CNKI、维普、万方数据库在收录范围、检索方法与全文阅读等方面的异同。

2. 利用读秀学术搜索查找与本专业相关的图书及其他类型的资源,试用图书馆文献传递获取所需的图书和期刊信息,并查出"仰天大笑出门去,我辈岂是蓬蒿人"及"任凭弱水三千,我只取一瓢饮"的出处。

3. 下载安装超星学习通,检索与自己专业有关的期刊、图书、视频、报纸、专题等信息,创建一个小组,并分享笔记、图片等信息。

（周黎,郝桂荣）

第八章　网络信息资源检索

扫码可见第八章补充资料

互联网上免费的医学信息资源非常丰富，而利用搜索引擎、医学专业网站和开放获取资源等获取这些信息无疑是最便捷有效的途径。本章主要介绍如何通过互联网获取免费资源，以及网上常用的搜索引擎、导航网站、专业网站、网络参考工具等。

第一节　综合型搜索引擎

搜索引擎是互联网上海量信息的查找工具。搜索引擎根据搜索内容可分为综合型搜索引擎和专业型搜索引擎。综合型搜索引擎所搜索的范围十分广泛，为人们的学习与生活带来了诸多便利。

一、中文综合型搜索引擎

（一）百度（https://www.baidu.com/）

百度是目前全球最大的中文搜索引擎，2000年1月由李彦宏和徐勇创建于北京中关村。"百度"二字源于宋代辛弃疾词句"众里寻他千百度"，象征着百度对信息检索技术的执着追求。百度提供新闻、网页、百科、学术、贴吧、知道、MP3、图片、视频、影视、地图、国学、词典、翻译等上百种搜索服务，覆盖了中文网络的大部分搜索需求。（扫描第八章标题二维码可见8-1百度搜索使用介绍）

百度学术搜索（https://xueshu.baidu.com/）涵盖了知网、万方、维普及SpringerLink、ScienceDirect、Web of Science等中外文资源，但多数文章只提供题录和摘要，全文需要下载权限。

百度文库（https://wenku.baidu.com/）是百度发布的在线文档分享平台。百度文库的文档由百度用户上传，经百度审核后发布。百度文库收录1991年至今的超过10亿份有效专业文档，主要包括教学资料、考试题库、专业资料、公文写作、法律文件等领域，其中百度文库（高校版）收录文档已超6亿份。百度文库检索界面简单易用，包含联想功能，能够有效提高用户的查找效率。其文档格式有DOC、PPT、TXT、PDF、XLS等，可依据"相关性""上传时间""好评度"等指标对检索结果进行排序。

文心一言（https://yiyan.baidu.com/）是百度依托人工智能技术提供的一种聊天式语言模型，用户可以通过提问方式获取回复，开展人机对话，辅助学习与科研。

百度支持多种网络搜索技术，如布尔逻辑检索、双引号精确限定检索、字段限定检索，包括intitle（指定网站标题内容搜索）、site（指定网址搜索）、inurl（指定链接内容搜索）、filetype（限定文档类型查找）等。除以上检索技术，百度还提供高级搜索功能，对检索条件进行更为精确的限定。

(二) 搜狗搜索(https://www.sogou.com)

1996 年,搜狐公司成立中国首家大型分类查询搜索引擎,曾有"出门找地图,上网找搜狐"的美誉。2004 年搜狐开通独立域名的搜索网站"搜狗"。搜狗使用自主研发的人工智能算法,支持微信搜索、知乎搜索、英文搜索及翻译、图片、医疗、问问、地图等搜索。搜狗微信可以搜索公众号或公众号文章,搜狗明医收录中国正规大型医院、疾控中心、世卫组织及科研机构等"白名单机构",旨在为用户提供真实有效的医疗信息。

(三) 360 搜索(https://www.so.com)

主要包括资讯、百科、影视、图片、地图、翻译、软件、问答、文库等产品。360 良医是 360 搜索于 2013 年推出的医疗、医药、健康信息的子搜索引擎,除了收录一百余家正规知名医疗健康网站的 1.5 亿个高质量网页内容外,还收录 1716 家知名医院的官方网站。

(四) 必应 Bing 国内版(https://cn.bing.com)

2009 年,微软公司推出了 Bing(必应)搜索引擎。Bing 搜索界面简洁,且与微软的其他产品深度融合。Bing 检索界面分为国内版和国际版,提供网页、图片、视频、学术、词典、翻译、地图等搜索服务,近年,更是将 AI 技术应用于搜索。

(五) 其他

(1) 新浪爱问(https://iask.sina.com.cn)

(2) 网易有道(https://www.youdao.com)

二、外文综合型搜索引擎

(一) Google(http://www.google.com.hk/)

Google 是 1998 年由斯坦福大学博士生 Larry Page、Sergey Brin 和 Scott Hassan 等人共同创立,目前已成为具有全球影响力的著名搜索引擎。2011 年 Google 中国将搜索服务由中国内地转至香港。

Google 的搜索界面简洁,功能强大,支持绝大多数网络搜索技术。Google Scholar 是 Google 提供的免费学术搜索工具,可以搜索包括学术著作出版商、专业性团体、预印本、各大学及其他学术组织的经同行评议的文章、论文、图书、摘要等。

(二) 其他

(1) Bing 国际版(https://cn.bing.com/?ensearch=1)

(2) Lycos(https://www.lycos.com)

(3) Mamma(https://www.mamma.com)

第二节　专业搜索引擎

互联网上的医学资源内容极其丰富,善于利用医学专业搜索引擎是高效获取医学信息的重要途径之一。

一、外文医学搜索引擎

(一) Medscape(https://www.medscape.com)

Medscape 搜索由美国 Medscape 公司 1995 年创建,提供临床医学全文和继续医学教育资源,可检索图像、音频、视频等资料,也提供网络医学词典。利用 Medscape 网站的资源需要免费注册成为其成员,根据个人需要定制自己的 Medscape 界面或直接进入某一专业界面。

Medscape 内容丰富,主页上有 NEWS & PERSPECTIVE、DRUGS & DISEASES、CME & EDUCATION、ACADEMY、VIDEO 及 DECISION POINT 等栏目。支持英语、德语、西班牙语、法语及葡萄牙语等语种。

(二) Healio(https://www.healio.com)

Healio 原名 Medical Matrix,1994 年由堪萨斯大学创建,收录 6 000 多个医学网站,其特点是资源类型多样,结果显示分类明确、信息详尽,是重要的临床医学专业搜索引擎。

Healio 致力于为医护人员提供专家新闻视角,了解最新医学动态;提供继续医学教育资源,可以无限制地访问数百门课程,并获得学分,享受 20 多个专业领域经过审查的测试与播客等资源;为临床提供专业知识指导,能够免费访问临床概述、治疗和诊断信息等。

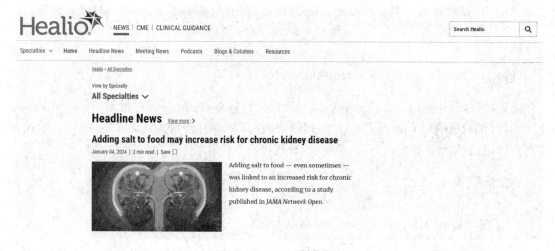

图 8-1　Healio 搜索界面

(三) 全球医学索引(https://www.globalindexmedicus.net)

全球医学索引由世界卫生组织(WHO)提供,可查找全球范围内的生物医学和公共卫生文献,检索页面支持中文、英文、阿拉伯文等七种语言。检索方法包括基本检索、高级检索和主题词检索,基本检索指在首页检索框内直接输入检索词,系统提供 Title、Author、Subject 等可检索字段;在检索结果页面点击"Advanced Search"即可进入高级检索方式;首页点击"Search by DeCS/MeSH descriptors"即可转至主题词检索界面,可以通过浏览查找 MeSH 主题词,或输入检索词查找主题词。

检索结果左栏的 Filter 可以从数据来源、主题、研究类型、语言、年代等不同维度对命中结果进行过滤以限定更具专指性的检索范围。

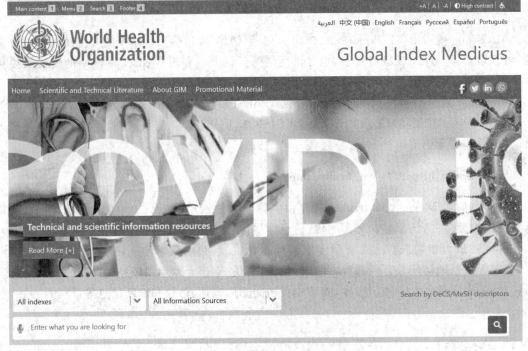

图 8 - 2　全球医学索引首页

(四) MedHelp(https://www.medhelp.org)

由美国 MedHelp International 研制,是为病人提供健康教育资源的搜索工具。MedHelp 建立了数百个社区(Communities),用户可以查看、浏览、提出问题、获取答案,也可以加入各主题社区,与其他用户建立联系,寻求帮助,获取或分享经验。

二、中文医学搜索导航

(一) 医学新干线(http://yxxgx.guituo.net/index.html)

医学新干线旨在提供快捷有效的导航帮助,主要设有医学导航、医药企业、地方网站和生活服务等模块,可从行政、管理、医疗、护理、药品、器械等多方面查询所需信息。

(二) 医学导航(http://pro.med123.com)

医学导航网主页搜索框可以从医生、患者和百科等角度进行查询,设有疾病与状况、罕见病、找医院、各科网站、医学专题、化验检查、手术库、医学会议等版块,可以从医学热点、医生助手、医疗机构等维度了解医学网站与信息。针对不同用户需求,医学导航网站还分别设置了大众版和专业版。

（三）天天医学导航（https://med. ttdh. cn）

天天导航（https://ttdh. cn）成立于 2022 年 2 月,提供全国三甲医院目录、综合资讯,可以搜索百度、Google、淘宝、Bing 及站内资源,按照内科、外科、儿科、男科、妇产科、肿瘤科、皮肤科等对所收网站进行分类,用户可以按类浏览网站。

第三节　常用中文医学网站

医学网站是医学研究成果、新闻、学术见解等最快捷的发布渠道,如果能获取并充分利用这些资源,对临床、科研、教学都将大有裨益。

一、政府网站

（一）中华人民共和国国家卫生健康委员会（http://www. nhc. gov. cn/）

通过中华人民共和国国家卫生健康委员会的官方网站,能够了解我国医药卫生行业及各地方的工作动态、政策法规、规划计划、卫生标准、统计数据、新闻报道等,是我国医疗卫生、人民健康水平的信息发布窗口。

（二）国家药品监督管理局（http://www. nmpa. gov. cn）

国家药品监督管理局隶属于国家市场监督管理总局,主要职责是负责药品、化妆品、医疗器械的注册并实施监督管理。通过其网站可以获取药品、医疗器械、化妆品等方面的行业信息及相关产品信息,也可以查询各类相关标准及数据。

（三）国家中医药管理局（http://www. natcm. gov. cn/）

国家中医药管理局隶属于中华人民共和国国家卫生健康委员会,是政府管理中医药行业的国家机构。通过国家中医药管理局网站能够了解我国中医药行业的工作动态、行业快讯、法律法规、医政管理、科技管理及教育管理等方面信息,还可以通过网站的特色服务栏目了解中医药养生保健、中医药文化、中医药讲堂、中医药图谱等信息。统计数据栏目下设立的《全国中医药统计摘编》,是一部全面反映我国中医药事业发展状况的资料性年刊,目前收录了 1999～2021 年的全国和各省、自治区、直辖市有关中医药发展的全面统计数据。

二、学术机构网站

（一）中国中医科学院（http://www. catcm. ac. cn/）

中国中医科学院是国家中医药管理局直属的集科研、医疗、教学为一体的综合性研究机构。世界针灸学会联合会、中国针灸学会、中国中西医结合学会均挂靠在中国中医科学院,是我国传统医药对外合作与交流的重要窗口。通过该网站可以了解国内外中医药行业的会议信息、新闻，以及中国中医科学院的基本情况、科学研究、人才培养、学术交流、国际交流等方面信息。

（二）中国中医药网（http://www.cntcm.com.cn/）

中国中医药网是由国家中医药管理局主管、《中国中医药报》社主办的国家中医药重点门户网站，由原来的中国中医药报网站改版而来。中国中医药网包括新闻中心、学术临床、就医指南、养生中国、名医名院名校、名企名药、中医文化、舆情、数据、远程教育、地方、专题等频道，为公众传递中医药新闻资讯，提供寻医问药、养生指导服务，同时展示中医药医疗、教育、科研、产业的著名机构和权威产品，通过中医药典故、诗词、动漫、微电影等传播中医药文化；还提供行业舆情及行业数据资料查询服务；其论坛频道为行业内外网友提供了学习交流、探讨经验的互动平台。

（三）中国医药信息网（https://www.cacms.ac.cn/）

中国医药信息网是由原国家食品药品监督管理总局信息中心主办的全国医药综合信息服务网站。网站主页提供各类专业数据库，包括产品与企业、市场与研发、国外信息、知识产权、政策信息及其他等方面的数据查询。专业数据库分为开放数据库和非开放数据库。所有开放数据库的详细内容以及非开放数据库的部分开放字段可以直接检索查看；查询非开放数据库的详细内容则需先进行注册，登录账号进行查询。

三、医药论坛

（一）丁香园（https://www.dxy.cn）

丁香园致力于分享医疗数据，连接医生、科研人士、患者、医院、生物医药企业和保险企业。成立20年来，拥有550万专业用户，其中包含210万医生用户。丁香园围绕医生的职业成长路径，满足学术交流、继续教育、用药指导、职业发展等多个专业需求，覆盖了社区论坛、临床精选、临床公开课、用药助手、考试学习、求职招聘、医疗关注等栏目。

（二）医学论坛网（https://www.cmt.com.cn）

医学论坛网成立于1999年，前身是中国医学论坛报官网。医学论坛网专注于为医务工作者提供国内外医学资讯、疾病诊疗研究进展，报道重大国际国内医学会议，提供临床问题解决方案，为医生提供相互交流的平台。医学论坛网与国家卫健委百姓健康电视频道深度合作，联手打造集互联网、电视、新媒体、视频、音频优势于一身的医学专业信息平台，旨在为国内医师提供快捷、优质的国内外医学资讯和信息交流环境。

（三）小木虫（http://muchong.com/bbs/）

小木虫创建于2001年，会员主要来自国内各大院校、科研院所的博硕士研究生、企业研发人员，已成为聚集众多科研工作者的学术资源、经验交流平台。内容涵盖化学化工、生物医药、物理、信息、经管等学科，除此之外还有基金申请、专利标准、留学出国、考研考博、论文投稿、学术求助等实用内容。

四、其他类型的中医药网站

（一）中医世家（https://www.zysj.com.cn）

中医世家网站由近代名医王绍棠的传人制作，是一个收集、学习中医知识的开放网站。设置了医案心得、中医古籍、中药材、中药方剂、中医书籍、杂集等栏目。

（二）好医生（https://www.haoyisheng.com）

好医生网站主要设有 CME 继教、执业医师、医护精品课、医学资讯、专题、会议、备考题库等栏目，是经国家卫健委批准的远程继续医学教育综合性互联网平台。

（三）中国医药网—中医药（http://www.pharmnet.com.cn/tcm）

中国医药网是 1999 年创建的医药类综合网站，其中医药学版块主要有中医学习、针灸大全、药膳食疗、中药检索、名医风采、中医文献、中药图谱、中医药词典、中成药等栏目。

（四）中医中药网（https://www.zhzyw.com）

中医中药网成立于 2006 年，致力于为医药企业、患者、亚健康人群、医药中间商等用户提供服务。网站内容涉及中医、中药、健康、养生、疾病等方面，主要栏目有新闻、中医中药、中药市场、疾病知识、图片图谱、中药数据、中药养生、中药减肥、美容等。

第四节　常用外文医学网站

一、政府组织

（一）世界卫生组织（https://www.who.int）

世界卫生组织（WHO）是联合国下属负责卫生事业的专门机构，宗旨是使全世界人民获得尽可能高水平的健康。WHO 成立于 1948 年 4 月 7 日，总部设在瑞士日内瓦，另设六个地区办公室。目前拥有 194 个会员国，通过世界卫生大会进行管理。网站有阿拉伯文、英文、中文、法文、俄文、西班牙文、葡萄牙文等 7 个版本，中文版网址为 https://www.who.int/zh/。

WHO 网站设有健康主题、国家、媒体中心、突发卫生事件、数据、关于世卫组织等栏目，如图 8-3 所示。健康主题栏目将医学主题按英文字顺排序，点击每个主题，可以查看有关该主题的相关资料。在出版物栏目下可以查看 WHO 的数字图书馆、WHO 出版物、WHO 期刊等，也可以按照关键词、主题或国家输入单词或短语来检索相关媒体新闻。

图 8-3　世界卫生组织（WHO）网站首页

（二）美国国立卫生研究院（https://www.nih.gov/）

美国国立卫生研究院（National Institutes of Health，简称 NIH）是世界上著名的生物医学科研机构，在科研成果开发、生物医学数据库建设方面居世界前列。它为专业人士提供科研与临床信息，同时也为公众提供医疗普及与病人教育资源。NIH 主页建有 Health Information（卫生信息）、Grants & Funding（基金资助）、News & Events（新闻与事件）、Research & Training（研究与培训）、Institutes at NIH（研究机构）等栏目。如图 8-4 所示。

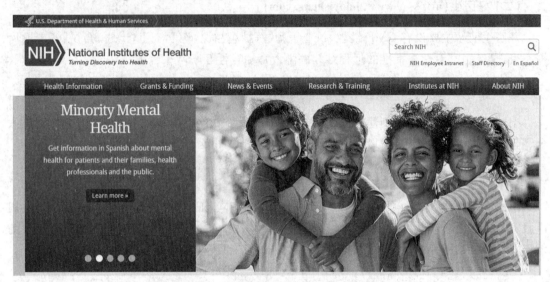

图 8-4　美国国立卫生研究院网站首页

1. Health Information

Health Information 主要汇集了健康信息热线、健康服务站点、相关卫生网站链接、临床研究试验、科学教育资源、NIH 出版物列表及网上免费数据库等相关信息资源。在卫生专题（Health Topics）中汇集了大量医学知识，可以在 Search NIH Health Topics 检索框中输入检索词进行查找，也可以按照相关主题浏览信息。提供 MedlinePlus Health Info 及HealthCare.gov 等免费数据库。

2. Grants & Funding

提供有关 NIH 科研基金的各类资助的详细信息，包括 NIH 正在接受申请的基金情况，有关项目基金资助的各种通知、政策文件及资助政策等。

3. News & Events

提供 NIH 新闻发布、特别事件、科研新闻、档案、播客、视频、多媒体等信息。

4. Research & Training

提供 NIH 有关科研重点、科研教育、NIH 实验室和临床研究、培训机会、科研兴趣小组、图书馆资源等信息。

5. Institutes at NIH

提供 NIH 下属的 27 个研究所和研究中心的网页链接。

（三）美国食品药品监督管理局（https://www.fda.gov/）

美国食品药品监督管理局（U.S. Food and Drug Administration，简称 FDA），负责全美食品、药品、生物制品、化妆品、兽药、医疗器械以及诊断用品的管理等。FDA 下设药品局、食品局、兽药局、放射卫生局、生物制品局、医疗器械及诊断用品局等管理机构。该网站设有FDA 的各种管理活动、相关新闻、热点话题及 FDA 在线数据库的链接。

图 8-5　美国食品药品监督管理局网站

（四）美国 NIH 替代医学数据库（https://nccih.nih.gov/）

美国 NIH 替代医学数据库（如图 8-6 所示）由美国国立卫生研究院下属的补充和替代医学国家中心创建，是著名的替代医学网站。网站主要栏目包括：Health Info、Research、Grants&Funding、Training、News&Events 和 About NCCIH。Health Info 包括了针灸、关节炎、癌症、抑郁症、更年期等中医药治疗方面的信息，也提供麻黄、银杏、人参等中草药信息；在主页"Herbs at a Glance"（中草药一瞥）栏目下涉及各种中草药的基本数据，包括中草药或药用植物的名称、用途、潜在副作用等。

图 8-6　NICE 检索首页

二、专题医学网站

（一）Cochrane library（https://www.cochranelibrary.com/）

Cochrane library 是十分著名的循证医学资源，汇集了关于医疗保健治疗和干预有效性的研究，是循证医学的黄金标准，并提供医疗咨询。

该网站可使用自然语言检索，也可使用 MeSH 规范语言检索。提供简单检索及高级检索两种检索界面，前者为单字段检索，后者为多字段组配检索，可选择某一个或多个子库限定检索范围。

(二) NICE(https://www.evidence.nhs.uk/)

NICE(National Institute for Health and Care Excellence)是由英国国家医疗服务体系主办的检索网站,如图 8-7 所示。主要为医学专业人员提供循证医学文献,帮助做出更好、更快、基于证据的决定。

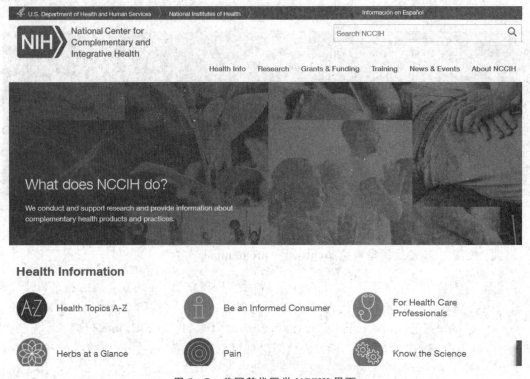

图 8-7　美国替代医学 NCCIH 界面

(三) OncoLink(https://www.oncolink.org/)

OncoLink 是由美国宾夕法尼亚大学 Abramson 癌症中心开发的癌症专题网站,如图 8-8 所示,旨在向肿瘤患者和医护人员提供高质量的癌症防治资源,内容涉及肿瘤学研究进展、肿瘤诊断和治疗以及病因、普查和预防等。网站内容丰富,还提供以癌症为主题的博客等互动空间。

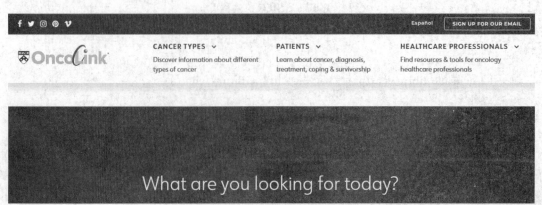

图 8-8　OncoLink 网站首页

三、其他国外医学网站

美国疾病防控中心(https://www.cdc.gov)

美国国立医学图书馆(https://www.nlm.nih.gov)

MedlinePlus (https://medlineplus.gov)

eMedicineHealth (https://www.emedicinehealth.com)

Wellness(https://www.wellness.com)

MedicineNet(https://www.medicinenet.com)

Healthway(https://www.healthway.wa.gov.au)

第五节　医药图谱及视频资源

在教学、科研以及临床实践中常常需要参考医药图谱和视频资源。目前,互联网上存储有大量的医药图谱及视频资源,下面简要介绍相关资源及获取途径。

一、利用国内外相关网站

(一) 医学全在线—医学图谱(https://www.med126.com/photos/)

该网站始创于 2006 年,覆盖医学考研、医师资格、药师资格、护士护师等各类考试资讯与课程。其医学图谱频道提供中草药图片、中草药图谱、系统解剖学图谱、局部解剖学图谱、生理图谱、性学图谱、手术图谱及器械检查、影像诊断等方面图谱。

(二) 中医中药网—中医图谱(https://www.zhzyw.com/zycs/zytp/)

中医中药网—中医图谱频道,收藏了名医图谱、穴位图谱、中医文化、中药图谱等。

(三) 古方中医网(https://www.cn939.com/tk/index.html)

古方中医网由山东省淄博市古方中医疑难病研究所创办,以古方、秘方、中医、中药为特色,可按地域和西医疾病名称查找资源。主要栏目有中华名医、人体穴位、生理图谱、中医古籍、宫廷医学、中药图谱等。

(四) 37 度医学网(http://37med.com/)

37 度医学网致力于提供国内外医学动态信息、医学文献,提供医学继续教育服务及各类专题学术会议等信息服务。其医学图谱频道设置了病理图谱、组胚图谱、解剖图谱、疾病图谱、医学影像、中药图谱等栏目,医学视频频道包括医学教育、专题讲座、执业考试、保健养生、视频专辑等。

(五) 全脑图(http://www.med.harvard.edu/AANLIB/home.html)

全脑图是由哈佛医学院的 Keith A. Johnson 和 J. Alex Becker 创建的全脑影像图谱。比较全面地介绍了正常脑图和一些常见疾病的脑图,如脑血管病、脑肿瘤、变性疾病和中枢感染性疾病。可以动态截取断层观看各层特征,并给予临床实例介绍。

二、利用搜索引擎

在百度、搜狐、Google 等搜索引擎的搜索栏中,键入所需要的图谱或视频名称,即可查到大量的图谱视频资料或相关网站,可以根据需要点击。但搜索引擎提供的内容往往比较杂乱,大多需要费时、费力地逐一挑选。

三、其他

目前,不少数字图书馆或数据库平台提供图谱及视频资源,国内外不少医学院校和医学图书馆的网站也提供医学图谱及视频资源,由于各单位所购资源不同,使用时可具体了解本校图书馆主页的相关栏目。

(一)爱迪科森—网上报告厅

爱迪科森网上报告厅汇集 2 万多部高清视频课程,5 000 多部名家大师精品、百万余分钟优质的学术视频资源,以国内外权威学术视频资源为核心,覆盖了 12 个学科体系、506 个专业。

(二)读秀音视频资源

读秀音视频资源收录各领域名师大家的优质讲座,可以通过视频名称、简介、字幕、关键词、主讲人、主讲人机构等途径查找音视频资源,主题涉及各学科领域,内容丰富,帮助用户更方便、高效地获取和分享知识。

(三)CNKI 学术图片库

学术图片库来源于 CNKI 学术期刊库、学位论文库、会议论文库及其他数据库中的图片,并与上述数据库同步更新,能够跳转到图片所在源数据库的当前页在线浏览。可以输入检索词直接查找图片,也可以利用高级检索方式限定更多条件查找 CNKI 图片。

(四)新东方多媒体学习库

新东方多媒体学习库是由新东方在线推出的"一站式"学习平台,为读者提供丰富、优质的新东方原汁原味培训课程,涵盖国内考试、出国留学、小语种、应用外语、职业认证、求职指导、实用技能等内容。

(五)万方视频资源

万方视频是以科技、教育、文化为主要内容的学术视频知识服务系统,涵盖高校课程、学术讲座、学术会议报告、考试辅导、就业指导、医学实践、管理讲座、科普视频等,适合各层次人群观看。设置了"双一流学科包""环球高清精选""党政类视频""医学类视频""养生保健"与"科普专题"等版块。

(六)知识视界

知识视界是武汉缘来文化传播有限责任公司从澳大利亚、法国、德国、英国、美国等国际著名科教节目引进的拥有合法版权的科学教育、教学类综合视频资源。包括自然科学、人文历史、工程技术、军事侦探、医学保健、专题讲座、语言学习等七大类三十多个二级门类，每年更新的视频数据量为 1 000 小时。平台还具有中英文双语外挂字幕、画面检索、视频片段物理下载等独特功能。

第六节　开放获取资源

开放获取资源（Open Access，OA）是指作者或出版社在拥有版权和授权的情况下，将发表或出版的科研成果通过开放存取的形式在互联网上发布，供免费使用。OA 作品形式多样，不仅包括纯文本的电子出版物，还有视频、音频等多媒体资源。既有公开发表的论文，也有会议记录、技术报告、讲座、交谈记录、教学课件等半公开的灰色文献。其最基本特征为：信息获取具有交互性在线出版和传播、学术成果开放共享，赋予用户宽泛的使用权限等。OA 资源是当前获取免费医学学术文献的重要途径之一。

OA 资源的获取主要通过开放获取期刊（OA Journals）及开放仓储（Open Repositories and Archives）。OA 期刊一般由作者支付出版费用，读者免费获取；开放仓储指研究机构或作者本人将已发表或未公开发表的文献存储在学科知识库、机构知识库或个人网站上供免费获取。

一、国外医药类 OA 资源

（一）PMC（https://www.ncbi.nlm.nih.gov/pmc）

PMC（PubMed Central）由美国国立医学图书馆的 NCBI（NLM's National Center for Biotechnology Information）负责开发与维护，是一个生物医学与生命科学领域的 OA 全文数字仓储平台，涉及生物医学、行为科学和临床研究等学科。PMC 收录的期刊论文均经过同行评议。

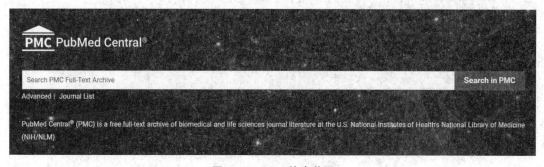

图 8 - 9　PMC 检索首页

PMC 目前收录 7300 多种期刊，文献总量超过 510 万篇。PMC 主页提供快速检索、高级检索、期刊列表等方式来浏览检索期刊，对检索的内容也可以选择来源类型、出版日期、研究资助类型等进行限定。（扫描第八章标题二维码可见 8 - 2 利用 PMC 查找资料）

（二）Free Medical Journals（http://www.freemedicaljournals.com）

这是一个免费提供生物医学全文的期刊集合网站，提供期刊主页的链接，按年卷期浏览全文。收录 5 088 种期刊，可按照主题（Topic）、影响因子（FMJ Impact）、免费访问时间（Free Access）、期刊名（Title）等浏览期刊。免费访问的时间分别为：Immediately（出版后立即免费）、Free after 1 to 6 months（出版 1～6 个月后免费）、Free after 7 to 12 months（出版 7～12 个月后免费）、Later（更长时间）。

图 8-10　FMJ 网站首页

（三）Bentham（https://benthamopen.com）

该资源主要为 Bentham Science 出版社提供的 200 多种开放获取期刊，涵盖科学、医药、工程设计等学科。收录的期刊可以按照刊名（Title）或主题（Subject）浏览，或查看期刊索引（Journal Indexing），文章经过同行评议。

（四）DOAJ（https://doaj.org）

DOAJ（Directory of OAJ）是由瑞典隆德大学图书馆（Lund University Libraries）提供的开放存取平台，目前收录 80 多个语种，134 个国家的 19 000 多种期刊论文 910 多万篇，涵盖科学、技术、医学、社会科学、艺术和人文科学的所有领域。收录的期刊有着严格的质量控制，包括不少 SCI 收录刊。

图 8 - 11　DOAJ 检索首页

(五) BMC(https://www.biomedcentral.com)

BMC(BioMed Central)属于 Springer Nature 集团,是生物医学领域著名的独立在线 OA 出版机构,其所有原创研究文章发表之后即可在网上永久免费访问。BMC 目前拥有约 300 种生物学和医学领域期刊,所有提交的研究论文均进行严格的同行评议。

在 BMC 首页点击"Search"按钮,在检索框内输入一个或多个词语检索文献。点击首页"Explore Journals"查看期刊,BMC 提供了"Journals A-Z"(按刊名字顺)和"Journals by Subject"(按学科主题)两种方式浏览期刊,点击刊名可进入期刊查看文章。

(六) SpringerOpen(https://www.springeropen.com)

SpringerOpen(斯普林格开放获取平台)是 Springer 出版公司于 2010 年建立的 OA 平台,包括 OA 期刊和 OA 图书,涉及科学、技术和医学领域的多个学科。

图 8 - 12　SpringerOpen 期刊浏览页面

（七）Open J-Gate(https://www.openj-gate.com/)

Open J-Gate 是由 Informatics(India)公司 2006 年资助,收集全球约 3 700 多种期刊,包含学校、研究机构和行业期刊,提供免费获取服务。

二、国内 OA 资源

（一）国家科技图书文献中心(https://www.nstl.gov.cn)

国家科技图书文献中心(National Science and Technology Library,简称 NSTL)由中科院文献情报中心、中国科学技术信息所、中国医科院信息所等九家图书馆组成,理工农医各学科领域全覆盖。收藏有中外文期刊、图书、会议文献、科技报告、学位论文等各种类型、各种载体的科技文献资源,面向全国提供馆藏文献的阅览、复印、查询、检索、网络文献全文提供和各项电子信息服务。

中心引进专业性强但国内保障率低的国外专业学会协会现刊数据库 38 个,收录期刊 500 余种,为全国非营利机构用户免费开通服务。目前,累计揭示国外开放获取期刊 13 000 多种,开放获取会议文献 8 700 多个,开放获取科技报告约 8 000 多篇,开放获取学位论文 9 万种,开放获取课件 64 000 多个,开放获取图书约 10 万册。用户可在中心网络服务系统的"开放获取资源"栏目检索、浏览或链接全文。(扫描第八章标题二维码可见 8-3 利用国家科技图书文献中心查找资料)

图 8-13　NSTL 主页

（二）Socolar(https://www.socolar.com)

Socolar 平台由中国教育图书进出口公司开发,收录大量 OA 期刊、OA 机构仓储等学术资源,涵盖来自全球 100 多个国家,近 7 000 家出版社的 3 万多种学术期刊资源。提供一站式检索和全文链接服务,其中开放获取文章超 1 534 万篇,付费获取文章超 5 442 万篇。

（三）中国科技论文在线(http://www.paper.edu.cn)

平台收录近千家科技期刊、超过 130 万篇各领域的科技论文,提供科技论文跨平台全文检索及下载，包括首发论文库、期刊论文库、知名学者库及全球最新学术资讯等。

（四）GoOA（中科院开放获取论文一站式发现平台）（http://gooa.las.ac.cn/）

该平台是由中国科学院资助、中科院文献情报中心建设，于 2015 年 3 月正式推出的开放资源。收录经严格遴选的来自 144 家知名出版社的 19 000 余种 OA 期刊及其全文，学科领域涉及自然科学及部分社会科学领域。

（五）国家科技期刊开放平台（https://doaj.istic.ac.cn）

平台依托中国科学技术信息研究所资源，提供即时的一站式获取服务。截至 2023 年 8 月，平台汇聚国内开放学术期刊总量 1 364 种，收录论文近 1 000 万篇，核心期刊占比超过 70%。

（六）Open Access Library（https://www.oalib.com）

这是一个基于开放存取的元数据库的搜索引擎，提供 OALib 期刊、OA 期刊论文检索、OALib Preprints 以及外来预印本和后印本的存储等服务。收录论文超过 570 万篇，涵盖各个学科。所有文章均可免费下载。

（七）中国科学院科技论文预发布平台（https://chinaxiv.org/）

预印本是作者在提交期刊出版前未经严格同行评议的手稿（投稿版、录用稿），经过初步的评议审核后，借助于预印本平台在最短时间内以开放获取的形式发布，为作者获得最新研究成果的网络首发权，为学术交流系统提供最新、最快速的研究成果传播与利用渠道。平台支持中英文科技论文预印本的发布、传播、下载和评论等，包括中国护理学预印本平台、中国心理学预印本平台、中国生物工程预印本平台等多个子平台。

（八）其他获取医药类 OA 资源的途径

除以上常用的 OA 资源平台外，还可以通过一些数据库或搜索引擎来查找利用 OA 资源。如维普中文期刊服务平台首页提供了"期刊开放获取"链接，可通过"开放获取（OA）期刊"或者"期刊开放获取平台"浏览 OA 资源；百度学术检索到的部分文献也提供了免费下载链接等。同时，我国许多医药类期刊支持开放获取，有的依托学科信息平台上网，有的则单刊上网。下面简要列举一二。

《临床荟萃》（https://lchc.hebmu.edu.cn/）

《中国中西医结合杂志》（http://www.cjim.cn/zxyjhcn/zxyjhcn/ch/index.aspx）

《中国中药杂志》（http://www.cjcmm.com.cn）

《中国实验方剂学杂志》（http://www.syfjxzz.com）

思考题

1. 免费查找网络医学学术信息资源主要有哪些途径？

2. 利用百度和 Google 等搜索引擎查找近三年来医学文献检索方面的课件资源。

3. 熟悉 NSTL 网站，并查找与本专业相关的文献。

4. 结合自己所学专业，搜索国内外的专业网站、搜索引擎及电子图书和视频资源。

5. 什么是开放存取？你认为开放存取的发展前景如何？查阅一下与本学科相关的 OA 资源。

（周黎）

第九章　引文检索

扫码可见第九章补充资料

引文检索是从学术论文中引证关系入手进行检索的一种方法。文献间引用与被引的关系能够反映学术研究间的交流与联系,通过引文检索可以查找相关研究课题早期、当时和最近的学术成果,能了解文献间内在联系,从而揭示科学研究中涉及的各学科领域的交叉与关联,揭示过去、现在、未来的科学研究的产生、发展或演变过程。从文献引证的角度,引文检索能较真实客观地反映作者的学术论文在科研活动中起到的作用及价值,有利于分析某一研究主题或作者的学术影响力,从而把握研究热点,揭示研究趋势,发现潜在有价值的研究与合作方向。

引文检索主要使用引文数据库。国内较常见的引文检索系统包括中文社会科学引文索引数据库(Chinese Social Sciences Citation Index,CSSCI)、中国科学引文数据库(Chinese Science Citation Database,CSCD)、中国知网的子库中国引文数据库,以及中国生物医学文献服务系统(SinoMed)的引文检索频道等;常见的外文引文检索系统包括 Web of Science、Compendex(EI)、Scopus 数据库等。由于中文引文检索系统如 CSCD 目前集成于 Web of Science 检索平台,故本章将首先介绍国外常用引文检索系统。

第一节　国外常用引文检索系统

一、Web of Science

(一)简介

Web of Science(简称 WOS)是科睿唯安(Clarivate Analytics)公司的综合性检索平台,由3个引文数据库,2个会议论文引文子库以及2个化学数据库和1个图书引文索引数据库组成,内容涵盖自然科学、工程技术、生物医学、社会科学、艺术与人文等领域。另外,在此检索平台上,还集成了中国科学引文索引数据库[SM]、Medline、Derwent Innovations Index(简称 DII)和 BIOSIS Previews(简称 BP)等数据库,集团用户可以使用本单位已经订购的子库。

网址:https://www.webofscience.com/wos/alldb/basic-search

1. 引文数据库

(1) SCI 扩展版数据库(SCI-EXPANDED)

收录近9 000种科技期刊的文献题录,数据回溯至1900年,1991年以来的论文提供作者摘要,涉及化学、生命科学与技术、医学、药理学、植物学、兽医学、动物学等学科。

（2）SSCI 数据库

收录 3 000 余种社会科学期刊的文献题录，数据回溯至 1900 年，1992 年以来的论文提供作者摘要，还选择性地收录 3 000 余种科技期刊中有关社会科学的研究论文，涉及人类学、教育、语言学、哲学、心理学、历史、图书馆学和信息科学、法律、社会学等学科。

（3）A & HCI 数据库

收录近 2 000 种艺术与人文科学期刊论文题录，数据回溯至 1975 年。2000 年以来的文献提供作者摘要，选择性地收录近 7 000 种自然和社会科学期刊中有关艺术与人文科学的研究论文。另有独特的"暗引"（Implicit citation）标识，即帮助用户检索出论文作者提及的油画、照片、建筑图、乐谱等文献。

2. 会议论文引文子数据库

由 CPCI-S 和 CPCI-SSH 两个会议论文数据库组成，前者为自然科学与工程技术领域会议录，后者为社会科学、艺术与人文领域会议录。会议文献类型包括图书、期刊、科技报告、出版商或学会出版的连续出版物、预印本、国际会议录等。数据每周更新。

3. 化学数据库

（1）Current Chemical Reactions

收录一步或多步反应的新方法，数据源自重要期刊和 30 余家专利授权机构的专利。目前收录了 1940 年至今的超百余万个反应，每一步反应都提供精确的反应式及反应详细信息。

（2）Index Chemicus

是关于生物活性物质和天然产物新信息的重要来源。包含重要国际期刊中报道的新颖有机化合物结构及重要数据，许多记录具有从原料到最终产物的反应过程。目前收录有 1993 年至今的 260 余万个化合物。每周新增 3 500 个新化合物。

4. 图书引文索引数据库

收录 2005 年至今 12 万余种由编辑人员选择的图书，每年增加 10 000 种新书。覆盖自然科学、社会科学和人文科学领域。

（二）检索规则与方法

1. 检索规则

① 支持布尔逻辑运算。逻辑与、逻辑或和逻辑非分别用 AND、OR、NOT 代表，不区分大小写。

② 支持截词检索，截词符有"＊""？"和"＄"。"＊"表示任何字符组，包括空字符；"？"表示任意一个字符；"＄"表示零或一个字符。如输入"digest＊"，表示使用无限截词，检出结果中可以出现 digest、digestant、digestibility、digestion 和 digestive 等。

③ 支持位置检索，位置算符 same 表示连接前后的两个词同时出现在同一字段或同一句话中，如 TI＝（tradition＊ same medicine）（TI 表示标题字段缩写）。在"地址"检索中，使用 SAME 将检索限制为出现在"全记录"同一地址中的检索词。需要使用括号来对地址检索词进行分组。如：

AD＝（McGill Univ SAME Quebec SAME Canada）

位置算符"NEAR/x"可查找由该运算符连接的检索词之间相隔指定单词数的记录。也适用于单词处于不同字段的情况。数字 x 可指定将检索词分开的最大单词数。如，salmon NEAR/15 virus 表示两个检索词之间可最多相隔 15 个单词，但在包括 NEAR 运算符的检索式中不能同时使用 AND 运算符。如果来源项目(如期刊、书籍、会议录文献或其他类型的著作)的标题中包含单词 NEAR,检索时请使用引号(" ")将其引起。否则会报错。

④ 支持短语检索。短语运算符为英文半角情况下的双引号,能实现词间不插入任何单词,词序保持不变。短语检索只用于主题和标题检索字段。若两词之间有连词符或逗号连接,系统按词组处理。如 waste-water,可以命中 waste-water 或 waste water。

⑤ 检索词不区分大小写。当两个检索词间只有空格时,系统默认为逻辑"与"。

⑥ 禁用词。通常指没有实际意义的词,比如冠词(a、an、the)、介词(of、in、for、through)及代词。在检索时,系统将屏蔽禁用词不对其进行检索,即使是当词组检索时,系统也将屏蔽其中的禁用词。如"patient undergoing radiation"将命中含有 patient undergoing radiation,patient receiving radiation,patient failing radiation 等的记录。

2. 检索途径与方法

Web of Science 提供基本检索、被引参考文献检索、高级检索、研究人员检索和化学结构检索,下面依次介绍其基本检索步骤。

(1) 基本检索

第一步　选库:平台首页选择所有数据库或者某个数据库。

第二步　单击"添加日期范围"按钮设置合适的时间跨度。

第三步　进入默认检索页面(基本检索)。先选定限制字段(如主题字段),再在检索提问框中输入检索词,如"child ∗ nursing"。

第四步　单击"添加行"按钮增加一行,选择第二个检索提问框与第一检索提问框之间的布尔逻辑关系(与、或和非),重复第三步。最后单击检索按钮。

注意:如果选择作者或出版物标题作为限定字段,检索提问框的尾部会出现"从索引中选择"链接,可链接到作者索引和出版物标题索引。

(2) 高级检索

第一步　在 Web of Science 平台首页选择合适的数据库后,单击基本检索页面的"高级检索"按钮进入。

第二步　设置合适的时间跨度。

第三步　根据字段代码和运算符提示区的提示,在"检索式预览区"直接编制检索表达式(以查找中草药药代动力学的文献为例,输入"TS＝pharmacokinetic ∗ AND TS＝herb ∗ "),单击"检索"按钮即可。或者在"将检索词添加到检索式预览"区,通过选择字段,并在检索提问框中输入检索词,单击"添加到检索预览"按钮,可将编辑好的检索式添加至检索预览区,重复上述步骤,选择逻辑关系(AND、OR、NOT),最后单击"检索"按钮进行检索。

第四步　可根据需要通过检索结果左侧精炼区进一步缩小检索范围,提高查准率。

另外,可以将多次的检索结果进行布尔逻辑运算,如又进行了 AD＝(China Pharmaceu ∗ Univ ∗ OR CPU)(作者单位是中国药科大学的文献)的检索,将前后两次的检索结果进行布尔逻辑运算连接。如本例当采用"AND"运算符时,可获得作者单位为中国药科大学的科研人员发表的有关中草药药代动力学方面的文献。

(3) 研究人员检索

第一步　在 Web of Science 平台首页单击研究人员选项。

第二步　可以选择姓名检索、作者标识符或组织三种,默认为姓名检索,按要求输入研究人员姓的全称,如 wang,名字和中间名首字母,如 gj,可以单击"添加姓名的不同拼写形式"添加研究人员的其他拼写形式,单击"检索"按钮即可。

第三步 在检索结果页面,根据作者姓名及单位信息,选择对应研究人员,如选择全称为"Wang, Guangji",单位为"China Pharmaceutical University"的研究人员,单击作者姓名,即检索到中国药科大学王广基教授被 SCI 收录的文献。

(4) 被引参考文献检索

第一步 在 Web of Science 平台首页的选择数据库下拉菜单中选择合适的数据库,然后单击"被引参考文献"选项,即进入到被引参考文献检索界面。

第二步 选择被引作者及被引著作等字段,在检索提问框中输入被引作者姓名和著作信息,以中国药科大学王广基教授为例,先输入"wang gj",然后输入被引著作,可以利用被引著作列表来完成。以"European Journal of Drug Metabolism and Pharmacokinetics"为例,被引年份设置为 2004~2023 年,然后单击检索即可。

第三步 根据返回的被引参考文献索引,勾选被引参考文献,单击查看结果按钮。

第四步 在检索结果列表中可以选择查看某一施引文献,单击其标题名则链接至全记录页面,查看引用与被引数据,还可创建引证关系图。

(5) 化学结构检索

第一次进行化学结构检索时,需要进行相应的 Java 程序下载并运行安装。除了下载程序以外,还需要注册一个账号,否则无法查询。

第一步 在 Web of Science 平台首页的选择数据库下拉菜单中选择 Web of Science 核心合集,然后选择化学结构检索,即进入到化学结构检索界面。

第二步 在化学结构绘图区,绘制化学结构式或反应式。

第三步 设置化合物数据、设置反应条件,单击检索即得检索结果。(扫描第九章标题二维码可见 9-1 利用 Web of Sciences 检索资料)

(三) 检索结果显示、输出及处理

1. 基本检索、高级检索、被引参考文献检索的结果

Web of Science 的检索结果界面(如图 9-1 所示)提供以下几种功能:

精炼检出结果。在检出结果左侧的精炼区可以按文献主题、文献类型、作者、出版物标题、出版年、所属机构等精炼检出结果,提高查准率。

按时间、被引频次高低、相关性等浏览检索结果。

创建引文追踪。通过单击检索结果的标题名称链接到全记录,可以创建引文追踪。

检索结果输出。检索结果界面上端"导出"处提供打印、存盘、发邮件或输出到文献管理软件等。

检索结果分析。界面上端的"分析检索结果"可按国家/地区、出版年、作者、所属机构、语种等进行数据分析,"引文报告"可以创建引用文献统计图示或统计表格。

图 9 - 1　Web of Science 检索结果列表界面

2. 化学结构检索结果

在化学结构检索结果显示界面(如图 9 - 2)的"化学反应检索"上端检索提问框处显示了此次查询的检索表达式。单击"查看化学反应详情"链接提供化学反应条件、催化剂和溶剂数据,以及反应物和产物的数据信息。单击"相关出版物"处标题名,可以查看原文的书目信息和化学反应的过程,在全记录界面单击"添加到标记结果列表",可以标记后用于输出该条反应信息。单击"化合物检索"选项,进入化合物检索结果列表界面。在化合物检索结果列表界面可以查看命中化合物数量,可以查看每条命中记录中的化学结构式,单击"查看化合物详情",可查看化合物数据,单击相关出版物标题名可以查看原文书目信息和该条记录的全部化学结构式信息以及全文链接。

图 9 - 2　Web of Science 化学结构检索结果列表界面

（四）个性化服务

1. 新用户注册和登录

第一次使用 Web of Science 的用户需要注册个人账号才能登录使用检索平台提供的个性化服务。在检索平台首页的右侧上方"登录"按钮处，先以一个有效的电子邮箱为用户名进行注册。已注册用户输入个人 E-mail 和密码，即可登录个性化服务界面。

2. 利用 EndNote Web 管理个人文献资料

Web of Science 检索平台为已注册并拥有自己账号的用户免费提供了"EndNote Web"管理软件，允许用户对文献进行采集、分析、管理，以及利用写作模板撰写学术论文等，具体使用方法可参见本书"文献管理软件"一章。

3. 研究人员信息

在 Web of Science 平台首页左侧，单击"研究人员个人信息"图标，可对研究人员个人信息进行"编辑"，如添加个人任职机构和成果等。

4. 引文追踪

在检索结果全记录页面，单击"创建引文追踪"按钮，即可向 Web of Science 检索平台定制该条文献的引文追踪服务，用户登录个人账号后单击"引文跟踪"可见此追踪列表。

二、Compendex

（一）简介

Compendex(简称 EI)是最常用的工程类文摘索引数据库之一,由爱思唯尔(Elsevier)出版集团旗下的美国工程信息公司(Engineering Information,Inc.)编辑出版。EI 是印刷型刊物《工程索引》(The Engineering Index,创刊于 1884 年)的网络版,通过 Engineering Village (EV)检索平台提供服务。其数据源于世界各国的数千种工程类期刊、会议论文集,有少量图书、技术报告、学位论文和政府出版物,每周更新。语种以英、德、俄、日为主,英文文献占 90% 以上。主要收录应用科学和工程技术领域方面的文献,侧重于工程技术领域的文献报道,覆盖生物医药工程在内的多个学科。

网址:https://www.engineeringvillage.com/home.url

（二）检索特点

(1) 在快速检索(Quick search,预设)及专业检索(Expert search,非默认,需要自己设置)中提供 Autostemming(词根检索)功能,此功能可以将所有与输入词相关的词汇一并检索,相关词汇是指含有与检索词相同的字尾、字根、名词/动词/形容词等形式变化的字,如输入检索词 controllers,会将 controllers、control、controlling 、controlled 及 controls 这些词一起检索。词根检索无法分辨检索词的英、美式拼法,如输入 color(美式拼法)做词根检索,则找不到 colour 或 coloured 的相关检索结果(colour 和 coloured 是英式拼法),需要输入 colour 才可以找到。如需要同时找到包含英、美拼法的相关词汇,则需要输入:"color or colour"。当检索词非人名或检索词中无引号或大括号时,系统自动执行词根检索,关闭词根检索功能可勾选"Turn autostemming off"。

(2) 注册个人账号后可创建定题跟踪、保存检索结果、设定个人偏好。

（三）检索途径

1. 快速检索(Quick Search)

是一种选择限定字段后输入检索词再进行逻辑组配的检索方式。

EV 提供了 23 个字段可供选择,比较常用的如表 9 - 1:

表 9 - 1　Engineering Village 检索平台常用字段

字段英文名称	字段中文名称	字段英文名称	字段中文名称
All fields	所有字段	Source title	来源刊名
Title	标题	Publisher	出版社
Abstract	摘要	Controlled term	控制词汇
Subject/Title/Abstract	主题/标题/摘要	EI Classification code	EI 分类号
Author	作者	Main heading	主要主题词
Author affiliation	作者单位	Search codes	字段代码

在快速检索界面,可以在检索提问框中输入一个或多个检索词或词组,检索词间用空格、布尔逻辑运算符(AND、OR、NOT)或位置运算符(Near/n:表示关键词出现顺序不必与输入顺序相同且相隔最多 n 个字符)连接。检索词可以采用双引号标注表示强制性检索。检索词可以采用截词符或通配符修饰,无限截词以"*"表示,有限截词以"?"表示。

2. 专业检索(Expert Search)

专业检索需要自行输入检索式,允许布尔逻辑运算、位置运算符(Near/n)、截词或强制性算符进行限定,将某个检索词限定在某个字段的输入规则是:

"(检索词)WN 字段代码"

例:(laccases)WN KY,表示漆酶出现在关键词字段,其中 WN 表示限制在什么字段中出现的含义,KY 为关键词字段代码。字段代码可以通过单击"Search codes"查询获取。

专业检索可以采用"Browse indexes"来添加检索词,提供了"Author""Author affiliation" "Language"和"Source title"等 11 种索引,其中 Language 索引中提供了 30 多种语言。

3. 主题词检索(Thesaurus Search)

利用主题词表,自动生成工程专用同义词汇,可以查找到与检索词有关的上、下级或相关概念,可以提高检索的查全率或查准率。

可选择 Vocabulary Search(词表检索)、Exact Term(精确检索)和 Browse(浏览)三种限定。Vocabulary Search:显示与检索词在意义上相似的控制词汇。Exact Term:显示与检索词完全一致的控制词汇。Browse:浏览与检索词在主题词表中依字母顺序排列的位置(上下词汇在意义上不一定相关,只是依照字母做排列)。

根据三种限定,依据主题词表选择合适的检索词,将其添加到检索提问框中,检索提问框中可以输入多个控制词汇,词与词之间可以选择逻辑与(AND)或逻辑或(OR)运算。

4. 作者检索(Author Search)

可以在检索提问框中输入作者的姓(Author Last Name)、作者的名字(Author First Name)、作者所在机构名称(Affiliation Name)和开放学者身份标识码(Open Researcher and Contributor ID,ORCID)来处理同名作者检索问题。

5. 机构检索(Affiliation Search)

可以在检索提问框中输入机构名称,勾选是否精确匹配,查找某机构发文信息。(扫描第九章标题二维码可见 9-2 利用 Compendex 进行检索资料)

(四) 检索结果显示

检索结果可通过"Display"设置当页显示条数,可按出版时间、作者、来源或出版商排序。在检索结果列表页面上部,"Create alert"可创建定题跟踪,"Save search"可保存检索结果到个人账号,"RSS feed"可进行 RSS 订阅,"Share search"可进行检索结果分享。在检索结果界面左侧,提供开放存取(Open Acess)、文献类型(Document type)、作者(Author)、出版年(Year)、机构(Affiliation)等的再精炼。"Limit to"可将结果限定在勾选字段,"Exclude"指排除勾选字段之后的精炼。

单击每条记录下的"Show preview"可以显示该条记录的摘要,单击"Cited by in

Scopus[①]"可以查看该条记录的被引情况,单击"Full text"可以链接到此条记录的全文(如图9-3所示)。单击记录题名,可跳转至单条记录的详细格式页面,详见图9-4。单击该页面的"Export"可以将该条记录以 PDF、RTF、CSV、Excel、TXT、BibTeX 或 EndNote 等格式导出,单击"Cite"可以将该记录保存成不同的文献管理软件格式或参考文献格式。

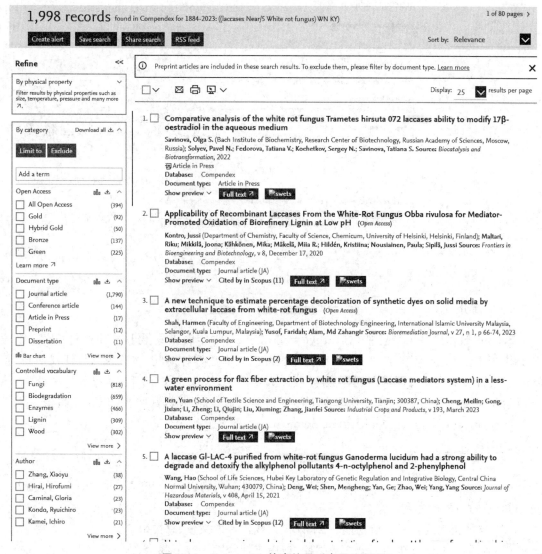

图 9 - 3 Compendex 检索结果列表显示页面

① Cited by in Scopus;Scopus 和 Compendex 均为 Elsevier 出版公司的产品,Compendex 与 Scopus 有约99%的内容重叠。Scopus 覆盖了更多的学科门类,Compendex 侧重于工程,故可认为 Compendex 是 Scopus 的子集。

图 9 - 4　Compendex 检索结果详细显示页面

三、Scopus

（一）简介

Scopus 数据库是由爱思唯尔（Elsevier）公司于 2004 年底正式推出的引文数据库。覆盖150 多个国家、40 余种语言，来自 5 000 多家国际出版商数万种期刊，多数为同行评议期刊，其中包括数百种中文同行评议期刊，另外还收录大量图书、会议论文、专利等，覆盖生命科学、社会科学与人文艺术、自然科学和医学四大门类二十七个学科领域，其中 Medline 全覆盖。

网址：https://www.scopus.com/home.uri

（二）检索特点

（1）可检索涵盖五大专利局（美国专利局、欧洲专利局、日本专利局、世界知识产权组织、英国知识产权局）的专利信息。

（2）支持机构或作者分析功能，可统计机构或作者发文量、总被引等。

（3）如果本校已订购相关全文数据库，该库支持跨库一键下载全文。

（三）检索途径

1. 基本检索

为默认的字段检索界面，选择字段后，在检索提问框中输入一个或多个检索词，检索框支持布尔逻辑检索、截词检索（"?""＊"分别表达有限和无限截词）、强制性算符双引号（标点符号、连词符、单复数等会被自动忽略）或者大括号（所有符号将被作为检索词进行严格匹配）。

2. 高级检索

单击基本检索界面的"高级文献检索"链接，跳转至高级检索界面。高级检索需要编制检索表达式，格式为："字段名缩写（检索词）"、出版年输入格式为"PUBYEAR AFT/BEF/IS 出版年",式中的 AFT、BEF、IS 分别表示"之后""之前""等于"。其他缩写可在高级检索界面右侧提示区查询。所使用的位置算符主要有 PRE/n(表示第一个检索词必须先于第二个检索词 n 个词语,n 在 0～255 间变化)和 W/n(表示两个检索词必须在 n 个检索词范围内,n 在 0～255 间变化)。例:

TITLE-ABS-KEY("3D print * " PRE/5 "skin graft * ") OR TITLE-ABS-KEY("three dimension * print * " W/5 "skin graft * ")

上式中,TITLE-ABS-KEY 代表标题/摘要/关键词字段,PRE/5 是位置算符,表示第一个检索词要先于第二个检索词最多 5 个词出现,W/5 是位置算符,表示两个检索词在 5 个词之内出现。" * "是通配符。该检索式可以查询 3D 打印技术在植皮手术中应用的文献。

3. 作者检索

查找作者可以输入人名或开放学者身份标识码(Open Researcher and Contributor ID, ORCID),也可以通过所属机构、城市、国家/地区等对作者进行精炼。作者详细信息显示页可了解作者在 Scopus 中的身份标识号,也可以直接关联到 ORCID,或连接到 Mendeley 上,了解该作者的发文量、总被引次数和 h 指数等,还可单击"设置通知"跟踪该作者的最新文献和引用情况。

4. 来源出版物检索

"来源出版物"检索可以选择学科类别、标题、出版商和 ISSN 进行限定,检索结果页面勾选相关出版物,可根据系统提供的 CiteScore、来源出版物类型等进一步精炼。单击检索结果页面某一出版物名称,跳转至详细信息显示页面,在此可以获取该出版物所有收录文献以及相关 CiteScore、SJR 和 SNIP 这些与期刊影响因子(Impact Factor)不同的几种期刊影响力评价指标。CiteScore 是计算某刊连续三年发表的论文在第四年的篇均引用次数。SJR 是 SCImago Journal Rankings 的缩写,综合衡量期刊被引的质与量,采用 Google 的 PageRank 算法[①],赋予高声望刊的引用以较高权重,并以此规则迭代计算直到收敛。SNIP 是 Source Normalized Impact per Paper 的缩写,是篇均来源期刊标准影响指标。SNIP 由荷兰莱顿大学 Henk Moed 教授 2010 年提出,根据某个主题领域的总引用次数、给予引用权重,进而衡量上下文引用所造成的影响。

5. 组合检索

组合检索又称组配检索或检索历史检索。在组合检索界面,可以通过布尔逻辑关系的选择将两个或以上检索结果加以组配后再检索。(扫描第九章标题二维码可见 9 - 3 利用 Scopus 检索文献)

(四) 结果显示

检索结果页面(如图 9 - 5 所示)可按时间、施引文献、相关性、第一作者、来源出版物标题等排序。在检索结果列表页面上部,显示有检索结果记录总数和检索表达式,可以单击"设置通知"创建定题跟踪,单击"保存检索"保存检索结果到个人账号。在检索结果显示页面左侧可以按年份、学科类别、文献类型、语言、作者等精炼,可以单击本页面的"专利"查看相关专利信息。页面提供 MENDELEY、RIS、CSV 和纯文本等格式的导出,也提供全文的批量下载。另

---

① PageRank 算法最初作为互联网网页重要度的计算方法,1996 年由 Page 和 Brin 提出,用于谷歌搜索引擎的网页排序。

外,检索结果页面还提供查看引文及施引情况、查看参考文献等信息。每条记录下的"View at Publisher"可链接到全文提供者。检出结果页面的"导出"可以将记录导出为 CSV、RIS、BibTeX、纯文本,或 EndNote(RSI)和 Mendeley 等文献管理软件格式。

单击某篇文献篇名进入检索结果详细显示页面,还提供该文献的 FWCI 和 PlumX。FWCI(field-weighted citation impact)是领域权重引用影响力指数,当某国或机构的 FWCI 指数为 1 时,表明该国或机构的引用影响力处于世界平均水平。当 FWCI 大于 1 时,表明该篇文献超过该领域世界平均水平。PlumX 指通过分析科研成果的不同维度(如下载量、社交媒体分享、引用数等),来评估其在学术及社会上的影响力。

图 9-5　Scopus 检索结果显示页面

第二节　国内常用引文检索系统

一、中文社会科学引文索引数据库(CSSCI)检索

中文社会科学引文索引(Chinese Scocial Sciences Citation Index,CSSCI),是由南京大学中国社会科学研究评价中心开发研制的引文数据库,用来检索中文人文社会科学领域的论文收录和被引用情况。目前收录的期刊涉及医学与人文在内的多个学科类型。CSSCI 提供来源文献和被引文献检索。提供基本检索或高级检索等途径,可以从被引篇名、被引作者、被引期刊名称、被引文献细节、被引文献年代和被引文献类型等限定检索范围(如图 9-6 所示)。

网址:http://cssci.nju.edu.cn/index.html

图 9－6　CSSCI 被引文献检索

二、中国科学引文数据库（CSCD）检索

中国科学引文数据库（Chinese Science Citation Database，CSCD），由中国科学院文献情报中心开发，创建于 1989 年，收录医药卫生、生物学、农林科学、工程技术等领域的中英文科技核心期刊和优秀期刊。可通过 Web of Science 平台实施检索，跨库模式下提供基本检索、高级检索和被引参考文献检索等途径，检索语言以英文形式输入。也可选择 CSCD 单个子库进行检索，这时检索词既可以英文也可以中文输入。应该注意的是，进行 CSCD 被引参考文献检索时，如果仅查某作者在某个时间段内总体被引情况，中文输入和英文输入的检索结果会有不同。主要原因在于：输入英文时需要考虑作者在不同学术论文中的署名形式的不同，有时姓名倒置，有时名字首字母缩写，这些情况都需要考虑，而在被引参考文献检索界面，并无作者机构限定功能，在无法考虑同名作者问题时，会出现检索结果差异现象，但检索某篇具体文献的被引情况时，此类问题不会发生。（扫描第九章标题二维码可见 9－4 如何利用 CSCD 进行引文检索）

三、中国引文数据库

中国引文数据库为中国知网子库，于 2015 年 3 月正式对外发布，可以进行被引文献、被引作者、被引机构、被引期刊、被引基金、被引学科、被引地域和被引出版社检索。可检索字段包括主题、题名、关键词、摘要、作者、单位和来源字段等，提供基本检索、高级检索和专业检索等检索途径（如图 9－7 所示）。

网址：http://ref.cnki.net

图 9 - 7　中国知网引文检索界面

四、中国生物医学文献服务系统(SinoMed)的引文检索

中国生物医学文献服务系统(SinoMed)提供引文检索频道,可以从被引文献的题名、关键词、主题词、出处、出版社和基金等字段进行引用与被引信息查询,检索词的输入和运算符规则见本教材第六章医药类数据库检索中的"中国生物医学文献服务系统"。

网址:http://www.sinomed.ac.cn/index.jsp

第三节　检索实例

一、外文引文检索实例

1. 检索需求

了解 2022 年南京中医药大学的国际学术影响力情况。

2. 概念分析,确定检索词

分析检索需求,与南京中医药大学有关的检索词为:Nanjing University of Chinese Medicine,时间限定为 2022 年 1 月 1 日到 2022 年 12 月 31 日。

3. 选择数据库,设置检索条件,编辑检索表达式

(1) Web of Science 核心合集

选择该平台的高级检索途径,选择 Web of Science 核心合集,选择机构字段(OG),时间为 2022 - 01 - 01 到 2022 - 12 - 31。

检索表达式:OG=(Nanjing University of Chinese Medicine)

(2) Compendex(EI)

选择该数据库的专业检索途径。

检索表达式:(60005189 WN afid) AND (2022 WN YR)

注:60005189 是南京中医药大学在 Compendex 中的机构标识号,afid 代表机构标识字段,YR 代表出版年字段,WN 表示限定在相关字段内检索。

（3）Scopus

选择该数据的高级检索途径。

检索表达式：AFFILORG("Nanjing University of Chinese Medicine")AND PUBYEAR IS 2022

注：AFFILORG 代表归属机构字段，PUBYEAR 代表出版年字段。

4. 结果分析

将三个平台或数据库的检索结果的题录信息均下载到本地，导入到 NoteExpress 管理软件，去除重复，共得 2 435 篇文献，这些文献的总被引用次数 5 581 次，篇均被引次数为 2.3 次，h 指数是 23（表示南京中医药大学发表于国际刊物的学术论文中有 23 篇文章的被引次数大于等于 23），将被引次数从高到低排序，排名前十的文献见表 9 - 2。发文主要集中于药理学、肿瘤学、中西医结合医学、生物化学、分子生物学、细胞生物学和免疫学，这些学科的发文量占总发文量的 80% 左右。

表 9 - 2　南京中医药大学 2022 年度国际发文被引次数排名前十文献

序号	作者	篇名	出处
1	Ai JW,Zhang HC, Zhang Y, et al	Omicron variant showed lower neutralizing sensitivity than other SARS - CoV - 2 variants to immune sera elicited by vaccines after boost	Emerging microbes & infections, 2022,11(1):337~343
2	Wang L, Wang N, Zhang W, et al	Therapeutic peptides：current applications and future directions	Signal Transduction and Targeted Therapy,2022,7(1):48
3	Kelley RK, Rimassa L, Cheng AL, et al	Cabozantinib plus atezolizumab versus sorafenib for advanced hepatocellular carcinoma (COSMIC - 312)：a multicentre, open-label, randomised, phase 3 trial	The Lancet Oncology, 2022,23 (8)：995~1008
4	Chang L, An Q, Duan L, et al	Alkoxy Radicals See the Light：New Paradigms of Photochemical Synthesis	Chemical Reviews, 2022, 122 (2):2429~2486
5	Zhu Y, Ouyang Z, Du H, et al	New opportunities and challenges of natural products research：When target identification meets single-cell multiomics	Acta Pharmaceutica Sinica B, 2022,12(11)：4011~4039
6	Liu J, Qu M, Wang C, et al	A Dual-Cross-Linked Hydrogel Patch for Promoting Diabetic Wound Healing	Small (Weinheim an der Bergstrasse, Germany), 2022, 18(17):e2106172
7	Chen Y, Yin S, Tong X, et al	Dynamic SARS-CoV-2-specific B-cell and T-cell responses following immunization with an inactivated COVID-19 vaccine	Clinical microbiology and infection：the official publication of the European Society of Clinical Microbiology and Infectious Diseases, 2022, 28 (3):410~418

（续表）

序号	作者	篇名	出处
8	Cong M, Tan S, Li S, et al	Technology insight：Plant-derived vesicles—How far from the clinical biotherapeutics and therapeutic drug carriers?	Advanced drug delivery reviews, 2022,182:114108
9	Dai, W, Jochmans D, Xie H, et al	Design, Synthesis, and Biological Evaluation of Peptidomimetic Aldehydes as Broad-Spectrum Inhibitors against Enterovirus and SARS-CoV-2	Journal of Medicinal Chemistry, 2022, 65(4)：2794～2808
10	Ai J, Wang J, Liu D, et al	Safety and Immunogenicity of SARS-CoV-2 Vaccines in Patients With Chronic Liver Diseases (CHESS-NMCID 2101)：A Multicenter Study	Clinical Gastroenterology and Hepatology, 2022, 20(7), 1516～1524

二、中文引文检索实例

1. 检索需求

想了解 2022 年度南京中医药大学在国内的学术影响力。

2. 概念分析,确定检索词

分析检索需求,提取检索词:南京中医药大学

时间限定为 2022 年 1 月 1 日到 2022 年 12 月 31 日。

3. 选择数据库,设置检索条件,编辑检索表达式

(1)中国知网

选择该平台的引文检索,选择该检索界面的高级检索途径,出版时间为 2022 年。

检索表达式:被引机构:南京中医药大学％

注:"％"是截词运算符,目的是防止南京中医药大学相关附属医院被漏检。

(2)SinoMed 的引文检索

选择该平台的引文检索,发表年代为 2022 年。

检索表达式:南京中医药大学％〔被引文献机构〕

注:"％"是截词运算符。

由于中国科学引文索引数据库(CSCD)和中国社会科学引文索引(CSSCI)均未提供被引作者机构检索功能,故未选择。

4. 结果分析

将两个数据库检索结果的题录信息下载到本地,导入到 NoteExpress 管理软件,去除重复,共得 1 790 篇文献,这些文献的总被引用次数 5 187 次,篇均被引次数为 2.89 次,h 指数是 18,表示南京中医药大学在国内发表的文章中有 18 篇文章的被引次数大于等于 18,将被引次数从高至低排序,排名前十的文献见表 9－3。发文主要集中于中药学、中医学、医药卫生方针政策与法律法规研究、内分泌腺及全身性疾病、临床医学和外科学,这些学科的发文量占总发文量的 80％左右。

表 9‐3　南京中医药大学 2022 年度国内发文被引次数排名前十的文献

序号	篇名	著者	出处
1	不同针刺方法治疗腰椎间盘突出症的网状 Meta 分析	王楠;钱宇章;谢林	中国组织工程研究,2022,26(05):813～820
2	基于血清代谢组学和网络药理学研究酸枣仁提取物治疗失眠的效应物质及作用机制	卞振华;张文明;唐静月;费倩倩;胡敏敏;陈晓伟;苏联麟;费程浩;季德;毛春芹;童黄锦;陆兔林;袁晓航	中国中药杂志,2022,47(01):188～202
3	不同针刀进针点治疗腰椎间盘突出症:随机对照研究	宋翔;张彩荣;左晓彤;邹雅琪;庄克清;阮志忠	中国针灸,2022,42(01):35～40
4	老年髋部骨折患者术后并发下肢深静脉血栓的危险因素分析及风险预测	戎毅;於浩;杨俊锋;王兰;张建楠;邵阳	中国组织工程研究,2022,26(33):5357～5363
5	中医药干预 AGEs‐RAGE 信号通路改善糖尿病肾病的机制研究概述	姜婷;滕士超;安晓飞;易丽	环球中医药,2022,15(01):173～178
6	泛娱乐主义的基本症候、生成机理与治理路径	豆勇超	西北民族大学学报(哲学社会科学版),2022(01):130～136
7	从国家自然科学基金资助项目浅谈中医药在恶性肿瘤治疗中的增效减毒作用研究现状	刘学伟;娄彦妮;冯哲;韩立炜	中国中药杂志,2022,47(01):253～258
8	中医肿瘤癌毒证候特征探讨	李柳;程海波	中医杂志,2022,63(02):106～110
9	高脂血症的中医分类治疗探讨	柏帆;唐露霖;尚文斌	中医药学报,2022,50(02):10～13
10	基于肠道菌群探讨参苓白术散改善慢性炎症防治 ZDF 大鼠肥胖 2 型糖尿病	张栎婧;战丽彬;杭天怡;罗金童;赵春燕	中国中药杂志,2022,47(04):988～1000

思考题

1. 引文检索的作用有哪些?

2. 在国际引文检索系统中,采用被引作者检索时,关于作者的输入要考虑哪些因素?

(郝桂荣)

第十章 文献管理软件

扫码可见第十章补充资料

文献管理软件是科研工作者用于记录、组织、调阅引用文献的计算机程序,其主要作用是使文献的引用、调用更加快捷高效。可以说,科技文献的快速增长导致了文献管理软件的产生与发展。当今国内外文献管理软件有多种,如国外的 EndNote、Reference Manager、Mendeley、Procite、Biblioscape、Refworks、Zotero,国内的 NoteExpress、医学文献王、文献之星、PowerRef、Notefirst 和 e-study 等。综合考虑各软件的特点和使用效果,本章主要介绍最常用的 EndNote 和 NoteExpress。

第一节 EndNote

一、简介

EndNote 软件由科睿唯安公司(Clarivate Analytics)开发,分桌面版和 EndNote Web 版。现最新版本为 EndNote 21,可在其主页(http://endnote.com)下载。本节将以 EndNote 21 为例简介其功能。

EndNote 文献管理软件的基本功能有:① 可以将不同来源的文献下载到本地,建立本地数据库,方便对资料以及资料中的图片、照片、表格等进行有序地管理和使用。② 可以直接连接上千个数据库,提供通用检索方式。③ 其快捷工具与 Microsoft Word 相嵌合,在撰写论文、报告等时,可自动插入参考文献。④ 支持 7 000 余种国际期刊的参考文献格式,对美国心理学会(American Psychological Association,APA)、现代语言学会(Modern Language Association,MLA)、美国医学学会(American Medical Association,AMA)、芝加哥格式做了及时更新;写作模板数百种,涵盖各个领域的杂志,可以方便地利用这些格式和模板撰写期刊论文。⑤ 撰写论文时,可以快速找到相关图片、表格,将其按照欲投稿期刊的格式插入论文相应位置。⑥ 可以实现桌面版和网络版间自由添加或者移动文件附件,查看和批注 PDF 文件,并自动更新参考文献等。⑦ 具有 PDF 自动汇入文件夹、改变 PDF 文件命名功能和自动分组,可与 iPAD 版同步。⑧ 共享文献能通过共享整个个人图书馆来实现的功能,做到了分组分享。⑨ EndNote 21 桌面版本可一键生成 Web of Science 引文报告。⑩ 利用标签进行分类组织文献;起到对组进一步细分的作用。⑪ 独家访问新的 EndNote Web,轻松恢复丢失或损坏的库文件资料。⑫ 可与多达 1 000 位同事共享个人图书馆,边写边引用,并与 Google 文档兼容。

二、EndNote 软件安装

在使用之初，需先在本机安装 EndNote 软件（Web 版不需要安装，只要有账号、密码即可使用），EndNote 21 对计算机系统的要求为，可以运行在 Windows 7（32 位或 64 位）以上版本的操作系统，硬件为英特尔 Pentium III 450 MHz 及以上处理器、2 GB 以上 RAM、至少600 MB 的硬盘空间。安装方法比较简单，在关闭文字处理软件条件下，单击运行 EN21Inst.exe，按照 EndNote 21 的安装向导选择典型安装或自定义安装即可。如果选择 custom 安装，在"Select Features"中，"additional style"和"additional filter"等要选择全部安装。

三、个人文献数据库的建立

建立文献数据库就是将不同来源的参考文献信息放至一个文件中，汇聚成一个数据库文件，并剔除重复信息的过程，是参考文献管理及应用的基础。

（一）创建文献库

EndNote21 安装完毕后，单击"开始→程序→EndNote→EndNote"运行 EndNote 21，单击"File"菜单，选择"New Reference Library"可创建新的数据库，当弹出新建文献数据库窗口，在此选择文献数据库创建路径及文件名称，单击"保存"即建立一个没有任何参考文献的文献数据库，此时文献数据库是以×××.enl 形式命名，同时在同样位置还新建一个以×××命名的文件夹，此处用来存放 PDF 文档、图片以及工作表等附件，本节创建了一个以"acupuncture"为名的数据库。当选择"Select Reference Library"则可打开一个已有的数据库。

图 10 - 1　EndNote 21 界面

说明：界面最上方为 EndNote 软件的版本信息和所建数据库名称，紧跟其下的为功能菜单和快捷键，主窗口左侧为群组区，显示参考文献的基本信息、分组、分组分享和与 Web 版的交互功能。主窗口右侧区中间部分为参考文献列表窗，最多可以有 8 个信息列，默认显示为

Author、Year、Title、Journal、Rating、Ref Type、URL 和 Last Updated，可以根据自己的需求自我设定；界面右侧部分为分页显示窗口。

（二）文献信息导入

创建一个文献数据库后，需向这个文献数据库中导入参考文献信息，EndNote 21 提供手动输入、直接联网检索、网络数据库输出和格式转换四种方式。

1. 手动输入导入

在图 10-1 界面的 references 菜单下选择"New Reference"，即进入手动输入界面。其操作相对简单，首先可以通过 Reference Type 下拉菜单选择期刊论文（Journal Arctical）、图书（Book）、专利（patent）等文献类型，不同类型所提供的字段有所差别。之后，将信息填入相应字段即导入成功。由于手动录入工作量较大，为节省时间，只填写必要字段，其他可空缺。如果一个作者已经存在于数据库中，这时输入的人名会显示为黑色，如果是第一次输入则显示为红色。一条记录输入完毕，单击右上角关闭即可。

在手动输入文献信息时，作者字段一行只能输一个，作者之间无符号分隔；关键词也一样，一个关键词一行。Label 或 Notes 是文献标记，Research Notes 是文献笔记，可与 PDF 标记同步进行，便于需要时直接调用；插入一个 figure 后一定要在 caption 中加以描述，否则写作时无法直接插入，可采用拖拽的方法进行附件或图表粘贴。该方式主要针对无法直接从网上下载，或者已经存在于本地机中的少量零散文献。其工作量较大，且所处理的信息相对有限，一般情况下不建议使用。

2. 直接联网检索导入

EndNote 21 能直接连接上千个数据库，当拥有这些数据库的使用权限时，可以采用此方法导入信息。采用"Online Search"可以直接联网检索，将检出文献直接导入到文献库中。但该方法导入信息后无法查看检索结果内容，因而仅适用于检索目标较明确的情况。其步骤如下：

第一步　从 EndNote 21 窗口上方菜单栏中，单击 Tools→"Online Search"，弹出一个标题为"Choose A Connection"的窗口，选择要检索的在线数据库名称。在"Online Search"中会将以前选择过的在线数据库记忆在左侧"Online Search"群组下，方便下次直接点选、查询。本节以 PubMed 为例加以说明。

第二步　选择 PubMed 数据库，单击 Choose，在 EndNote Library 窗口右侧区中间部分，弹出检索窗口，根据需求选择字段，在检索提问框中输入检索词，选择检索词间逻辑关系（and、or 或 not），单击 Search 按钮进行检索。

第三步　将检索结果直接导入到所建的文献数据库中。若检索记录过大，可按"Cancel"返回检索界面，添加其他检索条件重新检索。检索提问栏后面"＋"或"×"可增加或减少检索栏位按钮。

如果是跨时间段检索，注意在两个时间之间用英文冒号隔开。PubMed 支持具体日期格式检索，可以查询两个日期之间的文献，如 2006/01/01：2006/06/30。WOS（Web of Science）只支持年代检索，只能查询两个年代之间的资料，如 2003：2004。如果需要采用同样的检索表达式查询不同数据库，可以将检索策略储存，在检索其他数据库时调用。其优点是当检索表达式特别复杂时，可以节省每次输入检索条件的时间，还避免了可能误输入产生的错误。但应注意不同数据库提供的检索字段差别较大，如 PubMed 提供近 40 种可检索字段，而 WOS 只提供 6 种检索字段，如果直接调用 PubMed 中的检索策略到 WOS 中检索会出错，因此，需要进行调整。

　　3. 网络数据库输出导入

　　并非所有数据库都支持直接联网检索导入文献信息的功能。如果想大批量从数据库中导入文献信息，EndNote 21 还提供了网络数据库输出导入的方法。目前，很多网上数据库都提供文献管理软件的输出格式，如 Web of Science、Scoupus、Compendex（EI）、wiley online library、SpringerLink、ScienceDirect 等。本节以 wiley online library 为例。

　　第一步　在地址栏输入 https://onlinelibrary. wiley. com/，链接至 wiley online library 数据库，选择简单检索或高级检索。本示例选择高级检索，在 Title 字段下检索 acupuncture，时间跨度选择 2010～2023，单击"Search"。

　　第二步　在检索结果返回页面，单击"Export Citation(s)"，在弹出窗口中勾选所需导入的文献。

　　第三步　选择好需要导入文献时，单击"NEXT"，在"Export Citation(s)"窗口提供"Plain Text""RIS（ProCite, Reference Manager）""EndNote""BibTex""Medlars"和"RefWorks"等格式，选择"Citation file or direct import"或"Indirect import or copy/paste"导入类型，如要导入 EndNote 21，选择 EndNote 格式和"Citation file or direct import"。

　　第四步　打开 EndNote 21，在窗口左侧区选择待导入文献信息文件夹，单击菜单 File→Import→file，弹出一个 Import File 窗口，在 Import File 选项处选择需要导入的本地文档，在 Import Option 处选择对应的过滤器格式，本例选择 EndNote 格式，在 Duplicates 处选取是否去重导入或全部导入，在 Text Translation 选取对应语种翻译，如不需要翻译，则默认为 No Translation，最后单击 Import 按钮成功导入信息。

　　其他如 Web of Science、Scoupus、Compendex(EI)、SpringerLink 和 ScienceDirect 等数据库也可依此步骤完成文献导入，不过数据库不同，有的数据库可能需要先勾选文献，再单击"Export"或"Export Citation(s)"进行导出格式的选择。SpringerLink 和 ScienceDirect 当前版本仅支持单篇文献信息数据库输出导入。利用网络数据库的输出功能将信息导入到 EndNote 21 文献数据库中，输出按钮的可能描述方式主要有"Export citation""Download citation""Export"或"Download"等，输出格式一般要选择 RIS 或 endnote。另外，网络数据库导入的文献信息只是题录信息，没有全文，如需全文，可以下载后粘贴、拖拽或通过"find full text"在线查找。通过 Reference→"Find Reference Updates"，可以在线进行文献更新，如对作者、刊名、作者地址等更新，也可将"online"文章更新为正式出版的文献。

　　4. PDF 格式全文导入

　　除上述三种文献导入方式之外，EndNote 21 可以直接将一个文件夹下的 PDF 格式全文全部选中或部分选中，直接拖拽方式到特定的群组中。或者单击"File"菜单→"Import"→"Import Folder"，在弹出窗口中选择要导入文件夹下的 PDF 格式全文，导入到特定的群组，如果文件夹下含子文件夹，想要将其内文件一起导入的话，可以勾选"Include files in subfolders"选项。（扫描第十章标题二维码可见 10 - 1 EndNote 21 文献导入）

四、个人文献数据库管理

　　EndNote 21 对于个人文献数据库的管理功能包括文献去重、排序、查询、群组、文献编辑和显示、删除、附件管理、撰写阅读笔记、简单分析、备份和自动更新文献等。

（一）参考文献去重、排序、查询管理

1. 参考文献去重

单击 Edit 菜单下的偏好设定（Preference）进行去重（Duplicates）设定，包括对重复字段的设定、匹配方式和是否上网检索后直接将重复文献去除的选择。再单击"Library"菜单下"Find Duplicates"查找重复文献，逐条筛选、删除。

参考文献排序：单击参考文献信息列表区的栏位名（每列顶端所显示的名称，如作者、年、篇名等），当栏位名上的三角符显示为"︿"时，参考文献是以该栏位字段为排序依据的升序排列，反之为降序排列。

2. 参考文献的查询

假如想建立一个有关"extinct"的参考文献清单，在窗口左侧区选择待检索文件夹，然后单击 Library 菜单，选择"Advanced Search"，窗口中间区显示为个人数据库参考文献检索界面，在此检索界面可以选择检索限定字段、匹配模式和逻辑运算符。"Contain"（包含）、"Is（等于）"、"Is less than"（小于）、"Is less than or equal to"（小于等于）、"Is greater than"（大于）、"Is greater than or equal to"（大于等于）等，之后选择检索框间的逻辑关系，最后在检索提问框中输入"extinct"，单击"Search"按钮即可。随着查询的结束，左边"Group"区会出现一个 Search Results 群组，显示本次查询的书目，此群组是一种暂存模式，只有伴随每次查询行为才会出现，而且会主动替换掉上次查询结果；当关闭 Library，此群组则自动消失。另外，一般的"Search"卷标会记忆上次输入的检索策略，若要清除，可点选"Search Options"按钮，选择"Restore Default"；如果想保存检索策略，可以点选"Search Options"按钮，选择"Save Search"来完成。

（二）参考文献的群组管理

EndNote 21 主窗口左侧为群组区块，对应的右侧窗口中间区域为显示该群组下所储存参考文献的列表信息。一个新的 Library 中，预设了"All References"（文献库内所有的文献资料）、"Unfield"（未归属于任何群组下的书目数据）、"Trash"（被文献库删除，但还未永久删除清空的数据）三个群组。"My Group"是指个人创建的群组集；而 "Smart group" 指基于检索策略，自动整合、产生的群组。

1. 创建、删除或重命名个人群组集

单击"Groups"菜单，选择"Create Group Set"后给予命名即创建了一个新的群组集。单击左侧要删除或重命名的群组集，分别选择"Delete Group Set"和"Rename Group Set"则删除或重命名了一个群组集，也可以通过单击鼠标右键通过快捷菜单的选择来完成。

2. 创建、删除和重命名个人群组

单击某一群组集的位置，确立所建新群组隶属于群组集的关系；单击"Groups"菜单选择"Create Group"（或者在所选群组集的位置直接单击鼠标右键，在弹出的快捷菜单中选择"Create Group"），给予命名即成功建立个人群组，其图标为文件夹图形。选择"Delete Group"和"Rename Group"可删除或重命名个人群组。

3. 创建复合群组

复合群组是一种可以通过布尔逻辑来合并的智能群组或普通群组。从"Groups"菜单中选择"Create from Groups"调出复合群组设定窗口，给予复合组命名并选取想要合并的普通群

组或智能群组，设定群组间布尔逻辑运算关系，单击"Create"按钮即成功建立。应注意复合群组不能作为复合群组合并的群组单位。

4. 创建智能群组

其建立途径比较多，可以在参考文献查询检索界面，单击"Search Options"选择"Covert to Smart Group"，就可以在所选群组集下新增一个"Smart Group"；还可以通过"Groups"菜单来选择"Create Smart Group"或者单击鼠标右键从快捷菜单中选择来建立。

5. 储存参考文献于群组

在"All References"中点选要存储于群组中的参考文献书目，利用拖拽功能将选中文献拖曳到所需存储的群组下（或从"Groups"菜单中选择"Add References To"至所需存储的群组中）。

（三）参考文献的编辑、显示、删除、附件和标签管理及撰写阅读笔记

1. 参考文献的编辑

在参考文献列表窗口点选一篇参考文献，单击"References"菜单选择"Edit Reference"进入单篇文献的编辑界面，可以进行字体、字号等的设置。或者在单篇文献分页显示窗口中单击"Edit"则直接编辑参考文献。

2. 参考文献的显示

在参考文献列表窗口选择一篇文献，单击单篇文献分页显示窗口中的"Summary"按钮即为单篇文献的预览显示，如果想改变显示格式，选择"Tools"菜单中的"Output Styles"即可改变。另外，可以选择"Edit"菜单下的"Preferences"对参考文献列表窗口进行显示字体和显示字段的设置。

3. 参考文献的删除

在参考文献列表窗口选择要删除的文献书目，单击"References"菜单选择"Move References to Trash"，则选中的文献书目就从文献信息库移到 Trash 群组，然后从"References"菜单下选择"Delete Trash References"就可删除选中文献。

4. 参考文献的附件管理

EndNote 管理软件中涉及的附件可能有 pdf、图片、word 文档、网页和表格等。EndNote 管理附件的方式有两种，一是将附件的地址记录在 EndNote 中，需要时打开链接即可；二是将文件拷贝到 EndNote 相应数据库的文件夹下。第一种方式无需对文件进行备份，占用空间小，但数据拷贝时，会引起链接对象的丢失；第二种方式虽占用一定空间，但数据库转移时能将附件一同带走，较为方便。在硬盘空间足够大的情况下，建议尽量用后一种方式管理附件。在参考文献列表窗口选中一篇文献，双击进入单篇文献显示界面，在"Summary"显示界面，单击"Attach File"，或者在单篇文献"Edit"界面，选择"File Attachments"字段的"Attach File"，或者在 PDF 界面单击"Attach PDF"，或者选择"References"菜单中的"File Attachments"，再单击"Attach File"添加文档附件即可。如果插入的是图片，则选择"References"菜单中的Figure，然后单击"Attach File"，选择需要添加的图片即可。应注意只有在"Caption"中加以描述，才能在写作时正常插入，另外可用拖拽方式进行附件或图表的粘贴。

5. 撰写阅读笔记

在单篇参考文献编辑界面选择"research notes"可以撰写对每篇文献的阅读心得。

6. 创建引文报告

EndNote 21 具有创建引文报告功能,但必须是来自美国国立医学图书馆或 Web of Science 系统的数据。选中需要分析的参考文献,单击"References"菜单,选择"Web of Science",继续选择"Create Citation Report",则可以对选中数据给出引文报告。

7. 创建标签及标签管理

在参考文献列表显示窗口,选择一篇或多篇参考文献,单击"Tags"菜单下的"Create Tag",或者是单击左侧窗口的"MY TAGS"处的"+",弹出"Create Tag"进行添加标签,也可以对已有标签进行重命名(Rename Tag)、编辑(Edit Tag)和删除(Delete Tag)管理。

(四) 参考文献的分析、备份、共享以及书目清单的输出

1. 参考文献分析

单击"Tools"菜单选择"Subject Bibliography",在弹出的窗口中选择要统计的字段,单击 OK 按钮即可执行此功能。

2. 参考文献备份与共享

单击"File"菜单,选择"Compressed Library(. enlx)"则弹出参考文献备份界面,通过选择相应的项目,单击 Next 按钮,进行命名则完成。

3. 参考文献书目清单输出

在参考文献列表窗口选择要输出的参考文献,然后选择输出格式,再单击"File"菜单选择"Print"或"Export"即可打印或保存为 RTF 或 TXT 等格式的书目清单文档。

4. 分组分享

在参考文献列表窗口选择要输出的参考文献,单击"File"菜单,选择"Share"可将选中参考文献在小组内共享,但在分享前需要注册一个个人账号。

五、撰写文章

EndNote21 的"Cite While You Write"功能内嵌于 Word 2003 的"工具"菜单中,而在 Word 2007 以上版本则以一组 EndNote 21 群组标签存在。通过"Cite While You Write"指令,可以利用 EndNote 21 在运行的 Microsoft Word 中,建立参考文献的书目与引用格式。本部分以 Microsoft Word 2016 为范例说明。

(一) 工具条介绍

EndNote21 安装之后,会在文字处理软件的菜单项中出现一个 EndNote 21 选项,如图 10 - 2 所示。

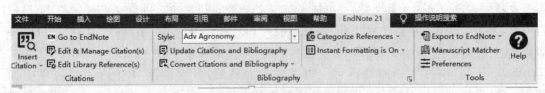

图 10 - 2　Word 2016 中 EndNote 21 工具条示例

➤Insert Citation:插入选定的文献,可以是一篇,也可以是多篇,同时也可选择插入笔记、图表。

➤Go to EndNote：从 Word 跳转到 EndNote，如果 EndNote 没有开启，单击该按钮将开启 EndNote 程序。

➤Edit & Manage Citation(s)：编辑插入的引用文献，譬如有些文献引用不合适，或者顺序需要调整，可用该功能完成。

➤Edit Library Reference(s)：如果发现某条参考文献内容有错误，可以用该命令进行修改，该命令将同步更新数据库和后面引用的参考文献。

➤Style：参考文献格式设定菜单。

➤Update Citation and Bibliography：更新文内引文和参考文献列表。

➤Convert Citations and Bibliography：可以选择"Convert to Unformatted Citations(U)"去除 EndNote 所加在 Word 文档中的标识代码，这是一个不可逆过程，一旦选择，则无法撤销；可以选择"Convert to Plain Text(P)"将带有 EndNote 标识代码的 Word 保存成文本文件；通过选择"Convert Reference Manager Citations to EndNote(R)"会将 Reference Manager 格式的引文转换为 EndNote 格式；"Convert Word Citations to EndNote(W)"将 Word 文档中的引文转入到 EndNote 中。

➤Categorize References：可以自定义参考文献分类。

➤Instant Formatting is on：常用参考文献格式设定。

➤Export to EndNote：将 Word 中引用的参考文献创建一个 EndNote 个人数据库。

➤Manuscript Matcher：选择最合适的写作模板。

➤Preferences：撰稿与引用偏好设定。

➤Help：帮助。

（二）引用 EndNote 21 中的参考文献至 Word 文档

EndNote 可以自动编排参考文献格式。要完成这项任务，计算机需已经安装 EndNote 和文字处理软件。有以下几种方法可以采用。

第一种方法：在 Word 中将鼠标定位在要插入文献的位置，然后切换到 EndNote 21 程序中，选择要引用的参考文献，单击工具条上的"Insert Citation"，可将选定的文献插入到指定位置；其他文献插入方法依此类推，待全部文献插入完毕，单击"Update Citation and Bibliography"即可。当然，在这之前可以通过设定常用引文格式，预先设定好所需引文格式。

第二种方法：在 EndNote 文献数据库中，选择要插入的文献，右键单击，选择 copy，回到 Word 中，右键单击要插入文献的位置，粘贴即可。

第三种方法，从 Word 2016 工具菜单中选择"EndNote 21"，单击"Insert Citation"，选择其中的"Insert Citation"，则弹出"EndNote 21 Find & Insert My References"窗口。在 Find 前的提问栏中输入要查询的作者、篇名，点选 Find，EndNote 21 会自动找出符合条件的参考文献。利用窗口下方来确定该参考文献是否符合需求。确认无误后点选该参考文献，再点选"Insert"即可在文中插入这条文献。

第二节　NoteExpress

一、简介

NoteExpress(简称 NE)由北京爱琴海软件公司开发,完全支持中文。获取地址为:http://www.inoteexpress.com/aegean/index.php/home/ne/。其主页可下载最新版本,现今最新版本为 NE 3.9,也是本节所使用的版本。

NE 管理软件具备文献检索与下载功能,可以用来管理参考文献题录,以附件方式管理参考文献全文或者任何格式的文件、文档。具有数据统计与分析功能,可以快速了解某研究方向的最新进展,各方观点等。除了管理以上显性知识外,类似日记、科研心得、论文草稿等瞬间产生的隐性知识也可以通过 NE 的笔记功能记录,并且可以与参考文献的题录联系起来。另外,3.2 以上版本的 NE 增加了数据分析与论文查重功能。在文字处理软件(如 MS Word)中 NE 可以按照各种期刊的要求自动完成参考文献引用的格式化。

二、NoteExpress 软件安装

NoteExpress 3.9 版本支持 Windows 7 以及以上版本操作系统。写作插件支持 MS Word 2000 以及以上版本。硬件要求:1 GB 及以上内存,1 GHz 或更高级别的处理器,2 GB 以上硬盘空间。如果使用互联网在线检索功能,必须保证计算机已经连接互联网。

NE 安装版提供了标准的 Windows 应用程序安装向导。双击安装文件,根据相关向导即可完成安装。NE 默认情况下会安装到以下路径(Windows 2016):C:\Program Files(X86)\NoteExpress,同时 NE 也会自动添加一个示范例数据库,以供熟悉和掌握 NE 之用。应注意如果之前安装有较低版本 NE,安装前请关闭 NE 和 MS Word。

三、建立个人数据库

安装完毕,双击桌面的 NE 图标,或者点击左下"开始"图标,选择"所有程序→NoteExpress→NoteExpress"即可启动 NE。通常情况下,第一次启动 NE 都会打开示例数据库,如图 10-3 所示。在数据库及其结构区,NE 提供了题录、笔记、检索、组织和回收站 5 个文件夹,分门别类地导入包括多媒体文件、图片及各种格式的文献,对个人的知识信息进行规范、有序的组织和管理。

(一) 创建个人文献数据库

点击文件菜单中选择"新建数据库",创建个人文献数据库。定义数据库的存放位置和保存名称。NE 数据库的文件后缀为.nel,如果在 Windows 资源管理器中没有隐藏文件后缀,所创建的个人文献数据库是以"×××.nel"的形式呈现。数据库创建完成后,跟其他文件操作一样,可以移动、复制和备份。

(二) 文献信息导入

在通常情况下,NE 有四种方法可以将题录信息导入到个人文献数据库中,即手动添加、

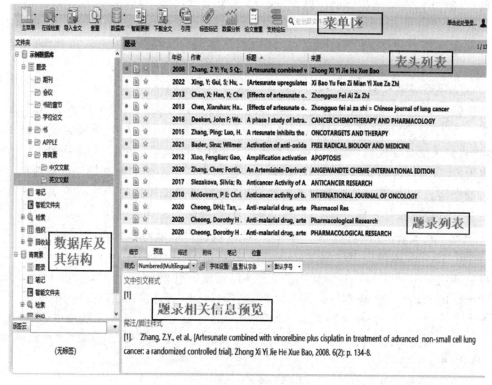

图 10 - 3　NE 界面释义

在线检索结果直接导入、数据库检索结果批量导入(过滤器导入)、导入文件和题录更新。

1. 手工添加

一些零散而少量的文献,可选择手工录入的方式导入。方法为:选择某个文件夹作为新建题录的存放位置,点选题录菜单选择"新建题录"(或在右方题录列表区单击鼠标右键,选择"新建题录"),选择文献类型,然后在弹出的新建题录窗口中逐个字段填写,保存并关闭新建题录,即添加一条题录到数据库中。作者输入格式为:姓名 1;姓名 2;……。多个姓名之间必须用英文分号加空格隔开(或者以每行一个作者方式录入)。中文作者的姓与名之间不留空格,这样以后在 Word 中才会按照希望的格式输出。如果某题录的内容不合适,可以选中该题录,单击鼠标右键,在弹出的菜单中选择"编辑题录"或者"从文件夹删除"进行编辑。

2. 在线数据库检索结果直接导入

为了让用户更方便地检索和保存文献信息,NE 集成了互联网的 Amazon、PubMed、CNKI、维普、万方、北大图书馆等在线数据库、图书馆的几百个信息源,用户只需打开 NE,在 NE 界面下就可以对这些信息源进行检索,然后将所获取的结果直接导入到 NE 数据库中。单击工具栏在线检索图标,或单击检索菜单选择"在线检索",选择"数据库"(NE 会记忆最近的检索记录,如果记录中有需要检索的数据库请直接选择),在弹出的对话窗口中,滑动鼠标定位需要检索的数据库,或使用搜索功能快速定位目标数据库。然后双击该数据库(或者单击"确定"按钮)进行联机检索。本节以 CNKI 学术期刊库为例简述其过程:

首先,在弹出的检索对话窗口中,输入检索关键字,或设置其他的检索条件(可以添加或删除检索域)。设置完毕后,单击"开始检索"按钮,NE 将自动抓取符合检索条件的题录。当题录数据抓取完毕后,NE 会在状态栏给出检索结果信息。比如在本例检索中,NE 共获取 32 条符合条件(即 2015 年以后发表的主题字段中有"专利共被引"字样的题录)的记录。

其次,在结果列表中,可以双击某条题录打开查看,勾选和导出题录到 NE。注意 NE 只会将勾选的题录导入,默认情况下,NE 仅取回前 50 条,如需获取更多题录,点选"批量获取"。选择完毕,点击保存勾选的题录,再选择目标文件夹,则文献信息导入完毕。

3. 文献数据库检索结果批量导入(过滤器导入)

如果偏好于登录网站数据库进行检索和导出题录,NE 对一些国内外常用数据库如 CNKI、维普、万方、PubMed、ProQuest 和 Elsevier 等做了专门的接口,只需选择合适的过滤器,就能将题录信息导入到 NE。目前有几种广泛使用的题录信息格式,如 RIS 格式。在导入 RIS 格式的题录时,选择 RIS 过滤器即能导入相应信息。但不同的数据库提供商可能会采用自己的数据格式,所以要求用户在导入时,一定要根据各数据库选择合适的过滤器,NE 内置了上百种常见数据库过滤器。本节以 PubMed 为例,介绍此种导入方法:

第一步 登录到 PubMed 数据库网站并检索,在检索结果列表页面,先勾选文献,然后单击"send to"按钮,选择"Citation Manager",在弹出的"Create a file for external citation management software"界面中,选择本页所有文献记录(All results on this page)、全部文献记录(All results)或者所选文献(Selection),单击"Create File",则将文件保存到本地。

第二步 切换 NE,选择文件菜单选择"导入题录",或使用 Ctrl+M 快捷键,在弹出的导入题录窗口中,选择文件的保存位置,选择过滤器和需要导入的文件,最后单击"开始导入",则信息导入完毕。

4. 导入文件和题录更新

通常情况下,有很多用户在使用 NE 文献管理软件之前,可能已经下载了众多的文献全文,如 PDF 或 CAJ 全文。如果需要将这些题录信息导入 NE,重新在数据库中搜索再导入 NE 无疑会使任务变得非常烦琐。在 NE 中,全文导入工具可以非常方便地将这些题录信息导入 NE 中,然后借助题录更新再补全题录的其他信息。基本步骤如下:

第一步 单击"文件"菜单,从下拉菜单中选择"导入文件",如果需要导入单个文件,请单击"添加文件",如果需要导入多个文件,请单击"添加目录",然后选择题录保存的文件夹,在弹出的窗口中,选择需要导入的文件或目录,单击"导入",选择添加目录时,会将含有子文件夹的文献同时导入,且保存原有的文件层级结构。

第二步 选择需要补全信息的题录,单击检索菜单,从中选择"在线更新题录",选择"自动更新",则弹出在线更新题录窗口,选择在线数据库,单击查找更新,当 NE 找到匹配的信息后,选择"应用更新"则补充完整题录信息到 NE 数据库中。(扫描第十章标题二维码可见10-2 NoteExpress 导入)

四、个人文献数据库管理

NE 提供许多功能强大的管理模块帮助管理个人数据库,如添加文件夹、文献排序和查重、检索和组织、链接附件、标记和笔记,以及数据统计分析等。

(一) 添加文件夹

在 NE 中,可以创建文件夹对题录进行分门别类的整理。方法:右击树形结构的"题录",选择"添加文件夹",或者使用右键弹出快捷菜单选择"添加文件夹"。如果需要在某个文件夹下创建子文件夹,右击该文件夹,选择"添加文件夹",也可以将某文件夹直接拖入其他文件夹。

添加文件夹后,可以右击该文件夹进行命名或移动。

(二) 文献排序和查重

文献排序:如果需要对数据库中的题录进行排序,只需要在表头列表中点击需要排序的字段,NE 将会自动排序。在表头列表部分右击鼠标,还可以使用"排序列表",设置多个字段对题录进行排序。当然,如果需要设置表头列表中呈现的字段,可以选择自定义。方法是在表头列表部分右击鼠标,选择"自定义"。在自定义对话框中要添加或删除字段,对字段顺序进行调整。

文献查重:通过各种方式入库的题录,可能产生重复的题录。如果需要找出重复的信息,可以借助 NE 的查找重复题录功能,此外 NE 还支持多目录同时查重。方法:点击检索菜单,选择"查找重复题录",在弹出窗口中,选择需要查找重复题录的文件夹,定义重复题录的字段设置,NE 默认通过题录类型、作者、年份、标题字段进行重复题录查询,并可以根据需要添加或勾选其他字段。然后点击"查找",NE 将自动推送重复题录信息。

(三) 检索与组织

检索功能:在 NE 中,进行个人文献数据库检索时,NE 会自动将检索记录保存在"检索"文件夹,打开"最近检索"文件夹,就可看到最近的检索记录,单击任何检索记录将看到与之对应的结果,包括检索后新添加的题录。方法:对于快速检索,直接在检索栏中输入检索词,然后按下回车键即可。或者单击检索菜单选择"在个人数据库中检索"即可打开本地高级检索对话框,设置完检索条件后,单击"检索"即可。

组织功能:每次输入题录的时候,NE 会自动抓取题录中的作者、关键词和作者机构等信息,并且放置在"组织"文件夹中。如点开"作者"文件夹,将会看到作者列表,单击某个作者将看到相应的题录信息。

(四) 链接附件

NE 可以以附件的形式添加任何形式的文件(如 PDF、MS Word、JPEG 等),与题录关联起来管理,形成个人的资源库。方法:选中要添加附件的题录,切换到"附件"预览窗口,右击选择添加文件即可。还可以通过拖放来添加附件,选择需要添加的附件文件,然后拖送到"附件"预览窗口即可。

在 NE 中,有两种方式可以查看某条题录是否添加了附件。若添加了附件,标记列中或会多出一个红色色块,在预览窗口的工具栏上会多出一个回形针。单击回形针,可以打开附件中第一个文件。一条题录可添加多个附件。如果想查看附件内容,双击附件即可。另外,在 NE 中,批量链接附件是一个非常有用的功能,可以帮助用户快速和高效地添加多个文件。方法:单击"工具"菜单,选择"批量链接附件",在弹出窗口中,选择需要批量链接的文件夹,在电脑上定位文件保存的位置,设置文件链接的匹配程度。应注意单击"更多"展开链接文件类型设置,NE 默认只链接 PDF 和 DOC 格式文件,需要关联其他格式的文献,请勾选掉"仅包括所匹配的文件类型"选项。然后单击"开始",NE 将会自动匹配题录和文件,建立关联。

(五) 标记和笔记

标记和标签:NE 支持星标、优先级(彩色小旗)和标签云三种标记和标签方式。方便用户根据需要和使用习惯管理题录。方法：选择某一题录，右击鼠标，从列表中选择"设置优先级"（以小旗的形式呈现），如果选择"设置标签"则可以设置星标和标签。

笔记功能：NE 的笔记功能可以让用户把瞬间产生的研究、阅读心得等及时地记录下来，并与相关的题录建立链接以管理。方法：快速添加笔记：单击需要添加笔记的题录，切换到笔记窗口，然后添加内容，NE 会自动保存笔记。高级笔记功能：单击需要添加笔记的题录，选择"题录"菜单，选择"为题录新增笔记"，则自动弹出笔记编辑窗口，可以添加文字内容，也可添加图片、表格和公式等，在退出窗口时应记得保存笔记。NE 会自动以题录名称命名笔记，也可以重新命名。当插入笔记后，NE 会自动在笔记文件夹下创建同名文件夹存放笔记。添加笔记后，NE 会在标记列显示紫色色块进行提示。

（六）数据统计分析和题录的导出

数据统计分析：NE 可以对文件夹中的题录信息进行多种统计分析，方便快速了解某一领域的研究热点、重要专家和研究机构等信息。分析结果可以导出为 txt、xls 等格式。方法：首先右击文件夹，选择"文件夹信息统计"，进一步选择需要统计的字段，单击"统计"，输出和预览最后结果。

题录导出：NE 题录的导出，可以便于多个用户之间交流共享数据，单击文件菜单，选择"导出题录"，在导出题录窗口选择导出题录的位置和名称，以及导出题录的"使用样式"，一般情况下，为方便与其他文献管理软件交换数据，建议选择"RefMan（RIS）"样式，然后选择要输出的题录，单击"开始导出"按钮。

五、利用 Word&NoteExpress 撰写论文

NE 可以将参考文献题录作为文中注释插入到正文，同时也可以在文章末尾按照不同期刊的格式要求自动生成参考文献列表。当用户安装 NE 后，NE 会为文字处理工具添加写作插件（如图 10-4），文献信息的插入和参考文献格式的调整都需要借助这个插件。NE 内置了常见的中文和英文期刊的参考文献样式，可以实现不同参考文献格式之间的转换。

图 10-4　NoteExpress 在 Word 2016 中插件示例

（一）参考文献引用

撰写论文时，如需插入引用文献，先将光标定位在需要插入的地方，切换到 NE，选择需引用的文献，或者可以单击检索图标进行查询，然后单击"插入引文"图标，NE 将自动添加引用文献到文字编辑工具，并在文末生成参考文献列表（需要先开启自动生成引文）。如果 NE 自动生成的参考文献列表不是最终需要的格式，可以单击插件上的"格式化"图标，再选择需要的参考文献格式进行格式化。

（二）插入注释、笔记

撰写论文或报告时，如需插入引用注释和笔记，先将光标定位在需要插入的地方，切换到 NE，选择需引用的注释和笔记，然后单击"插入注释"或"插入笔记"图标，文末参考文献列表将自动生成。

思考题

1. Web of Science 中的文献可以采用几种方式导入至 EndNote 21 中？
2. 利用 NoteExpress 进行文内及文后的参考文献编排。

（郝桂荣）

第十一章　文献的利用

扫码可见第十一章参考资料

检索文献最终是为了利用。为了便于利用,人们首先需要采用一定的手段与方法对文献信息进行分析,从中提取可以利用的有价值信息。文献信息分析是根据实际问题的需要,对文献进行深层次的思维加工和分析研究,形成有助于解决问题的对策方案的过程。本章将围绕文献的利用,介绍文献信息分析的基本方法以及引用他人文献时的格式与要求。

第一节　文献信息分析

一、文献信息分析概述

文献信息分析即利用相关的方法与工具,通过去粗取精、去伪存真、由表及里、由此及彼的数据加工,从大量的原始现象中抽象出具有普遍意义的科学本质,成为便于利用的知识,并在此基础上将知识激活成为解决具体问题的智能策略,发挥效用。

(一) 文献信息分析的内容

1. 对文献外部特征的分析

文献的外部特征包括文献的题目、作者、作者工作单位、出版者、出版地、版次、期刊名称、引文、科技报告的报告号等,这些特征多出现在文献的封面或者扉页,指不需要查看文献具体内容就可以获知的信息。

不同的文献外部特征提供了文献分析的不同角度。如通过对作者的分析,可了解某一主题或某一研究领域分布的核心研究人员,有助于发现潜在的合作者。又如由于地区、年代和学科的差别,文献间的引用现象往往有其特性和规律,可以据此对作者、机构、期刊、学科、地区等的研究水平做出判断,进而了解研究热点、研究重点、研究方向及相互的关联性等。

2. 对文献内容特征的分析

一篇文献的主要内容通常用摘要、分类号、主题词或关键词等反映文献主题的特征来揭示。通过对此类信息的分析,不仅可以展示整个研究领域的现状、热点与趋势,还可以了解知识之间的潜在联系。

(二) 文献信息分析的方法

文献信息分析通过对数据的加工与处理,使信息实现从浅显到深化、从零散到系统、从简单到复杂的知识转化。其使用的方法主要有定性与定量两个方面,并各自形成独特的体系。随着现代科技的发展,信息分析方法从以定性方法为主转向定性定量相结合的集成应用模式,即首先通过定性判断建立系统总体及各子系统的概念模型,然后对定性或定量的子问题求解,得出定量的结论,最后再对定量结论进行定性归纳,形成问题解决方案。

1. 定性分析法

文献信息的定性分析主要指运用逻辑学上的方法,诸如分析与综合、分类与比较、归纳与演绎等对文献信息进行整体、概括或方向性的把握,进而认识和把握研究对象的本质和规律。

(1) 分析

就是将事物"分解成简单要素"分别加以研究的一种思维方法,它可以将认识对象的某些方面,如因素、属性、联系、关系等,分割、区别开来加以认识。

(2) 综合

就是"组合、结合在一起",即把分解出的事物各组成部分、要素,在研究清楚之后再连接起来,以新的形象展示出来。综合的作用在于把个别上升为一般,把部分统一为整体,把片面概括为全面。

(3) 比较

就是对照各个事物以确定其间差异点和共同点的逻辑方法,是认识事物、揭示事物发展变化规律的一种基本方法,又可以分为纵向和横向两种。纵向比较法是通过对同一事物在不同时期的状况,如数量、质量、性能、参数、效益等特征,进行对比,认识事物的过去和现在,从而分析其发展趋势;横向对比法是对不同区域,如国家、地区或部门的同类事物进行对比,属于同类事物在空间上的对比。通过比较法获得的文献信息分析结果可以使用数字、表格、图形或者文字予以表述。信息分析的开始阶段,分类比较往往是认识、区分事物的基本方法。在进行分类比较时,一般要先确立比较标准,选择合适的比较方式,然后确定可比性的内容。

(4) 归纳和演绎

由特殊到一般,又由一般到特殊是认识运动的一般进程,归纳和演绎就是这一认识过程中的两种推理形式,也是两种基本的思维方法。归纳就是从许多个别事例中获得一个较具概况性的规则,这种方法主要是将收集到的具体资料,加以抽丝剥茧的分析,得出一个概况性的结论。其优点是能体现众多事物的共同规律,缺点是容易犯不完全归纳的错误。与归纳法相反,演绎是从既有的普遍性结论或一般性事理,推导出个性结论的一种方法,由较大范围,逐步缩小到所需的特定范围。演绎的基本形式是三段论,即由已知的一般性原理或假设形成的大前提,由关于所研究的特殊场合或个别事实判断的与大前提相关的小前提,及从一般已知的原理(假设)推出的、对于特殊场合和个别事实做出的新判断构成的结论组成。

人类认识信息的感知、判断、推理过程,认识信息的比较、分类、抽象、概括、归纳、演绎、类比、分析、综合的方法,理论上是相互独立的。但事实上,在文献信息分析的实践活动中,分析与综合、比较和分类、抽象和概括、归纳和演绎等具体方法的应用往往是综合的,数据库中的不同信息通过借鉴、移植、组合或重组,最终反映出研究领域的热点、关联及变化,或知识结构的分布状态与趋势,为知识创新或科学决策提供支撑。

2. 定量分析法

基于文献的信息分析过程中,首先要对文献进行信息的分析与提取,主要是对其中的数据进行整理,然后对萃取出来的信息单元之间的逻辑关系进行揭示与推理。定性分析可通过有限文献信息的阅读把握学科领域的发展趋势,推测信息的交叉、渗透和衍生关系,但是通过文献的量所反映出的规律及变化及其所揭示的事物的特征状态及变化,以及依此所做出的指导行为导向的判断与决策,则是文献计量法产生与应用的出发点。

文献信息的定量分析是用数学和统计学的方法进行信息分析的交叉科学,集数学、统计学、文献学于一体。其计量对象主要有：文献量（各种出版物，尤以期刊论文和引文居多）、作者数（个人、集体或团体）、词汇数（各种文献标识，其中以叙词居多）等。文献计量学最本质的特征在于其输出务必是"量"。分析文献中这些特征出现的规律，可以显示出该领域或者主题的研究活动的特点。

文献计量学应用十分广泛。微观的应用有确定核心文献、核心研究单位及个人，评价出版物，反映文献利用率；宏观的应用有移植或利用更有效的数学工具和计算机技术，设计更方便的信息分析系统和软件平台，提高信息处理效率，寻找文献之间显性与隐性的关联关系，预测学科方向等。定量分析的流程主要包括以下几个方面：

（1）数据准备与预处理

目前的文献信息分析数据主要采集自数据库，从某一个单一数据库中采集数据，可根据需要选择简单检索或者组合检索策略，获取数据库中各特征项并进行序化排列等汇聚处理。如果数据采集自不同的信息源，则需要对不同数据源的数据进行清洗过滤、概念切分、实体识别、结构化表示等，形成统一、规范的数据之后才可进行分析。

（2）分析研究与知识挖掘

分析研究：是在数据准备的基础上以特征项统计为主，结合具体要求，选择适当方法或工具进行分析，实现知识的解释与转化。分析研究的特征项包括文献的外部特征和内容特征。

知识挖掘：即知识的解释与转化，是指结合分析结果，对研究问题给予阐述与剖析，提交解决方案或对策建议的过程。具体来说，知识解释是在分析结果的基础上，对分析得到的现象、呈现的分布规律、变化趋势、关联因素等进行思考，剖析原因并给出合理的阐述与说明。知识转化是将经解释后的分析结果与研究对象结合，产生新的问题解决方案或对策建议，使原有的数据转换升华为智慧。

需要说明的是，由于知识解释与转化受到工作人员的知识结构、工作背景及认知能力等的制约，可能会导致同样的分析结果经由不同人员的解释与转化，提出不同的解决方案或者对策建议等的现象，因此，分析的结果又部分地取决于分析主体。

二、常用文献信息分析方法与工具

（一）引文分析法

引文分析法是利用各种数学及统计学的方法对期刊、论文、著者等分析对象的引用和被引现象进行分析，以揭示其数量特征和内在规律的一种计量方法。

文献的相互引用是由科学本身的发展规律和研究活动的规律所决定的，是科学活动中普遍存在的必然现象。科学知识具有明显的累积性、继承性，任何新的学科或新的技术，都是在原有学科或技术的基础上分化、衍生出来的。同时，现有的各学科之间彼此联系、相互交叉、相互渗透，使得记录学科知识的科学文献也必须是相互联系的。在撰写科学论文时，作者不可避免地要引用他人文献，为论证自己的观点寻找依据。在发表科学论著时，作者所列参考文献一是可以证明资料来源，增加所引资料的可靠性；二是便于他人查考、核对，同时也是讲究学术道德、遵守学术规范的体现。

1. 分析内容

引文分析的基本内容一般包括引文年代、数量、类型（图书、期刊、特种文献等）、语种、地区分布、作者分布等方面。目前大致有三种基本类型：

①　从引文数量上进行研究,主要对期刊、论文、机构、作者及地区做出水平辅助评价。

②　对引文间的网状关系或链状关系进行研究,主要用于揭示学科的发展与联系,并展望未来前景等。

③　从引文反映出的主题相关性方面进行研究,主要用于揭示科学的结构和进行文献检索。

2. 数据来源

目前,引文的获取途径较为广泛,相关数据即可直接从来源文献中统计,如中国知网、维普、万方等全文数据库中每一篇文献的后面都附有引文链接,也可以在专门的引文系统如科学引文索引(SCI)、中国社会科学引文索引(CSSCI)、中国科学引文数据库(CSCD)等中查寻。

3. 应用目的

作为文献计量学的重要方法之一,引文分析方法的应用目的主要有以下几个方面:

(1) 学科评价

通过引文间形成的网络关系确定学科机构,通过文献之间的引用频率测定学科的影响力和重要性,或揭示科学的动态结构和某些发展规律。

(2) 期刊评价

引文分析方法是确定核心期刊的常用方法之一,利用期刊引文的集中性规律可以确定学科的核心期刊。

(3) 人才评价

由于引文能从科研成果被利用的角度反映著者在本学科领域内的影响及地位,作为人才评价的一种定量依据,引文数据近年来在国内外被广泛应用。比如,汤森路透每年会根据Web of Science的数据进行定量分析,以确定诺贝尔奖学科领域中最具影响力的研究人员。根据其发表的研究成果的总被引频次,这些高影响力研究人员被授予汤森路透"引文桂冠"(Citation Laureates)得主称号,预示着他们可能成为今年或不久将来的诺贝尔奖得主。自2002年以来,已成功预测四十多位诺贝尔奖得主。比如,获得2011年诺贝尔生理及医学奖、物理学奖和化学奖的七位得奖科学家均为汤森路透"引文桂冠奖"得主。这些数字无疑彰显了科学引文分析的强大力量。

当然,著者引用文献是人为控制的思维和判断过程,而作为其表现形式的引用文献,仅仅是宏观的、表面的测度,受诸多限制因素的影响,如有时著者选用引文往往受到可获得性的影响,文献被引用也并不完全等于重要,加上文献引用方面也存在"名著""权威"造成的马太效应的影响,因此,应客观地看待引文分析结果,不能将之绝对化。

4. 常用引文分析软件

(1) Bibexcel

该软件是由瑞典科学计量学家皮尔逊(Persson)开发的用于科学研究的科学计量学免费软件。其所分析的数据主要为 Web of Science 论文。

(2) Citespace(http://cluster.cis.drexel.edu/~cchen/citespace)

Citespace 是美国 Drexel 大学信息科学与技术学院教授陈超美博士用 Java 语言开发出来的软件,为知识图谱可视化分析工具。它将知识的宏观计量与微观计量相结合,其目的是利用可视化技术在知识域中帮助用户进行趋势和技术的预测,识别和跟踪研究领域的演变,其所应用的主要数据来源包括 Web of Science 论文、Derwent 专利、NSF 基金、Scopus 数据库论文等。

（3）HistCite(http://garfield. library. upenn. edu/histcomp)

HistCite 由美国 Garfield 博士等开发，是一个引文历史可视化分析工具。该工具利用共引理论，通过一系列相关数据的产生时代和其他类型的表格及编年图表，以此实现知识领域的分析功能。

（二）词频分析法

词频分析法是利用能够揭示或表达文献核心内容的关键词或主题词在文中出现的频次来确定该领域研究热点和发展动向的文献计量方法。由于一篇文献的关键词或主题词是文章核心内容的浓缩和提炼，因此，如果某一关键词或主题词在其所在领域的文献中反复出现，则可反映出该关键词或主题词所表征的研究主题是该领域的研究热点。

（三）共词分析法

共词分析法(co-word analysis)作为内容分析的基本方法，主要是对一对词两两统计其在同一篇文献中共同出现的次数，以此为基础揭示这些词之间的亲疏关系，进而分析它们所代表的学科和主题的结构变化。

共词分析思想源于文献计量学存在的引文耦合与同被引现象。我们知道，当两篇文献同时被后来的其他文献引用时，表明它们在研究主题的概念、理论或方法上是相关的。两篇文献同被引的次数越多，它们的关系就越密切，由此揭示文献之中的亲疏关系。同理，当一对能够表征某一学科领域研究主题或研究方向的专业术语（一般为主题词或关键词）在一篇文献或多篇文献中同时出现，表明两者存在一定的关系，且出现的次数越多，关系越密切。统计一组文献中关键词或主题词两两之间同时出现的频率，便可形成由这些词组成的共词网络，网络内节点之间的远近便可反映出主题内容的亲疏关系。运用现代统计技术可以进一步按这种"亲疏距离"将一个学科内的重要主题词或关键词加以分类，从而归纳出该学科的研究热点、主题与结构。不仅如此，利用现代信息技术和统计软件图形显示功能，还能够将分析结果以可视化的形式直观形象地加以展示。

共词分析法所研究的是某一学科领域当前学术文献所集中关注的主题，不仅适用于成熟学科，亦可用于探讨新兴学科的研究热点、知识结构及其发展趋势。

（四）聚类分析

简单地说，聚类就是按照事物的某些属性，把事物聚集成类，使类间的相似性尽可能小，类内相似性尽可能大。

聚类分析起源于分类学，在原始的分类学中，人们主要依靠经验和专业知识来进行定性分析，很少利用数学工具进行定量分类。随着人类科学技术的发展，要处理的数据规模越来越大，相互关系越来越复杂，对分类的要求也越来越高，以致仅凭经验和专业知识的定性分析难以得到确切的分类，于是人们逐渐把数学工具引用到了分类学中，形成了数值分类学，之后又将多元分析的技术引入到数值分类学，形成了聚类分析。在不同的应用领域聚类技术都得到了发展，这些技术方法被用来描述数据，衡量不同数据源间的相似性，以及把数据源分类到不同的簇中。

（五）社会网络分析

社会网络分析法是一套用来分析多个个体通过相互联系构成的网络的结构、性质以及其他用于描述这个网络属性的分析方法的集合，它强调从关系或者结构的角度把握研究对象，注重个体间的关系。它通过数据收集、绘制及分析网络结构图、揭示关系模式及规则、提供结论及合理建议等流程，完成信息分析过程。如从社会网络的视角看，关键词是网络中的一个个节点，而它们的共现则体现为节点之间有直接的联系。在虚拟的关键词网络中，由于是否共现和共现频次的不同，每个节点在网络中具有不同的地位，承担不同的角色。在一定的时间范围内，有些关键词反映的是该主题的研究热点，有些词表示的内容处于不成熟的状态，有些词之间的联系非常紧密，有些词会在网络中显得比较孤立。通过对关键词网络的分析，可以发现隐藏在真实关系网背后的关系网络，它对于了解一个研究主题的成熟度、知识结构、研究的规模等状况具有非常重要的意义。这一方法目前已被很多学科借鉴和吸收。

（六）生物医学文献知识发现方法

基于生物医学文献的知识发现方法，就是从生物医学文本集中发现和挖掘出一定的模式、模型、趋势、规则等知识的计算过程，这种文本知识发现技术也即文本挖掘技术，是人工智能、机器学习、自然语言处理、数据挖掘及相关自动文本处理，如信息抽取、信息检索、文本分类等理论和技术相结合的产物。

1. 发展历史

1986 年，美国芝加哥大学 Swanson 教授指出，当将逻辑上相关但相互独立的两个知识片段放到一起加以考虑，并且能够进行合理解释的时候，可能会有新的发现，这样的知识片段被称为"未被发现的公开知识"（undiscovered public knowledge）。Swanson 将包含着"未被发现的公开知识"的文献称为逻辑上相关的非交互（Noninteractive）文献或互补但不相交（Complementary But Disjoint，CBD）文献。国内后续发表的文献将其称为非相关文献。

Swanson 基于文献的知识发现定义如下：如果有两类文献集 AL 和 CL，其中 AL 主要讨论了概念 A 和概念 B 之间的关系，而 CL 则讨论了概念 C 和概念 B 之间的关系，但是却没有任何的文献直接讨论过 A 和 C 的关系，那么 A 与 C 之间通过共同的桥梁 B，隐含地存在某种关系，这就可能是一个新的科学发现。基于此假设，Swanson 发现了许多对人类有益的知识。如鱼肝油对于雷诺氏症的治疗作用，镁的缺失会引起偏头痛，某些病毒可以成为潜在的生化武器，精氨酸与生长调节素存在一定的隐含关系等，这些发现在后来的临床或实验中都得到了证实。在 Swanson 教授开创性工作的启发下，医学、生物学、情报学和计算机学等不同领域的研究者相继用不同的方法开展生物医学的文本挖掘研究，以发现大量文本信息中掩盖的关系。如 Gordon 和 Lindsay 采用信息检索的方法对 Swanson 教授的成果进行了验证；Weeber 等开发了一个基于自然语言处理的、实现食物与疾病关系知识发现的 KDiBL 系统，通过检测MEDLINE 标题和摘要中术语共现的情况，发现了镇静剂新的作用；Srinivasin 等人继续精炼前人的系统，挖掘出生姜对视网膜疾病、脊髓损伤等有治疗效果的隐含证据等等。

2. 相关工具

为了帮助研究者更加有效地从文献中发现潜在的知识，国外很多机构和个人在医学数据挖掘系统中提出了各自不同的数据挖掘算法。为提高信息分析效率，目前已有数十种分析工具可供选择应用，如：

（1）Arrowsmith(http://arrowsmith. psych. uic. edu/)

Arrowsmith 系统可在网上免费使用,应用时可以从文献集的标题、文摘和主题词等字段中抽取词汇加入词语列表。系统从不相关的 A、C 文献集中提取题名等字段的词汇加以比较,得到一个在 A、C 文献集中同时出现的词语列表 B,并对 B 列表进行一系列数据处理,研究者要介入 B 词语列表的筛选,找到有价值的 B 词语表,最终加以判断,发现文献间新的关联,形成新的科学假设。

Arrowsmith 与 PubMed 实现了紧密结合。随着 Arrowsmith 系统功能的不断改进,它的应用范围也在不断拓展,除 MEDLINE 以外,Arrowsmith 还可应用于 OVID,Biosis,Embase,Scisearch Internetdatabases 等其他数据库。

（2）PubGene(http://www. pubgene. com/)

PubGene 是挪威科技大学、挪威肿瘤医院和瑞典 Linkoping 大学 3 个机构合作于 2001 年开发的一个人类基因文献网络系统。系统主要依据共词分析的原理,从 MEDLINE 文摘中自动抽取出基因之间的关系网络,结合 Gene Ontology 中对单个基因表达的注释,寻找与某特定基因有生物学关系的其他基因,揭示基因与蛋白质、疾病、细胞过程、功能、突变、细胞成分以及药物之间的关系等。

医学中不同的子学科领域对数据挖掘有着截然不同的需求,选用相关的专业数据库也不一样,要求得到的结果和展现方式各不相同。由于许多专业的医学数据库集中在分子生物学方向,因此,目前较多的生物医学文献信息发现工具的应用方向大都集中在分子生物学领域。尽管这些系统都还处于研究和试验阶段,有的只是满足了生物医学研究者信息分析流程中某个阶段的需求,且针对系统还没有用户评价,能否真正满足生物医学研究团体的要求仍然有待于观察,但仍然显示了其巨大的潜力与广泛的应用前景,也是当前医学数据挖掘系统研究的热点和方向之一。

第二节　文献的引用

一、注释与参考文献

（一）注释

注释又称注解,一般用来说明引文出处或解释正文。按出版物的不同要求和规定,在正文中需要引用注释内容的句末或右上角,选用注码符号标注。注释用小于正文的字号,注文前标注与正文一致的符号,分为图表中注释和正文中注释两大类。

1. 图表中注释

可采用三角号、五星号、圈码等符号标注,将其符号标注于注释处的右上角,并在图表的下方按顺序写出注释内容。(扫描第十一章标题二维码可见 11 - 1 图表注释样例)

2. 正文中注释

可分正文注、脚注和尾注。正文注是在正文中需要注释的词组或短语后面加圆括号,将要说明和解释的内容注入括号内;脚注又称页末注或呼应注,常置于本页地脚处,并加半栏线与正文隔开,注释符号多用阿拉伯数字或圈码标注。作者简介和联系方式,或注明资助基金名称和编号等多采用此种方式;尾注又称文末注,它的符号同脚注。尾注一般用于内容较多或较为

复杂的注释，由于叙述较长，故一般置于文末，依次逐项书写。（扫描第十一章标题二维码可见11－2正文中注释样例）

（二）参考文献

《信息与文献参考文献著录规则》（GB/T 7714—2015）对参考文献的定义是：为撰写或编辑论文和著作而引用的有关文献信息资源。征引过的文献在注释中已注明的，不再出现于文后参考文献中。

参考文献能够为作者的论点提供论据，也是论文内容的拓展。另外，参考文献注明了被引理论、观点、方法、数据的来源，也反映了论文的真实科学依据，而引用一定数量的参考文献，也表明了学科的继承性和作者对他人劳动成果的尊重。

参考文献的著录有一定的原则，包括：① 引用的文献仅限于作者在论文中直接引用的文献。② 仅引用公开发表的文献。内部交流刊物上刊载的文章或内部资料，尤其是不宜公开的资料，不作为参考文献著录。国内外学术会议上交流的尚未公开发表的论文一般也不宜作为参考文献著录。③ 论文作者应依据 GB/T 7714—2015 参考文献标准的要求规范参考文献（国外刊物应依据具体要求确定）。④ 选用了一种参考文献注释体系之后，应在一篇文献中前后一致。

二、参考文献注释体系

当今国际上流行的参考文献注释体系有：顺序—编码制、著者—年代制、注释制、芝加哥格式、MLA 格式和 APA 格式。国内根据 GB/T 7714—2015《信息与文献参考文献著录规则》规定采用"顺序—编码制"和"著者—出版年制"，其中，顺序—编码制为我国科技期刊所普遍采用。

（一）顺序编码制（Numberic References Method）

是指作者在文中所引用的文献按它们在文中出现的先后顺序，用阿拉伯数字加方括号连续编码，视具体情况把序号作为上角或作为语句的组成部分进行标注，并在文后按文中出现的顺序依次排列参考文献。如果顺序编码制采用脚注方式，序号可由计算机自动生成圈码。（扫描第十一章标题二维码可见11－3顺序编码制标注样例）

1. 文内标注规则

① 按正文出现的先后顺序用阿拉伯数字从"1"开始连续编号，并将序号置于方括号中，标注在引文或著者的右上角。② 同一处引用多篇文献时，应将各篇文献的序号在方括号中全部列出，序号之间用逗号隔开。如果遇到连续的序号（包括紧挨的序号），则用半字线连接起止序号。③ 同一文献被多次引用时，只编一个序号，将引文页码置于方括号后。④ 文献作为正文句子成分出现时，其序号与正文平排，不再采用上标形式。

2. 参考文献列表各标识字段

① 主要责任者。是指对文献的知识内容负主要责任的个人或团体，包括专著作者、论文集主编、学位论文撰写人、专利申请人、报告撰写人、期刊文章作者等。多个责任者之间以"，"分隔，责任者超过 3 人时，只著录前 3 个责任者，其后加"等"字，英文用 et al。注意在本项数据中不得出现缩写点"."；主要责任者只列姓名，其后不加"著""编""合编"等责任说明文字。外文主要责任者用原著，姓名前后应尊重各国的习惯；作者不明时，此项可省略。② 文献名。包

括书名、论文题名、专利题名、析出题名等,文献名不加书名号。③ 文献类型标识符。根据 GB/T 3469—2013 规定,应以英文大写字母方式标识以下各种参考文献类型标识:专著[M]、论文集[C]、报纸文章[N]、期刊文章[J]、学位论文[D]、报告[R]、标准[S]、专利[P]。被引用的参考文献为非纸张型载体的电子文献时,需在参考文献类型标识中同时标明其载体类型:磁带(magnetic)[MT]、磁盘(disk)[DK]、光盘[CD]、联机网络(online)[OL]。电子文献类型与载体类型标识基本格式为[文献类型标识/载体类型标识],如:印刷型期刊标识为[J],则电子期刊标识为[J/OL]。以纸张为载体的文献在被引作参考文献时不必注明载体类型。④ 起止页码。参考文献的最末一项一般为页码。应著录引文所在的起始或起止页码,如为起止页,则在 2 个数字之间用"—"号连接,如:10-12。遇不连续页码,之间用逗号相隔。例如:1987:25-30, 40,101-120。⑤ 出版事项。出版地指出版者的城市名,对于同名异地或不为人们所熟悉的城市,可在其名前附加省名、州名、国名等。对于出版者中包含了地名,出版地不能省略,如"北京:北京大学出版社",不能写成"北京大学出版社"。对于报纸和专利文献,要著录出版日期,其形式为 YYYY-MM-DD。对于期刊的出版年份、卷号(期号)著录有以下 3 种形式:

年,卷(期):

年(期):

年,卷:

3. 各类参考文献列表著录格式

参考文献列表采用顺序编码制组织时,各篇文献应该按正文中标注的序号依次著录。

(1) 著作

标注格式:[序号]主要责任者. 题名:其他题名信息[M(电子文献必备,其他文献任选)]. 其他责任者(任选). 版次(第 1 版不著录). 出版地:出版者,出版年:引用页码. [引用日期(联机文献必备,其他电子文献任选)]. 获取和访问路径(联机文献必备). 数字对象唯一标识符(电子文献必备).

例:[1] 陈振标. 文献信息检索、分析与应用[M]. 北京:海洋出版社,2016:237-240.

(2) 著作中的析出文献

析出文献指从著作或公开发表的书籍文章中分析出来所获得的文献资料。

标注格式:[序号]析出文献主要责任者. 析出文献题名[A]. 析出文献其他责任者(任选)// 著作主要责任者. 著作题名[M]:其他题名信息. 版次(第 1 版不著录). 出版地:出版者,出版年:析出文献的页码. [引用日期(联机文献必备,其他电子文献任选)]. 获取和访问路径(联机文献必备). 数字对象唯一标识符(电子文献必备).

例:[2] 马克思. 关于《工资、价格和利润》的报告札记[A]//马克思,恩格斯. 马克思恩格斯全集:第 44 卷[M]. 北京:人民出版社,1982:505.

(3) 期刊论文

标注格式:[序号]主要责任者. 题名:其他题名信息[J(电子文献必备,其他文献任选)]. 年,卷(期):起止页码. [引用日期(联机文献必备,其他电子文献任选)]. 获取和访问路径(联机文献必备). 数字对象唯一标识符(电子文献必备).

例:[3] 李旭东,宗光华,毕树生,等. 生物工程微操作机器人视觉系统的研究[J]. 北京航空航天大学学报,2002,28(3):249-252.

(4) 报纸

标注格式:[序号]主要责任者. 题名:其他题名信息[N(电子文献必备,其他文献任选)]. 报纸名,年—月—日(版次).[引用日期(联机文献必备,其他电子文献任选)].获取和访问路径(联机文献必备).数字对象唯一标识符(电子文献必备).

例:[4]李大伦.经济全球化的重要性[N].光明日报,1998－12－27(3).

(5)会议文集

标注格式:[序号]主要责任者.题名:其他题名信息[C(电子文献必备,其他文献任选)].出版地:出版者,出版年份:起止页码.[引用日期(联机文献必备,其他电子文献任选)].获取和访问路径(联机文献必备).数字对象唯一标识符(电子文献必备).

例:[5] Almarza, GG. Teacher Learning in Language Teaching [C]. NewYork: Cambridge University Press,1996:50－78.

(6)会议文集中析出文献

标注格式:[序号]主要责任者.题名[A]//主编.论文集名[C(电子文献必备,其他文献任选)].出版地:出版者,出版年:起止页码.[引用日期(联机文献必备,其他电子文献任选)].获取和访问路径(联机文献必备).数字对象唯一标识符(电子文献必备).

例:[6]钟文发.非线性规划在可燃毒物配置中的应用[A]//赵伟.运筹学的理论与应用:中国运筹学会第5届大学论文集[C].西安:西安电子科技大学出版社,1996:468－471.

(7)学位论文

标注格式:[序号]主要责任者.题名[D(电子文献必备,其他文献任选)].保存地点:保存单位,年:引用页码.[引用日期(联机文献必备,其他电子文献任选)].获取和访问路径(联机文献必备).数字对象唯一标识符(电子文献必备).

例:[7]黄玮.新疆回族医药文化遗产价值评价研究[D].新疆:塔里木大学,2018:11－12.

(8)科技报告

标注格式:[序号]主要责任者.题名[R(电子文献必备,其他文献任选)].报告题名及编号,出版年:引用页码.[引用日期(联机文献必备,其他电子文献任选)].获取和访问路径(联机文献必备).数字对象唯一标识符(电子文献必备).

例:[8]冯西桥.核反应堆压力管道与压力容器的LBB分析[R].北京:清华大学核能设计研究院,1997:9－10.

(9)标准文献

标注格式:[序号]起草责任者.标准名称:标准号[S].出版地:出版者,出版年.[引用日期(联机文献必备,其他电子文献任选)].获取和访问路径(联机文献必备).数字对象唯一标识符(电子文献必备).

例:[9]全国信息与文献标准化技术委员会.文献著录:第4部分非书资料:GB/T 3792.4—2009[S].北京:中国标准化出版社,2010.

(10)专利文献

标注格式:[序号]专利申请者或所有者.专利题名:专利国别,专利号[P(电子文献必备,其他文献任选)].公告日期或公开日期[引用日期(联机文献必备,其他电子文献任选)].获取和访问路径(联机文献必备).数字对象唯一标识符(电子文献必备).

例:[10]姜锡洲.一种温热外敷药制备方案[P].中国:CN881056073,1989－07－26.

(二)著者一年代制(First Element and Data Method)

又称哈佛参考文献注释体系(Harvard Style),起源于美国,20世纪50、60年代开始流行,尤其在物理学和自然科学研究领域使用最多，近年来社会科学中也开始流行。

1. 文内标注规则

① 当作者姓名在句子中出现时，需给出出版年份，将出版年份放在小括号内。例如，In a recent study Harvey (1993) argued that … 。② 当作者姓名不在句子中出现时，姓和出版年份都要放在括号内。例如，A recent study (Harvey,1993) shows that … 。③ 被引用的作者在同一年中出版了两部以上著作或发表了两篇以上论文，用小写字母 a. b. c 等予以区别，放在年份后面，例如，Johnson (1989a) discussed the subject … 。④ 如果被引用著作有两位作者，要将两位作者的姓同时给出，例如，Matthews and Jones (1992) have proposed that … 。⑤ 如果有三位以上的作者，只给出第一位作者的姓，再用斜体写上 et al. (等人)，例如，Wilson *et al.* (1993) conclude that … 。⑥ 如果在文中直接引用其他作者，即原话照抄，并且引文不超过两行则直接插入文本中，用引号与文本隔开。英文文稿可以用单引号，也可用双引号，只要全文一致即可。还要在恰当的位置给出作者姓和出版年份以及页码。例如，Aitchison (1981)，for example, points out that language is subject to change, and is not caused by "unnecessary sloppiness, laziness or ignorance"。当直接引用的原话超过三行以上时，有的更确切地规定引文超过 30 个词时，引文须另起一行空格与正文分开，左边缩进，字号缩小或字体变化，不需用引号，在引文结束处将页码放入括号内。⑦ 多次引用同一著者的同一文献，在正文中标注著者与出版年份，并在"()"外以角标的形式著录引文页码。(扫描第十一章标题二维码可见 11-4 著者年代制引用文内标注样例、11-5 多次引用同一著者的同一文献标注样例)

2. 参考文献列表著录规则

① 参考文献列表各条目前一律不加序号，先按语种分类排列，排列顺序是中文、日文、西文、俄文、其他文种。然后，中文和日文按著者的姓氏笔画数、笔顺(一、丨、丿、丶、乛)顺序排列(中文也可按汉语拼音字母顺序排列)，西文和俄文按著者姓氏字母顺序排列。一个作者有多本著作时，则按年份先后排列顺序，一个作者一年内有多本著作出版或论文发表，在年份后按月份先后加小写字母 a. b. c. 等加以区别。这样排列的好处是：只有一个按字母顺序排列的参考书目，便于读者查阅；整个文档不需要脚注；便于修改，即使是最后一刻要删去或增加某条注释，可随时增删，不需要重新排序；每个注释只在参考书目中出现一次，而无论它在文中被引用过几次。② 参考书目信息应从书名页上获取而不是从封面获取。③ 每一项参考文献注释应包含一定的内容或要素(element)，并按一定的顺序排列。④ 英文脚注编辑。尽管哈佛体系不主张使用脚注，很多出版机构还是会采用。其方法是在文中引用处用数字表明序号，在当前页下方用一条线与正文隔开，按每页上注释顺序逐一做注。⑤ 重复脚注。当文中连续两次或多次引用同一文献的资源时，第一次引用时要求规范著录，同一页上第二次引用同一本书或同一篇论文时，用 ibid,页码。ibid 中文意思是"同上"。

3. 列表著录格式

(1) 著作

标注格式：作者姓，名(首字母大写). 出版年份. 书名[M(电子文献必备，其他文献任选)]. 版次(第 1 版不著录). 出版地：出版商，页码.

例：White, R, 1988. Advertising：What it is and How to do it. 2nd ed. London：McGrawhill, 40.

注意：当英文人名以"姓前名后"形式出现时，姓后紧跟逗号。换句话说，只要后面紧跟了逗号，说明逗号前面的就是姓，而不是名，比如，Wolery, M. 。

（2）期刊论文

标注格式：作者姓，名（首字母大写）.出版或发行年份.论文题目[J（电子文献必备，其他文献任选）].刊物名称，卷（期）：页码.

例：Greco，A. J. & Swayne，L. D. 1992. Sales response of elderly customers to point-of-purchase advertising. Journal of Advertising Research，32（5）：43 - 63.

注意：如果有两位作者，两作者之间用"&"号间隔，多位作者时，作者与作者之间用逗号，著录前三位作者，其余用 et al。

（3）会议论文

标注格式：作者姓，名首字母大写.年份.论文题目[C（电子文献必备，其他文献任选）]，会议名称，会议地点.时间.出版地：出版商.论文所在页码.

例，Silver，K. 1989. Electronic mail：the new way to communicate[C]. D. I. Raitt，ed. 9th international online information meeting，London. 3 - 5 December 1988. Oxford：Learned Information，323 - 330.

（4）网上信息或电子出版物参考文献

标注格式：作者姓，名首字母大写.日期.题目[online].出版地：出版商.网站名：[访问时间（必选）].

例：Tutorial：Harvard Reference System（Author-Date Style）[online]. http://www.library. unt. edu/help/tutorials/harvard-reference-system-author-date-style（2018 - 11 - 08）.

思考题

1. 文献合理引用的意义有哪些？

2. 引用文献是否侵权著作权？

（李文林，郝桂荣）

参考文献

[1] 韩丽风,王茜,李津,等译(2015-2-5)[2018-10-23]. http://www.ala.org/acrl/sites/ala.org.acrl/files/content/standards/framework-chinese.pdf.

[2] IFLA/UNESCO Manifesto for Digital Libraries [EB/OL](2023). https://www.ifla.org/publications/ifla-unesco-manifesto-for-digital-libraries.

[3] Standards-The World Federation for Medical Education[EB/OL](2023). https://wfme.org/standards/.

[4] 钟义信.信息科学原理[M].北京:北京邮电大学出版社,2013.

[5] 陈道瑾.中国医学史[M].上海:上海科学技术出版社,1988.

[6] 徐铁猊.名人与图书馆[M].北京:国家图书馆出版社,2008.

[7] 崔雷.医学数据挖掘[M].北京:高等教育出版社,2006.

[8] 侯海燕.基于知识图谱的科学计量学进展研究[D].大连理工大学,2006.

[9] 张国庆.基于生物医学文献的知识发现方法研究[D].华中科技大学,2006.

[10] 康宇航.一种基于共现分析的科技跟踪方法研究[D].大连理工大学,2008.

[11] 董风华,兰小筠.基于文献的知识发现工具——Arrowsmith[J].情报杂志,2004(5):52-54.

[12] 廖胜姣.科学知识图谱绘制工具VOSviewer与Citespace的比较研究[J].科技情报开发与经济,2011,21(7):137-139.

[13] 张勤,徐绪松.定性定量结合的分析方法——共词分析法[J].技术经济,2010,29(6):20-24.

[14] 王曰芬.面向知识服务的信息分析及应用研究——以文献数据库为来源[J].情报理论与实践,2011(3):54-57.

[15] 乔振.社会网络在情报学研究中的应用文献计量分析[J].情报杂志,2010,29(6):3-5.

[16] 梁永霞,刘则渊,杨中楷,王贤文.引文分析领域前沿与演化知识图谱[J].科学学研究,2009,27(4):516-522.

[17] 钟伟金,李佳.共词分析法研究(一)——共词分析的过程与方式[J].情报杂志,2008(5):70-72.

[18] 钟伟金,李佳,杨兴菊.共词分析法研究(三)——共词聚类分析法的原理与特点[J].情报杂志,2008(7):118-120.

[19] 张云秋,冷伏海.非相关文献知识发现的理论基础研究[J].中国图书馆学报,2009(4):25-30.

[20] 国家知识产权局专利局专利审查协作广东中心组织编写.专利文献检索[M].北京:知识产权出版社,2022.

[21] 张佰鹏.专利信息利用与专利分析[M].北京:知识产权出版社,2023.

[22] 方磊,谷琼.文献检索与利用[M].北京:清华大学出版社,2020.

[23] 郭德华,李景.标准信息资源检索与实用指南[M].北京:科学技术文献出版社,2015.

[24] 陈云鹏.标准文献计量分析方法[M].北京:中国计量出版社,2016.

[25] 林斌,董智辉,王莉丽等.金砖国家标准文献信息检索对比分析[J].中国质量与标准导报,2017,(09):74-77.

[26] 杨媛媛,闫润林.从检索实例看两大网络学位论文全文数据库的异同[J].图书情报导刊,2016,1(06):144-147.

[27] 何怡.中外网上学位论文数据库的检索与利用[J].图书馆工作与研究,2011(02):44-45,85.

[28] 张兰珍.中药文献检索与论文写作[M].北京:科学出版社,2023.

[29] 赵美娣.会议文献的检索与获取[J].情报理论与实践,2011,34(08):84-86.

[30] 余向春,黄文林.化学文献及查阅方法[M].北京:科学出版社,2019.

[31] 李一梅.化学化工文献信息检索[M].合肥:中国科学技术大学出版社,2021.

[32] 张巍巍,谢志耘,李春英.化学及药学数据库研究——基于 SciFinder 和 Reaxys 的比较研究与选择利用[J].图书情报工作,2018,62(S1):31-38,55.

[33] 缪幽竹.医学文献信息检索与利用[M].苏州:苏州大学出版社,2020.

[34] 李雷,库睿.对 3 种外文医学全文数据库的比较研究[J].卫生职业教育,2012,30(13):20-21.

[35] 杨帆,李雪梅.基于信息多样性指数的外文全文期刊数据库评价研究[J].图书情报工作,2014,58(03):90-94.

[36] 张言彩编著.文献检索与毕业论文写作[M].西安:西安电子科技大学出版社,2022.

[37] 李桂芳.实用医学文献检索[M].北京:高等教育出版社,2020.

[38] 张鸿来.医学信息素养教程[M].南京:南京大学出版社,2020.

[39] 黄如花.信息检索[M].武汉:武汉大学出版社,2019.

[40] 张倩.医学信息检索[M].武汉:华中科技大学出版社,2021.

[41] 刘昀.生物学文献检索与论文写作[M].北京:清华大学出版社,2022.

[42] 任惠栋,郝喜凤.中文引文检索的分析研究[J].内蒙古科技与经济,2014(01):134-135.

[43] 谢桂苹,刘斌.CSCD 引文检索中提高查全率的方法探析[J].现代情报,2012,32(09):151-154.

[44] 郝熠光.常用网络引文检索工具比较分析[J].情报杂志,2011,30(S1):30-33.

[45] 孙思琴.医学文献检索[M].北京:中国医药科技出版社,2022.

[46] 周芙玲.医学文献导读[M].武汉:湖北科学技术出版社,2021.

[47] 李小明.科研实用软件简明教程[M].北京:冶金工业出版社,2021.

[48] 李桂芳.实用医学文献检索[M].北京:高等教育出版社,2020.

[49] 刘昀,邓利.生物学文献检索与论文写作[M].北京:清华大学出版社,2022.

[50] 黄春晓.基于 NoteExpress 文献管理软件的学术论文写作应用探讨[J].中国教育技术装备,2018(24):37-39,42.

[51] 毛武涛,张少杰,李茂龙,等.学生论文中用 EndNote 编辑英文文献格式的方法[J].科技视界,2020(06):162-164.

［52］中华人民共和国国家质量监督检验检疫总局,中国国家标准化管理委员会发布.中华人民共和国国家标准文后参考文献著录规则:GB/T 7714—2015［M］.北京：中国标准出版社，2015.